AF475006

RECHERCHES

PHYSIOLOGIQUES.

PARIS, IMPRIMERIE DE COSSON, RUE GARANCIÈRE, N° 5.

LES

RECHERCHES

PHYSIOLOGIQUES

DE XAV. BICHAT,

SUR LA VIE ET LA MORT,

RÉFUTÉES DANS LEURS DOCTRINES

PAR J. PH. BARDENAT,

Docteur en Médecine de la Faculté de Paris, Chevalier de l'ordre royal de la Légion d"Honneur, Médecin du bureau de charité du dixième arrondissement, Membre de plusieurs sociétés savantes et médicales,

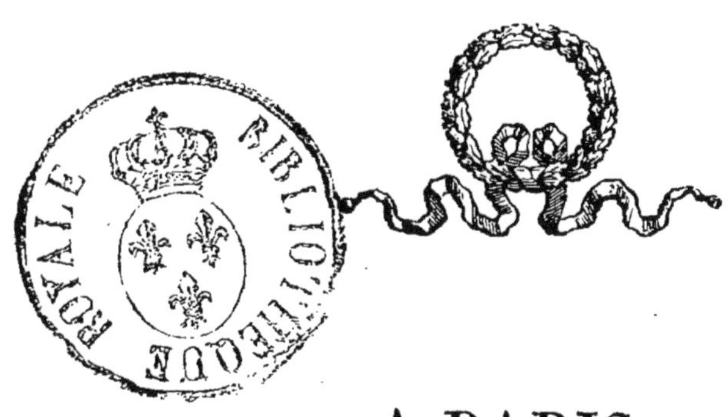

A PARIS,

CHEZ L'ÉDITEUR, RUE SIMON-LE-FRANC, N° 13.

ET A LA LIBRAIRIE DE J. B. BAILLIÈRE,

RUE DE L'ÉCOLE-DE-MÉDECINE, N° 14.

1824.

AVANT-PROPOS.

Persuadé que les conséquences rigoureuses d'un principe dont la validité n'est pas contestée doivent nous être nécessairement imposées, je publie, avec la réimpression exacte des recherches physiologiques, les motifs qui me paraissent devoir en faire rejeter les doctrines.

Loin d'atteindre le but que je me propose, un médecin, que bien des titres recommandent à l'estime, en s'attachant en 1822 « à dégager » les nombreuses vérités que Bichat a découvertes, des légers nuages qui les entouraient », sanctionna (sans doute par respect pour la célébrité) l'ensemble d'un système qui n'a que des suppositions pour base.

En cherchant à démontrer ce dernier point, je ne me suis point flatté du seul espoir de convaincre les lecteurs exempts de toute prévention; celui d'obtenir qu'aucune croyance médicale ne s'en trouve blessée, ne m'a pas moins soutenu dans une entreprise hérissée de difficultés; et la plus décourageante était dans l'entreprise même de prouver la fausseté d'une doctrine enseignée depuis vingt-cinq ans dans nos écoles.

Les recherches physiologiques ont été déjà l'objet de quelques discussions sérieuses, et les plus grands admirateurs de Bichat ont eux-mêmes aperçu dans cet ouvrage *des idées fausses, ou plutôt incomplètes et mal définies*. Pour éviter les redites, et peut-être aussi l'accusation de plagiat, je me suis, à dessein, abstenu de revenir sur la plupart des reproches que tout le monde connaît; ce n'était point d'ailleurs avec de telles armes que je pouvais combattre la doctrine générale.

D'après ces motifs, on me verra peut-être avec moins de surprise négliger les points contestés et diriger mes principales attaques sur ceux qui ne l'ont été que faiblement, ou qui ne l'ont pas encore été, comme *cette belle distinction des deux vies*, celle des diverses sortes de contractilités, l'indépendance des deux modes de sensibilité, la théorie du sommeil, la doctrine des propriétés vitales et de tissus, etc., etc., etc.

La première partie de cet ouvrage renferme presque toutes les vues physiologiques dont on a fait tant d'applications abusives. C'est elle aussi que j'ai dû m'attacher plus particulièrement à combattre; car les résultats des lumineuses investigations de la seconde partie seraient véritablement, comme on l'a dit, au dessus de toute critique, s'ils étaient dégagés de la plupart des inductions qu'imposait la nécessité d'étayer les doctrines de la première. On pourrait donc, avec quelque vérité, dire que Bichat n'entreprit point ces expériences pour savoir ce qu'il fallait penser du mécanisme de nos fonctions, mais bien pour faire prévaloir un certain ordre d'idées qui le dominaient.

Au surplus, comme l'importance réelle des faits ne saurait être accrue ni diminuée par de telles considérations, rendons hommage à l'auteur du *Traité des membranes*, des immortelles découvertes dont il sut enrichir la science. Que d'utiles applications, en les rajeunissant, ajoutent de nouveaux titres de gloire à ceux dont sa vieillesse eût été le plus honorée! Mais repoussons ces indiscrètes louanges exclusivement accordées aux brillans prestiges de l'imagination! Que l'autorité de l'illustre Bichat ne serve point à perpétuer des erreurs qu'il ne tarda pas à reconnaître en partie lui-même, et dont il eût fait, n'en doutons pas, un généreux sacrifice!

Na. Les seules notes marquées d'une (*) appartiennent à Bichat.

TABLE ANALYTIQUE

DES MATIÈRES.

PREMIÈRE PARTIE.

RECHERCHES PHYSIOLOGIQUES SUR LA VIE.

ARTICLE PREMIER.

Division générale de la vie.

ARTICLE SECOND.

Différences générales des deux vies, par rapport aux formes extérieures de leurs organes respectifs.

ARTICLE TROISIÈME.

Différences générales des deux vies, par rapport au mode d'action de leurs organes respectifs.

ARTICLE QUATRIÈME.

Différences générales des deux vies par rapport à la durée de leur action.

ARTICLE CINQUIÈME.

Différences générales des deux vies, par rapport à l'habitude.

ARTICLE SIXIÈME.

Différences générales des deux vies, par rapport au moral.

ARTICLE SEPTIÈME.

Différences générales des deux vies, par rapport aux forces vitales.

ARTICLE HUITIÈME.

De l'origine et du développement de la vie animale.

ARTICLE NEUVIÈME.

De l'origine et du développement de la vie organique.

ARTICLE DIXIÈME.

De la fin naturelle des deux vies.

SECONDE PARTIE.

RECHERCHES PHYSIOLOGIQUES SUR LA MORT.

ARTICLE PREMIER.

Considérations générales sur la mort.

ARTICLE SECOND.

De l'influence que la mort du cœur exerce sur celle du cerveau.

ARTICLE TROISIÈME.

De l'influence que la mort du cœur exerce sur celle du poumon.

ARTICLE QUATRIÈME.

De l'influence que la mort du cœur exerce sur celle de tous les organes.

J'ai passé sous silence l'influence de la mort du cœur à sang noir sur celle des organes, parce qu'il est infiniment rare que la mort commence par là.

ARTICLE CINQUIÈME.

De l'influence que la mort du cœur exerce sur la mort générale.

ARTICLE SIXIÈME.

De l'influence que la mort du poumon exerce sur celle du cœur.

ARTICLE SEPTIÈME.

De l'influence que la mort du poumon exerce sur celle du cerveau.

ARTICLE HUITIÈME.

De l'influence que la mort du poumon exerce sur celle de tous les organes.

ARTICLE NEUVIÈME.

De l'influence que la mort du poumon exerce sur la mort générale.

ARTICLE DIXIÈME.

De l'influence que la mort du cerveau exerce sur celle du poumon.

ARTICLE ONZIÈME.

De l'influence que la mort du cerveau exerce sur celle du cœur.

FIN DE LA TABLE.

PREMIÈRE PARTIE.

ARTICLE PREMIER.

Division générale de la vie.

On cherche dans des considérations abstraites la définition de la vie ; on la trouvera, je crois, dans cet aperçu général : *la vie est l'ensemble des fonctions qui résistent à la mort* (1).

Tel est en effet le mode d'existence des corps vivans, que tout ce qui les entoure tend à les détruire(2). Les corps inorganiques agissent sans cesse sur eux ; eux-mêmes exercent les uns sur les autres une action

(1) Cette définition équivaut à peu près à celle-ci : « La vie » est l'ensemble des fonctions qui résistent à la cessation de » l'ensemble des fonctions » ; il eût été plus simple de dire : *La vie est une chose qui fait qu'on n'est pas mort.* Mais en rejetant la définition de la vie sur celle de la mort, il fallait au moins dire ce que c'est que la mort.

(2) C'est, au contraire, en raison de leurs rapports avec tout ce qui les entoure, que les mêmes corps sont vivans. Les choses environnantes peuvent sans doute leur donner accidentellement la mort ; mais des exceptions ne sauraient détruire un ordre régulier de choses qui peut presque autoriser la proposition inverse : « Que tout ce qui entoure les corps vivans, tend » à les conserver. » Autrement la vie serait un état violent, contre nature, une absurdité.

continuelle (1) ; bientôt ils succomberaient s'ils n'avaient en eux un principe permanent de réaction. Ce principe est celui de la vie (2) ; inconnu dans sa nature, il ne peut être apprécié que par ses phénomènes : or, le plus général de ces phénomènes est cette alternative habituelle d'action de la part des corps extérieurs, et de réaction de la part du corps vivant, alternative dont les proportions varient suivant l'âge.

Il y a surabondance de vie dans l'enfant, parce que la réaction surpasse l'action (3). L'adulte voit l'équilibre s'établir entre elles, et par là même cette turgescence vitale disparaître (4). La réaction du principe

---

(1) Du temps de Bichat, on voyait encore à l'Hôtel-Dieu, dont il était médecin, *les corps vivans* entassés deux à deux dans des lits très-rapprochés, *exercer*, *les uns sur les autres*, Dieu sait quelle *action continuelle !*

(2) Succomber est ici synonyme de mourir ; or, dans un corps qui meurt, qu'est-ce qui succombe ? La vie ; et quel est ce principe permanent qui préserve la vie de succomber ? La vie ; en d'autres termes : tant que la vie est, elle s'empêche elle-même de ne pas être ; elle s'oppose à ce que la mort son contraire, ne soit. Que voulez-vous de plus clair?

(3) De sorte que si l'on demande pourquoi la mortalité, dans l'enfance, égale et surpasse peut-être celle de tous les autres âges réunis; on pourra répondre que cela tient à la surabondance de vie qui caractérise cet âge, et à ce que la réaction, c'est-à-dire la vie, surpasse l'action des corps extérieurs qui, selon Bichat, tend toujours à donner la mort.

(4) C'est toujours entre le génie destructeur des corps environnans et la réaction intérieure qu'on suppose ici l'équilibre s'établir dans l'adulte; et certes, ces deux forces ne pourraient s'être égalisées que d'une manière tout-à-fait inverse; car ce

interne diminue chez le vieillard, l'action des corps extérieurs restant la même ; alors la vie languit et s'avance insensiblement vers son terme naturel, qui arrive lorsque toute proportion cesse (1).

La mesure de la vie est donc, en général, la différence qui existe entre l'effort des puissances extérieures, et celui de la résistance intérieure (2). L'excès

---

serait de l'enfant qu'on pourrait dire avec quelque vérité que tout ce qui l'entoure menace son existence, et que par conséquent l'action des corps extérieurs surpasse la réaction intérieure ; or, l'adulte a acquis cette force nécessaire pour résister efficacement au pouvoir destructeur de ce qui l'entoure : donc la turgescence vitale, loin de disparaître, s'est accrue dans l'adulte.

(1) La mort du vieillard, comme celle de l'adolescent, arrive lorsque l'action des corps extérieurs et la réaction intérieure ont été simultanément anéanties ; pendant la vie elles étaient dans une constante égalité, que n'a pu détruire leur cessation même, parce que la faculté vitale sur laquelle s'exerce l'action ne peut survivre à celle qui réagit, c'est-à-dire qu'il y a identité entre elles. Il est probable qu'en parlant de l'action des corps extérieurs qui tendrait à détruire les êtres vivans, Bichat n'a en vue que les phénomènes chimiques qui président à leur décomposition après la mort. Mais la réalité de cette cause de mort ne pourrait être démontrée que par une tendance et même par un commencement de putréfaction pendant la vie ; et l'on serait encore plus embarrassé pour fournir cette preuve, puisque les tissus des vieillards sont ceux qu'on peut conserver le plus long-temps.

(2) Faut-il entendre, par *mesure de la vie*, la somme de vitalité actuelle, c'est-à-dire l'énergie avec laquelle s'exercent les fonctions de la vie ; ou bien veut-on parler du temps que la même vie doit encore durer ? N'est-ce pas vouloir se

des unes annonce sa faiblesse ; la prédominance de l'autre est l'indice de sa force (1).

§ I. *Division de la vie en animale et organique.*

Telle est la vie considérée dans sa totalité ; examinée plus en détail, elle nous offre deux modifications remarquables (2). L'une est commune au végétal et à l'animal, l'autre est le partage spécial de ce dernier. Jetez en effet les yeux sur deux individus de chacun de ces règnes vivans, vous verrez l'un n'exister qu'au dedans de lui, n'avoir avec ce qui l'environne que des rapports de nutrition, naître, croître et périr fixé au sol qui en reçut le germe ; l'autre allier à cette vie intérieure dont il jouit au plus haut degré, une vie extérieure qui établit des relations nombreuses entre lui et les objets voisins, marie son existence à celle de tous les autres êtres, l'en éloigne ou l'en rap-

---

perdre dans un abîme de ténèbres, que de faire consister cette *mesure de la vie* « dans la différence de l'effort des puissances de destruction, d'avec celui de la réaction conservatrice ? »

(1) Comme ces puissances du dehors sont toujours les mêmes, les variations de leurs rapports avec la résistance intérieure ne peuvent dépendre que des changemens opérés dans cette dernière ; dès lors, voici le sens rigoureux de cette phrase : « La » résistance est faible quand elle résiste peu ; elle est forte » lorsqu'elle résiste beaucoup. »

(2) Voilà donc un total qui se compose jusqu'ici d'une seule unité, qui est la réaction intérieure, combattant pour son propre maintien, envers et contre tous les corps extérieurs conjurés contre elle. Cependant nous voyons bientôt après que ce total

proche suivant ses craintes ou ses besoins, et semble ainsi, en lui appropriant tout dans la nature, rapporter tout à son existence isolée (1).

On dirait que le végétal est l'ébauche, le canevas de l'animal, et que, pour former ce dernier, il n'a fallu que revêtir ce canevas d'un appareil d'organes extérieurs, propres à établir des relations (2).

---

est formé de deux modifications : deux modifications dans la même chose forment-elles deux choses ?

(1) Il n'y a qu'un moment que la vie était incessamment menacée par tout ce qui entoure les corps vivans, et maintenant, par une subite réconciliation, les mêmes corps marient leur existence à celle de tous ces objets formidables; mais rappelons-nous qu'alors ils n'avaient encore qu'une vie, à laquelle nous avons fait subir des modifications telles, qu'ils en ont deux ; car modifier, chez nous, n'est pas restreindre, mais multiplier. Ainsi la grande vie, que nous avons définie d'une manière si claire, se décompose, en faveur des animaux seulement, en deux autres vies, dont la première est commune aux deux règnes vivans, et la seconde appartient exclusivement à l'animal, qui lui doit l'avantage de faire concourir la nature entière à son existence isolée.

En considérant l'homme comparativement à une plante, on peut, jusqu'à un certain point, se prêter à l'illusion, et qualifier du nom de vie le surplus de fonctions dont la sienne se compose; mais comparons la même plante, la sensitive, par exemple, à une huître ou à tout autre mollusque, et nous verrons de quel côté se trouvera l'avantage de l'organisation. Je sais bien que Bichat, dans sa distinction des deux vies, n'avait en vue que l'homme et les espèces voisines; alors, pourquoi ne pas dire : *vie humaine* ou *vie quadrupède*, au lieu de *vie animale* ?

(2) Cette pensée remplie de charmes doit nécessairement

Il résulte de là que les fonctions de l'animal forment deux classes très-distinctes. Les unes se composent d'une succession habituelle d'assimilation et d'excrétion (1) ; par elles il transforme sans cesse en sa propre substance les molécules des corps voisins, et rejette ensuite ces molécules, lorsqu'elles lui sont devenues hétérogènes. Il ne vit qu'en lui, par cette classe de fonctions ; par l'autre il existe hors de lui : il est l'habitant du monde, et non, comme le végétal, du lieu qui le vit naître. Il sent et aperçoit ce qui l'entoure, réfléchit ses sensations, se meut volontairement d'après leur influence, et le plus souvent peut communiquer par la voix, ses désirs et ses craintes, ses plaisirs ou ses peines (2).

éblouir, parce qu'elle semble nous révéler le secret de la nature ; elle lui prête la marche de l'esprit humain, qui se plaît à procéder du simple au composé ; mais la moindre réflexion en montre tout le vide ; car nous avons déjà fait voir que certains animaux, pourraient aussi servir de canevas à certains végétaux, puisqu'ils leur sont inférieurs en organisation. Il serait donc plus raisonnable de dire : qu'en général l'être vivant qui nous paraît le moins parfait semblerait être le canevas de celui qui s'approche le plus de ce que nous nommons perfection ; et qu'à partir du premier pour arriver au second, il suffirait d'ajouter successivement de nouveaux organes ou de nouvelles perfections aux mêmes organes. Mais la cumulation d'instrumens vitaux qui doivent concourir au même but, ne peut constituer plusieurs vies.

(1) L'assimilation et l'excrétion sont des résultats que ces fonctions ont pour objet; chacun de ces résultats suppose donc, au contraire, l'ensemble des actes qui concourent à son accomplissement.

(2) Ces caractères de la vie animale ne se rencontrent expli-

J'appelle *vie organique* l'ensemble des fonctions de la première classe, parce que tous les êtres organisés, végétaux ou animaux, en jouissent à un degré plus ou moins marqué, et que la texture organique est la seule condition nécessaire à son exercice (1). Les fonctions réunies de la seconde classe forment la vie animale, ainsi nommée, parce qu'elle est l'attribut exclusif du règne animal (2).

---

citement que dans l'homme et les animaux, dont l'organisation s'approche le plus de la sienne. Certains animaux à sang blanc, tels que le polype et quelques espèces voisines, ne sont-ils pas, comme le végétal, exclusivement habitans du lieu qui les vit naître ! J'ignore jusqu'à quel point ils sentent et aperçoivent ce qui les entoure ; mais à coup sûr on n'admettra jamais qu'ils *réfléchissent leurs sensations*. Or, si tous les caractères de cette vie ne se rencontrent pas dans l'universalité des animaux, je conclurai qu'on peut être animal sans jouir de la vie animale.

(1) Voilà deux motifs aussi peu fondés l'un que l'autre pour donner à la première de ces vies le nom de *vie organique*, puisque vous avez voulu exprimer par là qu'elle était commune à tous les êtres organisés. *Vie organique* peut bien signifier à volonté : *vie d'organes*, *qui concerne les organes*, *qui résulte de l'action des organes*, mais ne dit point ce que vous voudriez lui faire dire : *vie de tous les corps qui ont des organes*. En second lieu : si la texture organique est la seule condition nécessaire à l'exercice de cette vie, quelles conditions réunissent de plus les organes de la vie animale ? La texture des uns et des autres est celle qui convient aux fonctions respectives qui leur sont confiées.

(2) Elle est l'attribut exclusif du règne animal, sans doute, puisqu'on ne la rencontre que dans les animaux ; mais nous avons déjà vu qu'elle manquait, en partie, dans un très-

La génération n'entre point dans la série des phénomènes de ces deux vies, qui ont rapport à l'individu, tandis qu'elle ne regarde que l'espèce : aussi ne tient-elle que par des liens indirects à la plupart des autres fonctions. Elle ne commence à s'exercer que lorsque les autres sont depuis long-temps en exercice ; elle s'éteint bien avant qu'elles ne finissent. Dans la plupart des animaux, ses périodes d'activité sont séparées par de longs intervalles de nullité ; dans l'homme, où ses rémittences sont moins durables, elle n'a pas des rapports plus nombreux avec les fonctions. La soustraction des organes qui en sont les agens, est marquée presque toujours par un accroissement général de nutrition. L'eunuque jouit de moins d'énergie vitale ; mais les phénomènes de la vie se développent chez lui avec plus de plénitude. Faisons donc ici abstraction des lois qui nous donnent l'existence, pour ne considérer que celles qui l'entretiennent : nous reviendrons sur les premières (1).

---

grand nombre ; et il fallait la trouver indistinctement dans tous, pour pouvoir lui imposer le nom de *vie animale*.

(1) Bichat était fort embarrassé d'un appareil d'organes, qui venait donner un démenti formel à son système. Nous verrons bientôt en effet qu'il assigne, pour caractère essentiel des organes de la vie animale, la symétrie des formes extérieures, et pour ceux de la vie organique, l'irrégularité des mêmes formes. D'un autre côté, il a fait du grand nerf sympathique un système nerveux particulier qui régit, selon lui, la vie organique, comme tous les autres nerfs régissent la vie animale. Ici il fallait concilier des formes parfaitement symétriques dans les organes, avec des fonctions qui étaient sous la dépendance

§ II. *Subdivision de chacune des vies, animale et organique, en deux ordres de fonctions.*

Chacune des deux vies, animale et organique, se compose de deux ordres de fonctions qui se succèdent et s'enchaînent dans un sens inverse.

Dans la vie animale, le premier ordre s'établit de l'extérieur du corps vers le cerveau, et le second, de cet organe vers ceux de la locomotion et de la voix. L'impression des objets affecte successivement les sens, les nerfs et le cerveau. Les premiers reçoivent, les seconds transmettent, le dernier perçoit cette impression qui, étant ainsi reçue, transmise et perçue, constitue nos sensations.

L'animal est presque passif dans ce premier ordre de fonctions; il devient actif dans le second, qui ré-

---

manifeste du grand nerf sympathique; la difficulté était insurmontable, et il l'éluda en excluant la génération des fonctions de la vie ou des vies, sous le prétexte spécieux que les vies ont rapport à l'individu, tandis que la reproduction ne regarde que l'espèce. Mais en isolant ce système d'organes de l'une et de l'autre vie, il était presque raisonnable d'en créer une troisième pour lui; et certes, il n'était pas plus difficile de faire un sort à celle-ci qu'aux deux autres. Son domicile eût été la boîte osseuse qui fait le pendant de la tête (siége de la vie animale), à l'une des extrémités de la colonne vertébrale; sur la même colonne repose, à son tour, le grand nerf sympathique, centre de la vie intérieure. Cette trinité vitale eût été composée d'une vie que j'aurais nommée primordiale au lieu d'organique, d'une vie de relation et d'une vie de reproduction.

sulte des actions successives du cerveau ou naît la volition à la suite des sensations, des nerfs qui transmettent cette volition, des organes locomoteurs et vocaux, agens de son exécution. Les corps extérieurs agissent sur l'animal par le premier ordre de fonctions; il réagit sur eux par le second.

Une proportion rigoureuse existe en général entre ces deux ordres : où l'un est très-marqué, l'autre se développe avec énergie. Dans la série des animaux, celui qui sent le plus, se meut aussi d'avantage. L'âge des sensations vives est celui de la vivacité des mouvemens; dans le sommeil où le premier ordre est suspendu, le second cesse, ou ne s'exerce que par secousses irrégulières. L'aveugle, qui ne vit qu'à moitié pour ce qui l'entoure, enchaîne ses mouvemens avec une lenteur qu'il perdrait bientôt si ses communications extérieures s'agrandissaient.

Un double mouvement s'exerce aussi dans la vie organique; l'un compose sans cesse, l'autre décompose l'animal. Tel est en effet, comme l'ont observé les anciens, et d'après eux plusieurs modernes, sa manière d'exister, que ce qu'il était à une époque, il cesse de l'être à une autre; son organisation reste toujours la même, mais ses élémens varient à chaque instant. Les molécules nutritives, tour à tour absorbées et rejetées, passent de l'animal à la plante, de celle-ci au corps brut, reviennent à l'animal, et en ressortent ensuite (1).

---

(1) La transmigration de la matière ne peut s'opérer ainsi; car si les molécules nutritives, passant de l'animal à la plante,

La vie organique est accommodée à cette circulation continuelle de la matière. Un ordre de fonctions assimile à l'animal les substances qui doivent le nourrir; un autre lui enlève ces substances devenues hétérogènes à son organisation, après en avoir fait quelque temps partie.

Le premier, qui est l'ordre d'assimilation, résulte de la digestion (1), de la circulation, de la respiration et de la nutrition. Toute molécule étrangère au corps reçoit, avant d'en devenir l'élément, l'influence de ces quatre fonctions.

Quand elle a ensuite concouru quelque temps à former nos organes, l'absorption la leur enlève, et la transmet dans le torrent circulatoire, où elle est charriée de nouveau, et d'où elle sort par l'exhalation pulmonaire ou cutanée, et par les diverses sécrétions dont les fluides sont tous rejetés au-dehors.

---

ne devaient être restituées à l'animal que par l'intermédiaire des corps bruts, jamais la même matière ne reviendrait en faire partie, par la raison que ces corps ne lui servent point d'aliment. Il est au contraire évident que les molécules nutritives passent de l'animal aux corps bruts, et de ceux-ci à la plante pour revenir à l'animal.

(1) La digestion est une fonction qui appartient à la vie animale, parce que vous avez déjà dit que celles de la vie organique étaient communes au végétal et à l'animal. Or, nous ne connaissons rien dans les plantes que l'on puisse regarder comme l'équivalent des organes de la digestion; les matériaux de la nutrition circulent probablement dans leurs vaisseaux, tels qu'ils ont été reçus de la terre ou de l'atmosphère; donc, je le répete, la digestion est une fonction exclusive à l'animal, qui par là même, appartient à la vie animale.

L'absorption, la circulation, l'exhalation, la sécrétion forment donc le second ordre des fonctions de la vie organique, ou l'ordre de désassimilation.

Il suit de là que le système sanguin est un système moyen, centre de la vie organique, comme le cerveau est celui de la vie animale, où circulent confondues les molécules qui doivent être assimilées, et celles qui, ayant déjà servi à l'assimilation, sont destinées à être rejetées; en sorte que le sang est composé de deux parties, l'une récrémentitielle qui vient surtout des alimens, et où la nutrition puise ses matériaux, l'autre excrémentitielle, qui est comme le débris, le résidu de tous les organes, et qui fournit aux sécrétions et aux exhalations extérieures (1). Cependant ces dernières fonctions servent aussi quelquefois à transmettre au dehors les produits digestifs, sans que ces produits aient concouru à nourrir les parties. C'est ce qu'on voit dans l'urine et la sueur, à la suite des boissons copieuses. La peau et le rein sont

---

(1) Il est facile de concevoir que le cerveau soit le centre de la vie animale, puisqu'il est le point vers lequel convergent, par le moyen des nerfs, toutes les impressions reçues par les sens, et d'où partent les volitions, pour être transmises, par les mêmes messagers, aux organes de la locomotion et de la voix; mais je ne comprends pas si bien que le système sanguin soit à la vie organique ce que le cerveau est à la vie animale. Il est au contraire évident que ce système est un double moyen de transmission des molécules récrémentitielles au-dedans et des molécules excrémentitielles au-dehors; et qu'il ne pourrait être comparé, pour l'analogie des fonctions, qu'au système nerveux de la vie animale.

alors organes excréteurs, non de la nutrition, mais bien de la digestion. C'est ce qu'on observe encore dans la production du lait, fluide provenant manifestement de la portion du sang qui n'a point encore été assimilée par le travail nutritif.

Il n'y a point entre les deux ordres des fonctions de la vie organique le même rapport qu'entre ceux de la vie animale; l'affaiblissement du premier n'entraîne pas la diminution du second : de là la maigreur, le marasme, états dans lesquels l'assimilation cesse en partie, la désassimilation s'exerçant au même degré.

Ces grandes différences placées entre les deux vies de l'animal, ces limites non moins marquées qui séparent les deux ordres des phénomènes dont chacune est l'assemblage, me paraissent offrir au physiologiste la seule division réelle qu'il puisse établir entre les fonctions.

Abandonnons aux autres sciences les méthodes artificielles; suivons l'enchaînement des phénomènes pour enchaîner les idées que nous nous en formons, et alors nous verrons la plupart des divisions physiologiques n'offrir que des bases incertaines à celui qui voudrait y élever l'édifice de la science.

Je ne rappellerai point ici ces divisions; la meilleure manière d'en démontrer le vide, c'est, je crois, de prouver la solidité de celle que j'adopte. Parcourons donc en détail les grandes différences qui isolent l'animal vivant au dehors, de l'animal existant au dedans, et se consumant dans une alternative d'assimilation et d'excrétion.

ARTICLE SECOND.

Différences générales des deux vies par rapport aux formes extérieures de leurs organes respectifs.

La plus essentielle des différences qui distinguent les organes de la vie animale de ceux de la vie organique, c'est la symétrie des uns et l'irrégularité des autres. Quelques animaux offrent des exceptions à ce caractère, surtout pour la vie animale : tels sont, parmi les poissons, les soles, les turbots, etc. diverses espèces, parmi les animaux non vertébrés, etc., etc. mais il est exactement tracé dans l'homme, ainsi que dans les genres voisins du sien par la perfection. Ce n'est que là où je vais l'examiner ; pour le saisir, l'inspection seule suffit. (1)

§ I. *Symétrie des formes extérieures dans la vie animale.*

Deux globes parfaitement semblables reçoivent l'impression de la lumière. Le son et les odeurs ont cha-

(1) Votre division des organes est tellement arbitraire, que vous ne pouvez assigner un seul caractère qui se rencontre indistinctement dans tous les animaux ; et dès les premiers pas, vous êtes déjà forcé d'établir une exception qui enveloppe la moitié du règne animal.

cun aussi leur organe double analogue. Une membrane unique est affectée aux saveurs, mais la ligne médiane y est manifeste; chaque segment indiqué par elle est semblable à celui du côté opposé. La peau ne nous présente pas toujours des traces visibles de cette ligne, mais partout elle y est supposée. La nature, en oubliant pour ainsi dire de la tirer, plaça d'espace en espace des points saillans qui indiquent son trajet. Les rainures de l'extrémité du nez, du menton, du milieu des lèvres, l'ombilic, le raphé du périnée, la saillie des apophyses épineuses, l'enfoncement moyen de la partie postérieure du cou, forment principalement ces points d'indication. (1)

Les nerfs qui transmettent l'impression reçue par les sens, tels que l'optique, l'acoustique, le lingual, l'olfactif, sont évidemment assemblés par paires symétriques.

Le cerveau, organe où l'impression est reçue, est remarquable par sa forme régulière; ses parties paires se ressemblent de chaque côté, telles que la couche

(1) N'est-ce pas une plaisanterie de ranger la peau parmi les organes de la vie animale, organes qui ne doivent se rencontrer que dans les animaux ? Eh! n'est-elle pas parfaitement représentée par l'écorce dans les végétaux ! Dans l'un et l'autre règne, ayant pour principal usage d'envelopper le corps vivant de toutes parts, que ce corps soit symétrique ou irrégulier, peut-elle revêtir d'autres formes que la sienne ! La peau est donc un organe commun au végétal et à l'animal; ses principaux usages sont, dans tous les cas, de protéger les parties sous-jacentes, de puiser dans l'atmosphère des matériaux de nutrition, et de rejeter, en partie, ceux qui sont devenus étrangers à l'organisation.

des nerfs optiques, les corps cannelés, les hippocampes, les corps frangés, etc. Les parties impaires sont toutes symétriquement divisées par la ligne médiane, dont plusieurs offrent des traces visibles, comme le corps calleux, la voûte à trois piliers, la protubérance annulaire, etc., etc.

Les nerfs qui transmettent aux agens de la locomotion et de la voix, les volitions du cerveau; les organes locomoteurs formés d'une grande partie du système musculaire, du système osseux et de ses dépendances; le larynx et ses accessoires, doubles agens de l'exécution de ces volitions, ont une régularité, une symétrie qui ne se trahissent jamais.

Telle est même la vérité du caractère que j'indique, que les muscles et les nerfs cessent de devenir réguliers, dès qu'ils n'appartiennent plus à la vie animale. Le cœur, les fibres musculaires des intestins, et en sont une preuve pour les muscles; pour les nerfs, le grand sympathique, partout destiné à la vie intérieure, présente dans la plupart de ses branches une distribution irrégulière : les plexus soléaire, mésentérique, hypogastrique, splénique, stomachique, etc., en sont un exemple.

Nous pouvons donc, je crois, conclure, d'après la plus évidente inspection, que la symétrie est le caractère essentiel des organes de la vie animale de l'homme (1).

---

(1) De sorte que la vie animale, ainsi nommée parce qu'elle est l'*attribut du règne animal*, serait néanmoins presque exclusive à l'homme, puisque le caractère distinctif des organes qui la constituent ne serait bien prononcé que chez lui.

§ II. *Irrégularité des formes extérieures dans la vie organique.*

Si nous passons maintenant aux viscères de la vie organique, nous verrons qu'un caractère exactement opposé leur est applicable. Dans le système digestif, l'estomac, les intestins, la rate, le foie, etc., sont tous irrégulièrement disposés (1).

Dans le système circulatoire, le cœur, les gros vaisseaux, tels que la crosse de l'aorte, les veines caves, l'azygos, la veine porte, l'artère innominée, n'offrent aucune trace de symétrie. Dans les vaisseaux des membres, des variétés continuelles s'observent, et, ce qu'il y a de remarquable, c'est que dans ces variétés la disposition d'un côté n'entraîne point celle du côté opposé (2).

---

(1) Pourquoi ne pas commencer l'énumération des organes de ce système par les mâchoires, les dents, les parotides, les glandes salivaires, le pharynx et l'œsophage ? C'est que malheureusement ici la nature *avait oublié* d'imprimer le caractère qu'on assigne à la vie organique, et que, par leur exacte symétrie ils appartenaient à l'animale ; aussi Bichat, dans son Anatomie, dite descriptive, range-t-il les mâchoires et les dents, comme tous les os, dans la vie animale ; tandis que les autres organes que nous venons d'énumérer, et dont la symétrie n'est pas moins incontestable, figurent dans la vie organique, quoiqu'ils soient sous l'influence des nerfs cérébraux.

(2) Le système circulatoire est presque partout symétrique. Le cœur est partagé par une cloison en deux portions, à peu près égales, dont chacune présente deux cavités qui diffèrent

L'appareil respiratoire paraît au premier coup d'œil exactement régulier ; cependant si l'on remarque que la bronche droite est différente de la gauche par sa longueur, son diamètre et sa direction ; que trois lobes composent l'un des poumons, que deux seulement forment l'autre ; qu'il y a entre ces organes une inégalité manifeste de volume ; que les deux divisions de l'artère pulmonaire ne se ressemblent ni par leur trajet, ni par leur diamètre ; que le médiastin sur lequel tombe la ligne médiane, s'en dévie sensiblement à gauche, nous verrons que la symétrie n'était ici qu'apparente, et que la loi commune ne souffre point d'exception (1).

---

peu de celles du côté opposé ; et si cet organe n'est pas parfaitement régulier, on ne peut en accuser que quelques légères différences dans les dimensions de ces cavités, qui en déterminent d'analogues à sa surface extérieure. Les artères qui naissent de la grande courbure de l'aorte, d'abord irrégulières, ont bientôt pris, par la bifurcation de l'artère innominée, le caractère symétrique qu'elles conservent jusqu'à leurs dernières ramifications. Quelques-unes de celles fournies par l'aorte dans le thorax et l'abdomen, sont irrégulières, mais le plus grand nombre observe une symétrie évidente quoique imparfaite ; ainsi les artères intercostale, diaphragmatique inférieure, capsulaire, rénale, spermatique d'un côté, ne diffèrent de celles du côté opposé que par une légère inégalité de longueur déterminée par la déviation de l'aorte ; et leurs distributions sont ensuite parfaitement symétriques. Les artères iliaques elles-mêmes se distribuent aux membres abdominaux d'une manière tout-à fait semblable.

(1) Si des différences bien remarquables permettent de distinguer dans l'appareil respiratoire une moitié de l'autre, il leur reste néanmoins encore une telle analogie, que l'intention

Les organes de l'exhalation, de l'absorption, les membranes séreuses, le canal thorachique, le grand vaisseau lymphatique droit, les absorbans secondaires de toutes les parties ont une distribution partout inégale et irrégulière (1).

Dans le système glanduleux, nous voyons les cryptes ou follicules muqueux partout disséminés sans ordre sous leurs membranes respectives. Le pancréas, le foie, les glandes salivaires même, quoiqu'au premier coup d'œil plus symétriques, ne se trouvent point exactement soumis à la ligne médiane. Les reins diffèrent l'un de l'autre par leur position, le nombre de leurs lobes dans l'enfant, la longueur et la grosseur de leur artère et de leur veine, et surtout par leurs fréquentes variétés (2).

Ces nombreuses considérations nous mènent évi-

---

symétrique y est évidente. Pourquoi les côtes, le sternum, les muscles intercostaux, etc., dont les usages se bornent à la respiration, se trouvent-ils rangés parmi les organes de la vie animale?

(1) Les membranes du cerveau ne laissent rien à désirer sous le rapport de la symétrie ; et si cette disposition n'est pas aussi exacte dans la plèvre et le péritoine, on peut dire néanmoins que *la nature n'a pas oublié de tirer sur eux la ligne médiane*, puisque le médiastin et la ligne blanche en conservent distinctement la trace.

(2) La ressemblance de la glande salivaire, du rein, du testicule d'un côté, avec les mêmes organes du côté opposé, est aussi exacte que celle des organes pairs dans la vie animale ; la rate elle-même, quoique d'un tissu plus spongieux et d'un volume beaucoup moindre que le foie, fait en quelque sorte son pendant dans l'hypochondre gauche.

demment à un résultat inverse du précédent ; savoir, que l'attribut spécial des organes de la vie intérieure, c'est l'irrégularité de leurs formes extérieures.

§ III. *Conséquences qui résultent de la différence des formes extérieures dans les organes des deux vies.*

Il résulte de l'aperçu qui vient d'être présenté, que la vie animale est pour ainsi dire double, que ses phénomènes, exécutés en même temps des deux côtés, forment dans chacun de ces côtés un système indépendant du système opposé, qu'il y a, si je puis m'exprimer ainsi, une vie droite et une vie gauche, que l'une peut exister, l'autre cessant son action, et que sans doute même elles sont destinées à se suppléer réciproquement (1).

C'est ce qui arrive dans ces affections maladives si communes, où la sensibilité et la motilité animale, affaiblies ou même entièrement anéanties dans une des moitiés symétriques du corps, ne se prêtent à aucune relation avec ce qui nous entoure ; où l'homme n'est d'un côté guère plus que ce qu'est le végétal, tandis que de l'autre côté il conserve tous ses droits à l'animalité par le sentiment et le mouvement qui lui

(1) C'est justement ce qui prouve que votre vie animale n'est point une vie ; que les fonctions qui, selon vous, la composent, ne sont que des attributions particulières à certains organes, qui ne sont pas morts pour avoir cessé de les exercer ; parce que ces mêmes organes vivent, si je puis m'exprimer ainsi, *organiquement* avant de nous faire vivre *animalement*.

restent (1). Certainement ces paralysies partielles, dans lesquelles la ligne médiane est le terme où finit et l'origine où commence la faculté de sentir et de se mouvoir, ne doivent point s'observer avec autant de régularité dans les animaux qui, comme l'huître, ont un extérieur irrégulier.

La vie organique, au contraire, fait un système unique où tout se lie et se coordonne, où les fonctions d'un côté ne peuvent s'interrompre sans que, par une suite nécessaire, celles de l'autre ne s'éteignent. Le foie malade à gauche influe à droite sur l'état de l'estomac; si le colon d'un côté cesse d'agir, celui du côté opposé ne peut continuer son action; le même coup qui arrête la circulation dans les gros troncs veineux et la portion droite du cœur, l'anéantit aussi dans la portion gauche et les gros troncs artériels spécialement placés de ce côté, etc.: d'où il suit qu'en supposant que tous les organes de la vie interne, placés d'un côté, cessent leurs fonctions, ceux du côté opposé restent nécessairement dans l'inaction, et la mort arrive alors (2).

---

(1) Il eût été bien plus piquant de voir un membre frapp de mort organique ou de gangrène, continuer à vivre de la vie animale.

(2) Tout cela devait être ainsi, puisque la vie organique est la vie elle-même, qui n'a ni côté droit ni côté gauche. Les diverses fonctions dont elle se compose ayant un objet presque unique, la nutrition, les mêmes matériaux se présentent successivement à l'élaboration des différens organes; or, je le demande, comment se ferait-il qu'une fonction qui ne peut avoir lieu que sur des matériaux élaborés par une fonction précédente subsistât en l'absence de cette dernière?

Au reste, cette assertion est générale; elle ne porte que sur l'ensemble de la vie organique, et non point sur tous ses phénomènes isolés; quelques-uns, en effet, sont doubles et peuvent se suppléer, comme le rein et le poumon en offrent un exemple.

Je ne rechercherai point la cause de cette remarquable différence qui, dans l'homme et les animaux voisins de lui, distingue les organes des deux vies; j'observerai seulement qu'elle entre essentiellement dans l'ordre de leurs phénomènes, que la perfection des fonctions animales doit être liée à la symétrie généralement observée dans leurs organes respectifs, en sorte que tout ce qui troublera cette symétrie altérera plus ou moins ces fonctions (1).

C'est de là sans doute que naît cette autre différence entre les organes des deux vies, savoir, que la nature se livre bien plus rarement à des écarts de conformation dans la vie animale que dans la vie organique (2).

---

(1) Pour établir que cette différence qui distingue les organes des deux vies *entre essentiellement dans l'ordre de leurs phénomènes*, il ne suffisait pas de dire que la symétrie était nécessaire aux organes de la vie animale; il fallait aussi prouver que l'irrégularité était indispensable à ceux de la vie organique.

(2) Sans ces écarts de conformation, tous les individus de même espèce auraient été d'une ressemblance parfaite. C'est dans la différence de quantité et de rapports des molécules, que réside la diversité de nombre, de volume et de situation qui caractérise ces écarts; et la vie organique, ou pour mieux dire, la vie, distribue ces molécules de manière que les choses les plus analogues ne sont jamais semblables; or, si l'exacte ressemblance est nécessaire à la symétrie, il n'y a jamais symétrie.

Grimaud s'est servi de cette observation, sans indiquer le principe auquel tient le fait qu'elle nous présente.

C'est une remarque qui n'a pu échapper à celui dont les dissections ont été un peu multipliées, que les fréquentes variations de forme, de grandeur, de position, de direction des organes internes, comme la rate, le foie, l'estomac, les reins, les organes salivaires, etc. Telles sont ces variétés dans le système vasculaire, qu'à peine deux sujets offrent-ils exactement la même disposition au scalpel de l'anatomiste. Qui ne sait que les organes de l'absorption, les glandes lympathiques en particulier, se trouvent rarement assujétis, dans deux individus, aux mêmes proportions de nombre, de volume, etc.? Les glandes muqueuses affectent-elles jamais une position fixe et analogue?

Non-seulement chaque système, isolément examiné, est assujéti ainsi à de fréquentes aberrations, mais l'ensemble même des organes de la vie interne se trouve quelquefois dans un ordre inverse de celui qui lui est naturel. On apporta, l'an passé, dans mon amphithéâtre, un enfant qui avait vecu plusieurs années avec un bouleversement général des viscères digestifs, circulatoires, respiratoires et sécrétoires. A droite se trouvaient l'estomac, la rate, l'S du colon, la pointe du cœur, l'aorte, le poumon à deux lobes, etc. On voyait à gauche le foie, le cœcum, la base du cœur, les veines caves, l'azygos, le poumon à trois lobes, etc.

Tous les organes placés sous la ligne médiane, tels que le médiastin, le mésentère, le duodénum, le pancréas, la division des bronches, affectaient aussi un ordre renversé. Plusieurs auteurs ont parlé de ces déplacemens de viscères, dont je ne connais pas cependant d'exemple aussi complet. (1).

Jetons maintenant les yeux sur les organes de la vie animale, sur les sens, les nerfs, le cerveau, les muscles volontaires, le larynx ; tout y est exact, précis, rigoureusement déterminé dans la forme, la grandeur et la position. On n'y voit presque jamais de variétés de conformation ; s'il en existe, les fonctions sont troublées, anéanties ; tandis qu'elles restent les mêmes dans la vie organique, au milieu des altérations diverses des parties (2).

Cette différence entre les organes des deux vies tient évidemment à la symétrie des uns, que le moindre changement de conformation eût troublée, et à

---

(1) Tout le monde sait que les personnes qui se servent de leur main gauche de préférence à la droite, et qu'on nomme à cause de cela *gauchères*, ont également pour se servir de l'œil, de la narine, de l'oreille et du pied du même côté, une prédilection qu'on parvient difficilement à détruire. Ne pourrait-on pas dire alors que, par une semblable aberration, la nature a placé à gauche ceux de ces organes qui devaient être à droite et réciproquement ?

(2) Les variétés de conformation qui troublent la symétrie des organes de la vie animale ne sont cependant pas rares; le strabisme, l'inégalité des fosses nasales, des pieds, des mains, etc, pourraient bien entrer en compensation avec les écarts analogues observés dans la vie organique ; et de ce que nous ne pouvons pas apprécier avec la même justesse les désordres qui résultent de ces derniers, on ne peut pas en conclure qu'ils soient moindres que dans la vie animale. Tout nous dit, au contraire, que de semblables anomalies doivent avoir des résultats d'autant plus graves que les fonctions dont elles causent le trouble sont plus importantes.

l'irrégularité des autres, avec laquelle s'allient très-bien ces divers changemens.

Le jeu de chaque organe est immédiatement lié, dans la vie animale, à sa ressemblance avec celui du côté opposé, s'il est double, ou à l'uniformité de conformation de es deux moitiés symétriques, s'il est simple. D'après cela on conçoit l'influence des changemens organiques sur le dérangement des fonctions.

Mais ceci deviendra plus sensible, quand j'aurai indiqué les rapports qui existent entre la symétrie ou l'irrégularité des organes, et l'harmonie ou la discordance des fonctions.

ARTICLE TROISIÈME.

Différence générale des deux vies, par rapport au mode d'action de leurs organes respectifs.

L'HARMONIE est aux fonctions des organes, ce que la symétrie est à leur conformation ; elle suppose une égalité parfaite de force et d'action, comme la symétrie indique une exacte analogie dans les formes extérieures et la structure interne. Elle est une conséquence de la symétrie ; car deux parties essentiellement semblables par leur structure, ne sauraient être différentes par leur manière d'agir. Ce simple raisonnement nous mènerait donc à cette donnée générale, savoir, que l'harmonie est le caractère des fonctions extérieures, que la discordance est au contraire l'attribut des fonctions organiques (1), mais il est nécessaire de se livrer sur ce point à de plus amples détails.

§ I. *De l'harmonie d'action dans la vie animale.*

Nous avons vu que la vie extérieure résultait des actions successives des sens, des nerfs, du cerveau, des organes locomoteurs et vocaux. Considérons l'har-

(1) Arrêtons-nous un moment à la discordance qu'on donne ici pour caractère des fonctions des organes irréguliers, par opposition à l'harmonie qui doit résulter de la symétrie. Les organes qui dans la vie intérieure sont bien incontestablement irréguliers, comme le canal digestif, ses dépendances et les vaisseaux absorbans qui s'y abouchent pour s'emparer d'un des résultats de la digestion, et le transporter par le canal thorachique et la veine sous-clavière gauche dans le torrent de la circulation, sont une suite non interrompue de tubes adaptés les uns aux autres, qui n'ont en eux rien de symétrique et dont rien d'analogue ne forme le pendant. Maintenant je demande si l'on peut appeler discordantes les fonctions de tels organes? Avec quoi voudrait-on faire accorder un instrument unique qui est lui-même irrégulier ? Il est évident qu'en pareil cas il ne peut y avoir ni accord ni discord. Mais il n'en est pas de même pour la circulation et les fonctions subséquentes qui, le plus souvent, sont confiées à des organes pairs plus ou moins symétriques ; et dans ce cas, je nie la proposition : que la *discordance* soit l'*attribut des fonctions organiques ;* parce qu'elle semble dire, qu'elle leur est aussi nécessaire que l'harmonie aux fonctions de la vie animale ; et tout prouve, au contraire, que l'égale participation de chaque moitié d'un organe pair, à une fonction quelconque, doit en constituer le bon exercice.

monie d'action dans chacune de ces grandes divisions.

La précision de nos sensations paraît être d'autant plus parfaite, qu'il existe, entre les deux impressions dont chacune est l'assemblage, une plus exacte ressemblance. Nous voyons mal, quand l'un des yeux, mieux constitué, plus fort que l'autre, est plus vivement affecté, et transmet au cerveau une plus forte image. C'est pour éviter cette confusion, qu'un œil se ferme quand l'action de l'autre est artificiellement augmentée par un verre convexe : ce verre rompt l'harmonie des deux organes; nous n'usons que d'un seul, pour qu'ils ne soient pas discordans. Ce qu'une lunette produit artificiellement, le strabisme nous l'offre dans l'état naturel (1). Nous louchons, dit Buffon,

(1) On ne peut point établir de comparaison entre le vice de la vision produit momentanément par une lunette, et le strabisme; un verre convexe agit immédiatement sur l'œil auquel il s'adapte ; en grossissant les objets pour lui, il rompt l'harmonie entre les deux organes. Mais le strabisme, ne consiste pas dans la différence d'aptitude des yeux à la vision, puisqu'une inégale répartition des forces entre leurs muscles, le constitue ; et cette inégalité porte obstacle à ce que les deux pupiles ne se dirigent à la fois vers le même point. Si, par exemple, le muscle droit interne de chaque côté surpasse en force son antagoniste, les deux yeux seront portés en même temps dans l'adduction, et les rayons visuels se croiseront après un court trajet, pour aller se fixer sur deux points différens ; nous aurons alors symétrie de formes, harmonie d'action, et néanmoins discordance dans le résultat, vue fausse. Si cette condition ne se remarque qu'à l'un des yeux, elle s'opposera également à ce que ces mêmes rayons ne se réunissent sur le même objet, et nous aurons encore vue fausse, mais avec l'ir-

parce que nous détournons l'œil le plus faible de l'objet sur lequel le plus fort est fixé, pour éviter la confusion qui naîtrait dans la perception des deux images inégales.

Je sais que beaucoup d'autres causes concourent à produire cette affection, mais la réalité de celle-ci ne peut être mise en doute. Je sais aussi que chaque œil peut isolément agir dans divers animaux ; que deux images diverses sont transmises en même temps par les deux yeux de certaines espèces ; mais cela n'empêche pas que lorsque ces organes réunissent leur action sur le même objet, les deux impressions qu'ils transmettent au cerveau ne doivent être analogues. Un jugement unique en est en effet le résultat : or, comment ce jugement pourra-t-il être porté avec exactitude, si le même corps se présente en même temps, et avec des couleurs vives, et avec un faible coloris, suivant qu'il se peint sur l'une ou l'autre rétine ?

Ce que nous disons de l'œil s'applique exactement à l'oreille. Si dans les deux sensations qui composent l'ouïe, l'une est reçue par un organe plus fort, mieux développé, elle y laissera une impression plus claire, plus distincte ; le cerveau, différemment affecté par chacune, ne sera le siège que d'une perception imparfaite. C'est ce qui constitue l'oreille fausse. Pour-

---

régularité et la discordance. Il est évident que dans l'une et l'autre circonstance, il n'y a pas, comme dans le cas du verre convexe, différence d'intensité dans la perception du même objet, mais perception de deux objets à la fois, déterminée par la non-coïncidence des deux axes visuels sur le même point.

quoi tel homme est-il péniblement affecté d'une dissonance, tandis que tel autre ne s'en aperçoit pas? C'est que chez l'un, les deux perceptions du même son se confondant dans une seule, celle-ci est précise, rigoureuse, et distingue le moindre défaut du chant; tandis que chez l'autre, les deux oreilles offrant des sensations diverses, la perception est habituellement confuse, et ne peut apprécier le défaut d'harmonie des sons. C'est par la même raison que vous voyez tel homme coordonner toujours l'enchaînement de sa danse à la succession des mesures, tel autre au contraire allier constamment aux accords de l'orchestre la discordance de ses pas (1).

(1) On dit *oreille fausse*, *oreille juste*, pour exprimer, d'une part, l'impression faite sur notre ouïe par des sons liés et coordonnés entre eux suivant des rapports calculés qui constituent l'art de la musique; et d'autre part, le plus ou moins de précision avec laquelle nous marions avec ces sons ceux de notre voix et les mouvemens de saltation qu'ils doivent diriger. On doit donc entendre, par *oreille fausse*, défaut d'aptitude à la musique, et rien de plus. Qu'on me dise maintenant si celui qui, sous ce rapport, a l'oreille fausse, distingue moins bien que le virtuose et le danseur les plus célèbres, la différence des sons qui résultent de la percussion des divers corps; ces nuances variées qui distinguent le son de voix de chaque animal, de chaque personne, et qui suffisent pour nous faire reconnaître un individu sur un grand nombre d'autres? Non sans doute! Ce sont là cependant les principales opérations de l'ouïe, et elles exigent, pour le moins, autant de finesse et d'exactitude que l'audition et l'exécution de la musique. Si la différence dans l'intensité de perception du son par chaque oreille produisait ce qu'on appelle *oreille fausse*, pourquoi n'affaiblirait-elle pas aussi ce tact, cette intelligence auriculaire, bien au-

Buffon a borné à l'œil et à l'ouïe ses considérations sur l'harmonie d'action ; poursuivons-en l'examen dans la vie animale.

Il faut dans l'odorat, comme dans les autres sens, distinguer deux impressions, l'une primitive qui appartient à l'organe ; l'autre consécutive qui affecte le sensorium : celle-ci peut varier, la première restant la même. Telle odeur fait fuir certaines personnes du lieu où elle en attire d'autres ; ce n'est pas que l'affection de la pituitaire soit différente, mais c'est que l'âme attache des sentimens divers à une impression identique, en sorte qu'ici la variété des résultats n'en suppose point dans leur principe.

Mais quelquefois l'impression née sur la pituitaire diffère réellement de ce qu'elle doit être pour la perfection de la sensation. Deux chiens poursuivent le même gibier ; l'un n'en perd jamais la trace, fait les mêmes détours et les mêmes circuits; l'autre le suit aussi, mais s'arrête souvent, perd le pied, comme on le dit, hésite et cherche pour le retrouver, court et s'arrête encore. Le premier de ces deux chiens reçoit une vive impression des émanations odorantes ; elles n'affectent que confusément l'organe du second. Or, cette confusion ne tient-elle point à l'inégalité d'action des deux narines, à la supériorité d'organisation de l'une, à la faiblesse de l'autre ? les observations suivantes paraissent le prouver.

---

trement importans ? Quelles sont les preuves anatomiques qui viennent à l'appui de cette théorie ? Montrez-nous, en pareil cas, l'irrégularité de conformation et de développement dans les deux oreilles.

Dans le coryza qui n'affecte qu'une narine, si toutes deux restent ouvertes, l'odorat est confus; fermez celle du côté malade, il deviendra distinct. Un polype développé d'un côté, affaiblit l'action de la pituitaire correspondante, celle de l'autre restant la même; de là, comme dans le cas précédent, défaut d'harmonie entre les deux organes, et par là même, confusion dans la perception des odeurs. La plupart des affections d'une narine isolée ont des résultats analogues et qui peuvent être momentanément corrigés par le moyen que je viens d'indiquer; pourquoi? parce qu'en rendant inactive une des pituitaires, on fait cesser sa discordance d'action avec l'autre.

Concluons de ceci que, puisque toute cause accidentelle qui rompt l'harmonie de fonctions des organes rend confuse la perception des odeurs, il est probable que, quand cette perception est naturellement inexacte, il y a dans les narines une inégalité naturelle de conformation, et par là même de force. (1)

Disons du goût ce que nous avons dit de l'odorat: souvent l'un des côtés de la langue est seul affecté de paralysie, de spasme. La ligne médiane sépare quel-

(1) Pour être autorisé à prendre une telle conclusion, des probabilités ne suffisaient point; il fallait prouver, au lieu de supposer l'existence d'un fait dont la vérification est des plus faciles, même sur le vivant. Nous dirons au contraire que, si l'uniformité des deux fosses nasales était une condition indispensable pour jouir de l'odorat dans toute sa plénitude, peu de personnes auraient cet avantage, puisque la cloison qui sépare ces cavités, presque toujours déjetée d'un côté, rend l'une d'elles beaucoup plus grande et susceptible de recevoir les émanations odorantes en plus grande quantité que l'autre.

quefois une portion insensible de l'autre qui conserve encore toute sa sensibilité. Pourquoi ce qui arrive en plus n'arriverait-il pas en moins? pourquoi l'un des côtés, en conservant la faculté de percevoir les saveurs, n'en jouirait-il pas à un moindre degré que l'autre? Or, dans ce cas, il est facile de concevoir que le goût sera irrégulier et confus, parce qu'une perception précise ne saurait succéder à deux sensations inégales et qui ont le même objet. (1) Qui ne sait que dans certains corps où quelques-uns ne trouvent que d'obscures saveurs, les autres rencontrent mille causes subtiles de sensations pénibles ou agréables?

La perfection du toucher est, comme celle des autres sens, essentiellement liée à l'uniformité d'action des deux moitiés symétriques du corps, des deux mains en particulier. Supposons un aveugle naissant avec une main régulièrement organisée, tandis que l'autre, privée des mouvemens d'opposition du pouce, et de flexion des doigts, formerait une surface raide et immobile; cet aveugle là n'acquerrait que difficilement les notions de grandeur, de figure, de direction, etc., parce qu'une même sensation ne naîtra pas de l'ap-

(1) Mais dans l'hémiplégie, l'œil, l'oreille, la narine du côté affecté ont perdu, comme la moitié de la langue, la faculté de recevoir d'aussi fortes impressions que les mêmes organes du côté sain; et je ne crois pas néanmoins que cette inégalité d'action ait jamais produit ce qu'on appelle vue fausse, oreille fausse, odorat faux: c'est-à-dire qu'il y a affaiblissement et non dépravation de ces perceptions. Or, puisque celles-ci ont conservé toute leur rectitude, quoique résultant de deux sensations inégales, pourquoi n'en serait-il pas de même du goût?

plication successive des deux mains sur le même corps. Que toutes deux touchent une petite sphère, par exemple; l'une, en l'embrassant exactement par l'extrémité de tous ses diamètres, fera naître l'idée de rondeur; l'autre, qui ne sera en contact avec elle que par quelques points, donnera une sensation toute différente. Incertain entre ces deux bases de son jugement, l'aveugle ne saura que difficilement le porter; il pourra même faire correspondre à cette double sensation un jugement double sur la forme extérieure du même corps. Ses idées seraient plus précises s'il condamnait l'une de ses mains à l'inaction, comme celui qui louche détourne de l'objet l'œil le plus faible, pour éviter la confusion, inévitable effet de la diversité des deux sensations. Les mains se suppléent donc réciproquement; l'une confirme les notions que l'autre nous donne : de là l'uniformité nécessaire de leur conformation. (1)

(1) Il est des notions que nous acquérons par la vue sans le secours du toucher, comme les couleurs; d'autres nous parviennent par le toucher sans le secours de la vue, comme les divers degrés de consistance, le poli, la rudesse des surfaces; d'autres enfin, la grandeur et la configuration, s'obtiennent par le concours de ces deux facultés. Dans ce dernier cas, le toucher est, pour le clair-voyant, auxiliaire de la vue, tandis que pour l'aveugle il en est le supplément. Nous nous contentons de palper avec une main, lorsque la vue s'est préalablement exercée sur les qualités des corps qui sont du ressort du toucher; mais l'aveugle n'a obtenu un degré de certitude équivalent, que lorsqu'une main a confirmé la sensation éprouvée par l'autre; chez lui, la seconde main est auxiliaire de la première, comme chez le clair-voyant, le toucher est l'auxiliaire

Les mains ne sont pas les agens uniques du toucher ; les plis de l'avant-bras, de l'aisselle, de l'aine, la concavité du pied, etc., peuvent, en embrassant les corps, nous fournir aussi des bases réelles, quoique moins parfaites, de nos jugemens sur les formes extérieures. Or, supposons l'une des moitiés du corps tout différemment disposée que l'autre, la même incertitude dans la perception en sera le résultat.

Concluons de tout ce qui vient d'être dit que, dans tout l'appareil du système sensitif extérieur, l'harmonie d'action des deux organes symétriques, ou des deux moitiés semblables du même organe, est une condition essentielle à la perfection des sensations.

Les sens externes sont les excitans naturels du cerveau, dont les fonctions dans la vie animale succèdent constamment aux leurs, et qui languiraient dans une inaction constante, s'il ne trouvait en eux le principe de son activité. Des sensations dérivent immédiatement la perception, la mémoire, l'imagination, et par là même le jugement : or il est facile de prouver que ces diverses fonctions, communément désignées sous le nom de *sens internes*, suivent dans leur exercice la même loi que les sens externes, et que, comme ceux-ci, elles sont d'autant plus voisines de la perfection, qu'il y a plus d'harmonie entre les deux

---

de la vue. Ainsi, point de doute que l'égale participation de chaque côté d'un organe double ne soit plus convenable à la rectitude de ses fonctions que la discordance ; mais l'uniformité de perception dans les deux mains est une condition bien plus essentielle pour l'aveugle; parce que chez lui une main voit, pour ainsi dire, aux surfaces les qualités que l'autre touche.

portions symétriques de l'organe où elles ont leur siége.

Supposons en effet l'un des hémisphères plus fortement organisé que l'autre, mieux développé dans tous ses points, susceptible par là d'être plus vivement affecté, je dis qu'alors la perception sera confuse, car le cerveau est à l'âme ce que les sens sont au cerveau ; il transmet à l'âme l'ébranlement venu des sens, comme ceux-ci lui envoient les impressions que font sur eux les corps environnans. Or, si le défaut d'harmonie dans le système sensitif extérieur trouble la perception du cerveau, pourquoi l'âme ne percevrait-elle pas confusément, lorsque les deux hémisphères inégaux en force ne confondent pas à une seule la double impression qu'ils reçoivent ?

Dans la mémoire, faculté de reproduire d'anciennes sensations, dans l'imagination, faculté d'en créer de nouvelles (1), chaque hémisphère paraît en reproduire ou en créer une. Si toutes deux ne sont parfaitement semblables, la perception de l'âme qui doit les réunir sera inexacte et irrégulière. Or il y aura inégalité dans les deux sensations, s'il en existe dans les deux hémisphères où elles ont leur siége (2).

---

(1) « Les sens sont frappés par les divers objets qui se présentent à eux ; ces impressions sont gravées dans la mémoire, » et c'est dans son vaste dépôt que l'imagination les choisit, » les colore, les modifie, les assortit à son gré » (*Delille, préface du poëme de l'Im.*) Si cette définition de la plus étonnante des facultés de l'âme est exacte, l'imagination n'est donc point *la faculté de créer de nouvelles sensations*, parce qu'il faudrait préalablement créer de nouveaux sens.

(2) Quand, malgré l'évidence des faits, nous eussions ac-

La perception, la mémoire et l'imagination sont les bases ordinaires du jugement. Si les unes sont confuses, comment l'autre pourra-t-il être distinct?

Nous venons de supposer l'inégalité d'action des hémisphères, de prouver que le défaut de précision dans les fonctions intellectuelles doit en être le résultat; mais ce qui n'est encore que supposition devient réalité dans une foule de cas. Quoi de plus commun que de voir coïncider avec la compression de l'hémisphère d'un côté, par le sang, le pus épanché, un os déprimé, une exostose développée à la face interne du crâne, etc., de nombreuses altérations dans la mémoire, la perception, l'imagination, le jugement?

Lors même que tout signe de compression actuelle a disparu, si, par l'influence de celle qu'il a éprouvée, l'un des côtés du cerveau reste plus faible, ces altérations ne se prolongent-elles pas? diverses aliénations n'en sont-elles pas les funestes suites? Si les deux côtés restaient également affectés, le jugement serait plus faible, mais il serait plus exact. N'est-ce pas ainsi qu'il faut expliquer plusieurs observations souvent citées, où un coup porté sur une des régions latérales de la tête, a rétabli les fonctions intellectuelles

---

cordé que la discordance des sensations déterminât, de toute nécessité, des perceptions inexactes, la même difficulté se présenterait encore ici pour le cerveau, puisqu'une mémoire et une imagination propres à chaque hémisphère de cet organe, doivent reproduire ou créer la même sensation, pour la transmettre à l'âme par duplicata. Quel étrange abus de *la faculté de créer* des systèmes!

troublées depuis long-temps à la suite d'un autre coup reçu sur la région opposée?

Je crois avoir établi qu'en supposant l'inégalité d'action des hémisphères, les fonctions intellectuelles doivent être troublées. J'ai indiqué ensuite divers cas maladifs où ce trouble est le résultat évident de cette inégalité. Nous voyons ici l'effet et la cause; mais là où le premier sens est apparent, l'analogie ne nous indique-t-elle pas la seconde? Quand habituellement le jugement est inexact, que toutes les idées manquent de précision, ne sommes-nous pas conduits à croire qu'il y a défaut d'harmonie entre les deux côtés du cerveau? Nous voyons de travers, si la nature n'a mis de l'accord dans la force des deux yeux. Nous percevons et nous jugeons de même, si les hémisphères sont naturellement discordans : l'esprit le plus juste, le jugement le plus sain, supposent en eux l'harmonie la plus complète. Que de nuances dans les opérations de l'entendement ! ces nuances ne correspondent-elles point à autant de variétés dans le rapport de forces des deux moitiés du cerveau? Si nous pouvions loucher de cet organe comme des yeux, c'est-à-dire ne recevoir qu'avec un seul hémisphère les impressions externes, n'employer qu'un seul côté du cerveau à prendre des déterminations, à juger, nous serions maîtres alors de la justesse de nos opérations intellectuelles; mais une semblable faculté n'existe point (1).

---

(1) La compression accidentelle d'un hémisphère du cerveau produit quelquefois de grands désordres dans l'entendement, sans engourdir les parties qu'il pourvoit de nerfs;

Poursuivons l'examen de l'harmonie d'action dans le système de la vie animale. Aux fonctions du cerveau succèdent la locomotion et la voix (1); la première semble, au premier coup-d'œil, faire exception à la loi générale de l'harmonie d'action. Considérez en effet les deux moitiés verticales du corps, vous verrez l'une constamment supérieure à l'autre, par l'étendue, le nombre, la facilité des mouvemens qu'elle exécute. C'est, comme on le sait, la portion droite qui l'emporte communément sur la gauche.

Pour comprendre la raison de cette différence, distinguons dans toute espèce de mouvement la force et l'agilité. La force tient à la perfection d'organisation, à l'énergie de nutrition, à la plénitude de vie de cha-

---

dans d'autres circonstances, une semblable compression produit l'hémiplégie, sans porter le moindre trouble aux fonctions intellectuelles; d'un autre côté, l'inspection cadavérique de cet organe chez la plupart des aliénés ne montre ni compression, ni différence de conformation et de volume dans les hémisphères. Concluons donc, qu'à moins de *loucher* d'une bonne partie de sa raison, on ne peut admettre cette doctrine.

(1) Quoiqu'on ait naguères distingué formellement le cerveau de l'âme, pour faire de cette dernière le centre des opérations intellectuelles, la même hiérarchie n'existe déjà plus, puisqu'il n'est ici question que du cerveau. Mais dans quelque lieu que se termine la perception, si elle n'est pas exacte par le fait de l'inégalité de conformation ou de force des hémisphères, comment se fait-il que l'action consécutive des organes de la locomotion et de la voix, indépendamment de toute symétrie de leur part, ne soit pas influencée par cette cause? Il faut donc supposer dans ces organes une intelligence pour exécuter avec harmonie des volitions discordantes.

que muscle; l'agilité est le résultat de l'habitude et du fréquent exercice.

Remarquons maintenant que la discordance des organes locomoteurs porte, non sur la force, mais sur l'agilité des mouvemens. Tout est égal dans le volume, le nombre des fibres, les nerfs de l'un et l'autre des membres supérieurs ou inférieurs; la différence de leur système vasculaire est presque nulle. Il suit de là que cette discordance n'est pas, ou presque pas, dans la nature; elle est la suite manifeste de nos habitudes sociales, qui, en multipliant les mouvemens d'un côté, augmentent leur adresse, sans trop ajouter à leur force.

Tels sont en effet les besoins de la société, qu'ils nécessitent un certain nombre de mouvemens généraux qui doivent être exécutés par tous dans la même direction, afin de pouvoir s'entendre. On est convenu que cette direction serait celle de gauche à droite. Les lettres qui composent l'écriture de la plupart des peuples, sont dirigées dans ce sens. Cette circonstance entraîne la nécessité d'employer, pour former ces lettres, la main droite, qui est mieux adaptée que la gauche à ce mode d'écriture, comme celle-ci conviendrait infiniment mieux au mode opposé, ainsi qu'il est facile de s'en convaincre par le moindre essai.

La direction des lettres de gauche à droite impose la loi de les parcourir des yeux de la même manière. De l'habitude de lire ainsi, naît celle d'examiner la plupart des objets suivant le même sens.

La nécessité de l'ensemble dans les combats a déterminé à employer généralement la main droite pour saisir les armes; l'harmonie qui dirige la danse des peuples les plus sauvages, exige dans les jambes un accord qu'ils conservent en faisant toujours porter sur la droite leurs mouvemens principaux. Je pourrais ajouter à ces divers exemples une foule d'autres analogues.

Ces mouvemens généraux, convenus de tous dans l'ordre social, qui rompraient l'harmonie d'une foule d'actes, si tout le monde ne les exécutait pas dans le même sens, ces mouvemens nous entraînent inévitablement, par l'influence de l'habitude, à employer pour nos mouvemens particuliers, les membres qu'ils mettent en action. Or, ces membres étant ceux placés à droite, il résulte que les membres de ce côté sont toujours en activité, soit pour les besoins relatifs aux mouvemens que nous coordonnons avec ceux des autres individus, soit pour les besoins qui nous sont personnels (1).

---

(1) Il était nécessaire que les choses fussent ainsi sans doute ; mais cette nécessité, sur laquelle on s'appesantit si complaisamment, ne répond pas à l'objection que fait naître la discordance réelle établie dans les membres et la plupart des organes des sens, par le plus fréquent exercice de l'un d'eux. Il y a subtilité de vouloir s'échapper par la distinction de la force d'avec l'agilité, et d'établir que sur cette dernière seule repose la différence; car, nous dit-on : *le volume est le même pour les muscles des deux membres ;* la différence de chacun d'eux, prise séparément, serait sans doute bien peu de chose, mais elle deviendra sensible, si l'on compare le volume total des mêmes membres. Une mesure circulaire, appliquée sur les deux bras ou les deux cuisses, prouve que le côté droit l'emporte presque toujours de quelques lignes sur le côté gauche ; et cette différence ne peut être que la somme totale des différences que présentent les divers muscles. Tout le monde sait

Comme l'habitude d'agir perfectionne l'action, on conçoit la cause de l'excès d'agilité du membre droit sur le gauche. Cet excès n'est presque pas primitif ; l'usage l'amène d'une manière insensible.

Cette remarquable différence dans les deux moitiés symétriques du corps n'est donc point, dans la nature, une exception de la loi générale de l'harmonie d'action des fonctions externes. Cela est si vrai, que l'ensemble des mouvemens exécutés avec tous nos membres est d'autant plus précis qu'il y a moins de différence dans l'agilité des muscles gauches et droits. Pourquoi certains animaux franchissent-ils avec tant d'adresse des rochers où la moindre déviation les entraînerait dans l'abîme, courent-ils avec une admirable précision, sur des plans à peine égaux en largeur à l'extrémité de leurs membres ? Pourquoi la marche

---

qu'une même chaussure blesse quelquefois le pied droit, sans gêner le pied gauche ; qu'un anneau dans lequel ne peut entrer l'un des doigts de la main droite, reçoit facilement le doigt correspondant de la main gauche, etc. Vainement répondrait-on que la différence n'appartient pas entièrement aux muscles, qu'elle est en même temps répartie sur les os, les ligamens, le tissu cellulaire ; mais pourquoi cela ? parce qu'il y a excès de nutrition dans la partie la plus exercée, et ceci nous ramène à votre distinction de la force d'avec l'agilité. Vous nous dites que la première dépend de la perfection d'organisation, de l'énergie de nutrition et de la plénitude de vie de chaque muscle ; que la seconde résulte de l'habitude et du plus fréquent exercice. Mais si la main qui a le plus d'habitude et de fréquence d'exercice, possède en même temps, les élémens du plus de force, comme nous venons de le prouver, je conclurai qu'il y a identité entre l'agilité et la force ; et que le

de ceux qui sont les plus lourds n'est - elle jamais accompagnée de ces faux pas si communs dans la progression de l'homme ? C'est que chez eux la différence étant presque nulle entre les organes locomoteurs de l'un et l'autre côté, ces organes sont en harmonie constante d'action.

L'homme le plus adroit dans ses mouvemens de totalité, est celui qui l'est le moins dans les mouvemens isolés du membre droit : car, comme je le prouverai ailleurs, la perfection d'une partie ne s'acquiert jamais qu'aux dépens de celle de toutes les autres. L'enfant qu'on éleverait à faire un emploi égal de ses quatre membres, aurait dans ses mouvemens généraux une précision qu'il acquerrait difficilement pour les mouvemens particuliers de la main droite, comme pour ceux qu'exigent l'écriture, l'escrime, etc.

---

plus d'exercice, détermine de toute nécessité le plus de nutrition, de développement, de vie et par conséquent de force. Supposons, en effet, le bras droit condamné à l'inaction, par une cause qui ne porte en elle-même aucun obstacle à la nutrition, comme la fracture de la clavicule; qu'en résultera-t-il au bout de deux mois, plus ou moins, qu'exige la formation du calus? Qu'il y aura atrophie manifeste, pâleur de la peau, débilité, maladresse, telle que souvent l'écriture n'est plus reconnaissable; et ce membre n'aura recouvré son excès d'agilité sur l'autre, que lorsqu'il aura acquis de nouveau les élémens du plus de force; parce que l'une et l'autre procèdent du plus fréquent exercice. Nous ne disons pas pour cela qu'il suffise à un homme d'être fort pour être adroit, trop d'exemples viendraient démentir une telle assertion; la nôtre est entièrement circonscrite dans les limites de la question d'harmonie et de discordance qui nous occupe.

Je crois bien que quelques circonstances naturelles ont influé sur le choix de la direction des mouvemens généraux qu'exigent les habitudes sociales : tels sont le léger excès de diamètre de la sous-clavière droite, le sentiment de lassitude qui accompagne la digestion, et qui, plus sensible à gauche à cause de l'estomac, nous détermine à agir pendant ce temps du côté opposé ; tel est l'instinct naturel qui, dans les affections vives, nous fait porter la main sur le cœur, où la droite se dirige bien plus facilement que la gauche. Mais ces causes sont presque nulles, comparées à la disproportion des mouvemens des deux moitiés symétriques du corps, et sous ce rapport il est toujours vrai de dire que leur discordance est un effet social, et que la nature les a primitivement destinés à l'harmonie d'action.

La voix est, avec la locomotion, le dernier acte de la vie animale, dans l'enchaînement naturel de ses fonctions. Or, la plupart des physiologistes, Haller en particulier, ont indiqué, comme cause de son défaut d'harmonie, la discordance des deux moitiés symétriques du larynx, l'inégalité de force dans les muscles qui meuvent les aryténoïdes, d'action dans les nerfs qui vont de chaque côté à cet organe, de réflexion des sons dans l'une et l'autre narines, dans les sinus droits et gauches. Sans doute la voix fausse dépend souvent de l'oreille : quand nous entendons faux, nous chantons de même ; mais quand la justesse de l'ouïe coïncide avec le défaut de précision des sons, la cause en est certainement dans le larynx.

La voix la plus harmonieuse est donc celle que les

deux parties du larynx produisent à un degré égal, où les vibrations d'un côté, exactement semblables par leur nombre, leur force, leur durée, à celles du côté opposé, se confondent avec elles pour produire le même son, de même que le chant le plus parfait serait celui que produiraient deux voix exactement identiques par leur portée, leur timbre et leurs inflexions.

Des nombreuses considérations que je viens de présenter, découle, je crois, ce résultat général, savoir, qu'un des principes essentiels de la vie animale est l'harmonie d'action des deux parties analogues, ou des deux côtés de la partie simple, qui concourent à un même but. On voit facilement, sans que je l'indique, le rapport qui existe entre cette harmonie d'action, caractère des fonctions, et la symétrie de forme, attribut des organes de la vie animale.

Je préviens au reste, en finissant ce paragraphe, qu'en y indiquant les dérangemens divers qui résultent, dans la vie animale, du défaut d'harmonie des organes, je n'ai prétendu assigner qu'une cause isolée de ces dérangemens; je sais, par exemple, que mille circonstances autres que la discordance des deux hémisphères du cerveau peuvent altérer le jugement, la mémoire, etc., etc.

§ II. *Discordance d'action dans la vie organique.*

A côté des phénomènes de la vie externe, plaçons maintenant ceux de la vie organique; nous verrons que l'harmonie n'a sur eux aucune influence. Qu'un rein plus fort que l'autre sépare plus d'urine ; qu'un poumon mieux développé admette, dans un temps donné, plus de sang veineux, et renvoie plus de sang artériel ; que moins de force organique distingue les glandes salivaires gauches d'avec les droites ; qu'importe ? la fonction unique à laquelle concourt chaque paire d'organes n'est pas moins régulièrement exercée. Qu'un engorgement léger occupe l'un des côtés du foie, de la rate, du pancréas ; la portion saine supplée, et la fonction n'est pas troublée. La circulation reste la même au milieu des variétés fréquentes du système vasculaire des deux côtés du corps, soit que ces variétés existent naturellement, soit qu'elles tiennent à quelques oblitérations artificielles de gros vaisseaux, comme dans l'anévrisme (1).

De là ces nombreuses irrégularités de structure,

---

(1) Vous vous écartez de la question, et je vais la rétablir. Après nous avoir dit (page 22) : *que la symétrie et l'irrégularité qui distinguaient les organes des deux vies, entraient essentiellement dans l'ordre de leurs phénomènes*; vous ajoutez (p. 26) : *que la discordance est l'attribut des fonctions organiques*. L'irrégularité une fois posée, cette dernière formule qui devait exprimer une conséquence inverse de celle déduite de la symétrie, vous imposait l'obligation de prouver, non-seulement cette discordance, mais encore sa stricte nécessité pour le plein et entier exercice de ces fonctions. Au lieu de cela, vous vous retranchez derrière cette conclusion négative : « que l'harmonie n'est pas pour elles une condition nécessaire, et que les organes doubles peuvent concourir à la même fonction dans des proportions différentes, sans qu'elle en soit troublée ; » ce qui est avouer formellement que l'harmonie lui serait plus convenable, mais qu'à la rigueur elle peut s'en passer.

ces vices de conformation qui, comme je l'ai dit, s'observent dans la vie organique, sans qu'il y arrive pour cela discordance des fonctions (1). De là cette succession presque continue de modifications qui, agrandissant et rétrécissant tour à tour le cercle de ces fonctions, ne les laisse presque jamais dans un état fixe. Les forces vitales et les excitans qui les mettent en jeu, sans cesse variables dans l'estomac, les reins, le foie, les poumons, le cœur, etc., y déterminent une instabilité constante dans les phénomènes. Mille causes peuvent à chaque instant doubler, tripler l'activité de la circulation et de la respiration, accroître ou diminuer la quantité de bile, d'urine, de salive sécrétée, suspendre ou accélérer la nutrition d'une partie; la faim, les alimens, le sommeil, le mouvement, le repos, les passions, etc., impriment à ces fonctions une mobilité telle, qu'elles passent chaque jour par cent degrés divers de force ou de faiblesse.

Tout, au contraire, est constant, uniforme, régulier dans la vie animale. Les forces vitales des sens ne peuvent, de même que les forces intérieures, éprouver ces alternatives de modifications, ou du moins à un degré aussi marqué. En effet, un rapport habituel les unit aux forces physiques qui régissent les corps extérieurs : or, celles-ci restant les

(1) Voilà maintenant que les fonctions de la vie organique ont une telle prédilection pour l'harmonie, que même les vices de structure et de conformation ne peuvent parvenir à établir cette discordance, qui cependant *est leur attribut, et entre essentiellement dans l'ordre de leurs phénomènes.*

mêmes dans leurs variations, chacune de ces variations anéantirait le rapport, et alors les fonctions cesseraient (1).

D'ailleurs si cette mobilité qni caractérise la vie organique, était aussi l'attribut des sensations, elle le serait, par là même, de la perception, de la mémoire, de l'imagination, du jugement, et conséquemment, de la volonté. Alors que serait l'homme? entraîné par mille mouvemens opposés, jouet perpétuel de tout ce qui l'entourerait, il verrait son existence, tour à tour voisine de celle des corps bruts, ou supérieure à celle dont il jouit en effet, allier, à ce que l'intelligence montre de plus grand, ce que la matière nous présente de plus vil.

---

(1) C'est dans les forces intérieures que les sens puisent leur force vitale, ou pour mieux dire, ce n'est qu'une seule et même force. La faculté qu'ont ces organes d'accomplir les actes qui leur sont départis est postérieure à cette force qui les fait participer à la vie générale, et suppose nécessairement dans eux son existence. Ainsi, la force vitale des yeux affectés de cataracte, éprouve bien la diminution que nous avons dite (n°. 1, p. 40), être attachée à l'inaction; mais sa présence ne saurait, en l'absence de la vision, être révoquée en doute. Disons donc, que si les organes des sensations, des perceptions, de la mémoire, de l'imagination, du jugement, de la volonté, de la locomotion et de la voix puisent, dans la source commune de la vie, leur aptitude aux fonctions de la prétendue vie animale; ils ne peuvent pas plus en être isolés, que former une vie particulière.

ARTICLE QUATRIÈME.

Différences générales des deux vies, par rapport à la durée de leur action.

Je viens d'indiquer un des grands caractères qui distinguent les phénomènes de la vie animale d'avec ceux de la vie organique. Celui que je vais examiner n'est pas, je crois, d'une moindre importance; il consiste dans l'intermittence périodique des fonctions externes, et la continuité non interrompue des fonctions internes.

§ I. *Continuité d'action dans la vie organique.*

La cause qui suspend la respiration et la circulation, suspend et même anéantit la vie, pour peu qu'elle soit prolongée. Toutes les sécrétions s'opèrent sans interruption, et si quelques périodes de rémittence s'y observent, comme dans la bile, hors le temps de la digestion, dans la salive, hors celui de la mastication, etc., ces périodes ne portent que sur l'intensité et non sur l'entier exercice de la fonction. L'exhalation et l'absorption se succèdent sans cesse; jamais la nutrition ne reste inactive, le double mouvement d'assimilation et de désassimilation dont elle résulte, n'a de terme que celui de la vie.

Dans cet enchaînement continu des phénomènes

organiques, chaque fonction est dans une dépendance immédiate de celles qui la précèdent. Centre de toutes, la circulation est toujours immédiatement liée à leur exercice ; si elle est troublée, les autres languissent ; elles cessent quand le sang est immobile. Tels dans leurs mouvemens successifs, les nombreux rouages de l'horloge s'arrêtent-ils, dès quele pendule qui les met tous en jeu est lui-même arrêté. Non-seulement l'action générale de la vie organique est liée à l'action particulière du cœur, mais encore chaque fonction s'enchaîne isolément à toutes les autres : sans sécrétion, point de digestion ; sans exhalation, nulle absorption ; sans digestion, défaut de nutrition (1).

(1) La vie est un mode de mouvement qui résulte des rapports établis par la conformation, entre les corps vivans et les choses environnantes ; voilà peut-être la notion la moins contestable que nous ayons sur ce point. Ainsi, pas de doute que les fonctions subséquentes à la circulation, résultat de ce mouvement vital par excellence, mouvement elles-mêmes, ne soient incompatibles avec le repos. Que le cœur se meuve par sa force naturelle, *vis insita* de Haller, ou par la coopération des nerfs, l'état de la question est toujours le même. Tout mouvement est une vitesse quelconque, imprimée par une puissance à une résistance ; la respiration et la circulation ne représentent-elles pas ces deux élémens?

Sans chercher à pénétrer le mystère de la vie fœtale, jetons un coup d'œil sur le produit de la conception au moment de la naissance, lorsqu'il va former l'unité bien distincte. Le mobile doit continuer à se mouvoir, pourvu que la respiration remplace le moteur, quel qu'il soit, que le seul fait de la naissance vient de supprimer. J'ai quelque idée que la première inspiration, par laquelle commencent les grands changemens qui

Nous pouvons donc, je crois, indiquer, comme caractère général des fonctions organiques, leur continuité et la mutuelle dépendance où elles sont les unes des autres.

---

vont s'opérer dans la circulation, n'est point un acte purement vital; je la croirais plutôt due à ce que les parois du thorax, formées de parties essentiellement élastiques, passant d'un milieu liquide dans un milieu gazeux, s'épanouiraient en raison directe de l'excès de rareté du nouvel ambiant sur le premier, d'où résulterait : 1°. soulèvement des côtes, écartement de leurs extrémités par le redressement partiel de leurs courbures; 2°. agrandissement de la cavité thorachique, qui permettrait aux lames cartilagineuses des conduits aëriens de se bomber, de s'écarter de la portion membraneuse des mêmes conduits, et de laisser un espace vide; 3°. introduction de l'air qui ne pénétrerait, à l'insçu de la vie, que dans la portion des conduits aëriens où régnent les lames cartilagineuses. Mais l'inspiration ne serait point encore complète, et ne perdons pas de vue que la vie aurait préexisté à ce mouvement. Le premier contact de l'air sur la surface muqueuse des bronches serait un excitant probable qui déterminerait l'érection de leurs dernières divisions non cartilagineuses; un surcroît d'espace est nécessaire à ce nouveau développement, et l'irritabilité musculaire viendrait satisfaire au besoin créé par la sensibilité; les muscles intercostaux et le diaphragme se contracteraient aussitôt pour terminer l'inspiration. Ainsi, dans le premier mouvement inspiratoire, nous distinguerions la partie purement mécanique, produit de l'élasticité, de la partie vitale, produit de la sensibilité. La première ne s'exécuterait que cette seule fois, et l'air qui occuperait désormais l'espace créé par elle serait l'excitant permanent de la puissance qui accomplit la seconde partie de ce mouvement; ce serait donc celle-ci qui devrait constituer les inspirations suivantes, parce que sur elle seule serait prise la totalité du mouvement d'expiration qui lui succède; d'où je déduirais les corollaires suivans :

§ II. *Intermittence d'action dans la vie animale.*

Considérez, au contraire, chaque organe de la vie animale dans l'exercice de ses fonctions, vous y verrez constamment des alternatives d'activité et de repos, des intermittences complètes, et non des rémittences comme celles qu'on remarque dans quelques phénomènes organiques.

Chaque sens, fatigué par de longues sensations, devient momentanément impropre à en recevoir de nouvelles. L'oreille n'est point excitée par les sons, l'œil se ferme à la lumière, les saveurs n'irritent plus la langue, les odeurs trouvent la pituitaire insensible, le toucher devient obtus, par la seule raison que les

---

1°. Que si, comme tout autre mouvement, la vie a pour élémens une puissance et une résistance, qui sont l'air respiré et le liquide circulant, la respiration et la circulation sont la vie elle-même;

2°. Que, quoique le mouvement préexistât à l'action du nouveau moteur, il lui doit néanmoins sa persévérance ultérieure;

3°. Que si, avant de respirer, le fœtus ne jouissait de la vie que par ses rapports avec un être vivant, sa vie réelle, sa vie indépendante commence à la première inspiration;

4°. Que la première inspiration, étant originairement due à des causes mécaniques calculables, l'impulsion primitive qui établit le nouveau mode du mouvement vital, ne diffère en rien de celle qui ferait mouvoir un corps inerte.

On me pardonnera une digression dont l'objet n'est point d'émettre une opinion décidée, mais bien de soumettre les vues qu'elle renferme aux méditations des physiologistes.

fonctions respectives de ces divers organes se sont exercées quelque temps.

Fatigué par l'exercice continué de la perception, de l'imagination, de la mémoire ou de la méditation, le cerveau a besoin de reprendre, par une absence d'action proportionnée à la durée d'activité qui a précédé, des forces sans lesquelles il ne pourrait redevenir actif.

Tout muscle qui s'est fortement contracté, ne se prête à de nouvelles contractions, qu'après être resté un certain temps dans le relâchement. De là les intermittences nécessaires de la locomotion et de la voix.

Tel est donc le caractère propre à chaque organe de la vie animale, qu'il cesse d'agir par là même qu'il s'est exercé, parce qu'alors il se fatigue, et que ses forces épuisées ont besoin de se renouveler (1).

L'intermittence de la vie animale est tantôt partielle, tantôt générale : elle est partielle quand un organe isolé a été long-temps en exercice, les autres restant inactifs. Alors cet organe se relâche ; il dort

---

(1) Si l'on m'accorde que la vie soit le mouvement, il ne peut y avoir à la fois vie et repos, puisque tel est le propre de cet étonnant phénomène, que du mouvement précédent résulte le mouvement actuel, et que l'existence de ce dernier est la condition exclusive du mouvement suivant; c'est-à-dire que la vie peut cesser, et jamais s'interrompre. Or, les fonctions dont il est ici question, par cela même qu'elles ont des alternatives d'activité et d'interruption, ne sont point la vie, mais bien ses résultats ; et vouloir nous persuader que, sans être la vie, elles forment cependant une vie qui n'est point elle, c'est donner à l'effet une existence indépendante de sa cause, et créer un être incompréhensible qui révolte la raison.

tandis que tous les autres veillent. Voilà sans doute pourquoi chaque fonction animale n'est pas dans une dépendance immédiate des autres, comme nous l'avons observé dans la vie organique. Les sens étant fermés aux sensations, l'action du cerveau peut subsister encore; la mémoire, l'imagination, la réflexion y restent souvent. La locomotion et la voix peuvent alors continuer aussi; celles-ci étant interrompues, les sens reçoivent également les impressions externes.

L'animal est maître de fatiguer isolément telle ou telle partie. Chacune devait donc pouvoir se relâcher, et par là même réparer ses forces d'une manière isolée: c'est le sommeil partiel des organes.

§ III. *Application de la loi d'intermittence d'action à la théorie du sommeil.*

Le sommeil général est l'ensemble des sommeils particuliers; il dérive de cette loi de la vie animale qui enchaîne constamment, dans ses fonctions, des temps d'intermittence aux périodes d'activité, loi qui la distingue d'une manière spéciale, comme nous l'avons vu, d'avec la vie organique: aussi le sommeil n'a-t-il jamais sur celle-ci qu'une influence indirecte, tandis qu'il porte tout entier sur la première.

De nombreuses variétés se remarquent dans cet état périodique auquel sont soumis tous les animaux. Le sommeil le plus complet est celui où toute la vie externe, les sensations, la perception, l'imagination, la mémoire, le jugement, la locomotion et la voix sont suspendus: le moins parfait n'affecte qu'un organe isolé ; c'est celui dont nous parlions tout à l'heure (1).

Entre ces deux extrêmes, de nombreux intermédiaires se rencontrent : tantôt les sensations, la perception, la locomotion et la voix, sont seules suspendues, l'imagination, la mémoire, le jugement restant en exercice ; tantôt, à l'exercice de ses facultés qui subsistent, se joint aussi l'exercice de la locomotion et de la voix. C'est là, le sommeil qu'agitent les rêves, lesquels ne sont autre chose qu'une portion de la vie animale, échappée à l'engourdissement où l'autre portion est plongée (2).

---

(1) Si l'on pouvait ainsi composer le sommeil de toute pièce, rien ne serait plus facile que de dormir. Demandez au malheureux dont l'insomnie dure depuis plusieurs semaines, lorsqu'il a vainement cumulé tous vos sommeils partiels, ce qui lui manque pour dormir? Il vous répondra : *le sommeil*. Peut-on nous dire sérieusement, qu'on dort d'un bras, d'une jambe, d'un œil, etc, parce qu'une de ces parties est dans l'inaction? Le repos est une condition qui favorise, qui détermine le sommeil sans doute, mais on ne doit pas conclure de là qu'il soit le sommeil lui-même. Cette salutaire puissance qui vient périodiquement s'appesantir sur nos organes, ne suspend les actes qui dépendent de la vie, qu'en modifiant ceux qui la constituent; ma vue se trouble quand vient l'heure du sommeil, non que les dispositions organiques de mes yeux, par rapport à la lumière, aient changé, mais bien parce que la vie est réduite d'une quantité sans laquelle ils ne peuvent, non plus que les autres sens, les appareils de la locomotion et de la voix, s'acquitter des fonctions qui caractérisent la veille.

(2) Ce qui échappe à l'engourdissement du sommeil n'est point *rêve*, mais bien la vie elle-même, puisque la continuité du mouvement vital ne peut avoir lieu pendant cet état, que

Quelquefois même trois ou quatre sens seulement ont cessé leur communication avec les objets extérieurs : telle est cette espèce de somnambulisme où, à l'action conservée du cerveau, des muscles et du larynx, s'unit celle souvent très-distincte de l'ouïe et du tact.

N'envisageons donc point le sommeil comme un état constant et invariable dans ses phénomènes. A peine dormons-nous deux fois de suite de la même manière ; une foule de causes le modifient en appliquant à une portion plus ou moins grande de la vie animale, la loi générale de l'intermittence d'action. Ses degrés divers doivent se marquer par les fonctions diverses que cette intermittence frappe.

Le principe est partout le même, depuis le simple relâchement qui dans un muscle volontaire succède à la contraction, jusqu'à l'entière suspension de la vie animale. Partout le sommeil tient à cette loi générale

---

parce que la sensibilité veille avec des modifications qui vraisemblablement le déterminent. Les nerfs, qui distribuent aux différentes parties cette admirable faculté, la puisent incontestablement dans l'organe auquel, pendant la veille, ils communiquent toutes les impressions; mais dans l'état de sommeil, le cerveau n'en recevant plus des objets extérieurs, il n'y a plus de présent réel, la mémoire, ce registre du passé, reste pour former un présent factice. Tel est, en effet, le caractère de ces associations d'idées, plus ou moins bizarres, qu'on nomme *rêves*, qu'elles se forment toujours en l'absence des perceptions actuelles ; car, si elles résultaient, comme on nous le dit, de ce qu'un ou plusieurs sens échappés à l'engourdissement général reçussent encore des impressions, elles ne seraient point des rêves qui toujours sont des chimères, mais bien des réalités.

d'intermittence, caractère exclusif de cette vie ; mais son application aux différentes fonctions externes varie infiniment.

Il y a loin sans doute de ces idées sur le sommeil, à tous ces systèmes rétrécis où sa cause, exclusivement placée dans le cerveau, le cœur, les gros vaisseaux, l'estomac, etc., présente un phénomène isolé, souvent illusoire, comme base d'une des grandes modifications de la vie (1).

Pourquoi la lumière et les ténèbres sont-elles, dans l'ordre naturel, régulièrement coordonnées à l'activité et à l'intermittence des fonctions externes ? C'est que, pendant le jour, mille moyens d'excitation entourent l'animal, mille causes épuisent les forces de ses organes sensitifs et locomoteurs, déterminent leur l'assitude, et préparent un relâchement que la nuit favorise par

(1) Tous ces systèmes que vous traitez avec tant de mépris avaient au moins, sur le vôtre, l'avantage d'attribuer le sommeil à des causes qui, agissant immédiatement sur des organes essentiels à la vie, pouvaient lui faire éprouver la *grande modification* qui constitue cet état ; il n'y avait erreur qu'à restreindre l'action de ces causes, exclusivement sur l'un de ces organes. Est-il plus raisonnable de supposer que la nature procède de la circonférence au centre pour composer le sommeil général de vos sommeils partiels ? Quoique tous les muscles volontaires soient relâchés et que les objets extérieurs ne frappent plus nos sens, ce n'est point encore là le sommeil ; nous réunissons, à la vérité, les conditions les plus favorables pour l'obtenir, mais nous ne dormirons réellement que lorsqu'un pouvoir sédatif indéfinissable se sera appesanti sur nous pour ralentir les mouvemens de la vie et réduire la sensibilité de toute la quantité nécessaire à la conscience du présent.

l'absence de tous les genres de stimulans. Aussi dans nos mœurs actuelles, où cet ordre est en partie interverti, nous rassemblons autour de nous, pendant les ténèbres, divers excitans qui prolongent la veille, et font coïncider avec les premières heures de la lumière, l'intermittence de la vie animale, que nous favorisons d'ailleurs en éloignant du lieu de notre repos tout moyen propre à faire naître des sensations.

Nous pouvons, pendant un certain temps, soustraire les organes de la vie animale à la loi d'intermittence, en multipliant autour d'eux les causes d'excitation; mais enfin ils la subissent, et rien ne peut, à une certaine époque, en suspendre l'influence. Épuisés par une veille prolongée, le soldat dort à côté du canon, l'esclave sous les verges qui le frappent, le criminel au milieu des tourmens de la question, etc. (1).

Distinguons bien, au reste, le sommeil naturel, suite de la lassitude des organes, de celui qui est l'effet d'une affection du cerveau, de l'apoplexie ou de la commotion, par exemple. Ici les sens veillent, ils reçoivent les impressions, ils sont affectés comme à l'ordinaire; mais ces impressions ne pouvant être perçues par le cerveau malade, nous ne saurions en avoir la conscisnce. Au contraire, dans l'état ordinaire,

(1) Dormir à côté du canon, même pendant sa détonation, cela peut se concevoir; et il faut convenir qu'une armée composée de pareils soldats, serait bien facile à surprendre; mais succomber au sommeil sous les auspices des coups de verges et de la torture, voilà de l'hyperbole. Cette assertion, toute exagérée qu'elle est, viendrait d'ailleurs à l'appui de ce que nous avons dit à la fin de la précédente note.

c'est sur les sens, autant et même plus que sur le cerveau, que porte l'intermittence d'action.

Il suit de ce que nous avons dit dans cet article, que, par sa nature, la vie organique dure beaucoup plus que la vie animale. En effet, la somme des périodes d'intermittence de celle-ci est presque, à celle de ses temps d'activité, dans la proportion de la moitié; en sorte que sous ce rapport nous vivons au dedans presque le double de ce que nous existons au dehors (1).

ARTICLE CINQUIÈME.

Différences générales des deux vies, par rapport à l'habitude.

C'est encore un des grands caractères qui distinguent les deux vies de l'animal, que l'indépendance où l'une est de l'habitude, comparée à l'inflence que l'autre en reçoit.

(1) Quand cette supputation serait exacte, et qu'au lieu de dormir de sept à huit heures sur vingt-quatre, nous en dormissions réellement douze, on ne serait pas encore autorisé à conclure que la vie organique durât le double de la vie animale: la manifestation de cette dernière est, à la vérité, suspendue pendant le sommeil, mais son principe veille tout entier dans le mouvement vital intrinsèque qui n'a jamais de repos. Ainsi, *vivre le double en dedans* ne pourrait être qu'une manière figurée de s'exprimer, et le langage métaphorique doit être banni des sciences naturelles.

§ I. *De l'habitude dans la vie animale.*

Tout est modifié par l'habitude dans la vie animale; chaque fonction, exaltée ou affaiblie par elle, semble, suivant les diverses époques où elle s'exerce, prendre des caractères tout différens : pour bien en estimer l'influence, il faut distinguer deux choses dans l'effet des sensations, le sentiment et le jugement. Un chant frappe notre oreille ; sa première impression est, sans que nous sachions pourquoi, pénible ou agréable ; voilà le sentiment. S'il continue, nous cherchons à apprécier les divers sons dont il est l'assemblage, à distinguer leurs accords ; voilà le jugement. Or, l'habitude agit d'une manière inverse sur ces deux choses. Le sentiment est constamment émoussé par elle, le jugement au contraire, lui doit sa perfection. Plus nous voyons un objet, moins nous sommes sensibles à ce qu'il a de pénible ou d'agréable, et mieux nous en jugeons tous les attributs (1).

(1) En suivant la pente d'un tel raisonnement, on arriverait infailliblement à cette conclusion : « que le jugement ne serait parvenu à son maximum de perfection que lorsque le sentiment serait réduit à zéro. » Ce qu'un objet a *de pénible ou d'agréable* pour nos sens, n'entre-t-il pas essentiellement dans les *attributs* que le jugement doit lui reconnaître ? Et sur quoi s'exercerait-il donc quand l'habitude aurait rendu nos sens indifférens ? Le jugement actuel, qui résulte d'une sensation actuelle doit toujours être en rapport direct avec elle pour en saisir la valeur. Si nous entendons par *jugement*, raison, intelligence, point de doute qu'il ne doive sa perfection à l'habitude ; mais c'est sur la mémoire que roule tout le phéno-

§ II. *L'habitude émousse le sentiment.*

Je dis d'abord que le propre de l'habitude est d'émousser le sentiment, de ramener toujours le plaisir ou la douleur à l'indifférence, qui en est le terme moyen. Mais avant que de prouver cette remarquable assertion, il est bon d'en préciser le sens. La douleur et le plaisir sont absolus ou relatifs. L'instrument qui déchire nos parties, l'inflammation qui les affecte, causent une douleur absolue ; l'accouplement est un plaisir de même nature. La vue d'une belle campagne nous charme ; c'est là une jouissance relative à l'état actuel où se trouve l'âme ; car pour l'habitant de cette campagne, depuis long-temps sa vue est indifférente. Une sonde parcourt l'urètre pour la première fois ; elle est pénible pour le malade ; huit jours après il n'y est pas sensible ; voilà une douleur de comparaison. Tout ce qui agit sur nos organes, en détruisant leur tissu, est toujours cause d'une sensation absolue ; le simple contact d'un corps sur le nôtre, n'en produit jamais que de relatives.

Il est évident, d'après cela, que le domaine du plaisir ou de la douleur absolus est bien plus rétréci que celui de la douleur ou du plaisir relatifs ; que ces mots, *agréable et pénible*, supposent presque

---

mène, puisqu'en l'absence d'un objet, elle nous retrace les sensations qu'il nous faisait éprouver quand il était présent. Le jugement que nous en portons alors est en quelque sorte plus solide, c'est celui de la raison ; ici, l'opération est complexe et bien supérieure au jugement matériel dont il est question.

toujours une comparaison entre l'impression que reçoivent les sens, et l'état de l'âme qui perçoit cette impression. Or, il est manifeste que le plaisir et la douleur relatifs sont seuls soumis à l'empire de l'habitude; eux seuls vont donc nous occuper.

Les preuves se pressent en foule pour établir que toute espèce de plaisir ou de peine relatifs est sans cesse ramenée à l'indifférence par l'influence de l'habitude. Tout corps étranger, en contact pour la première fois avec une membrane muqueuse, y détermine une sensation pénible, douloureuse même, que chaque jour diminue, et qui finit enfin par devenir insensible. Les pessaires dans le vagin, les tampons dans le rectum, l'instrument destiné à lier un polype dans la matrice ou le nez, les sondes dans l'urètre, dans l'œsophage ou la trachée artère, les stylets, les sétons dans les voies lacrymales, présentent constamment ce phénomène. Les impressions dont l'organe cutané est le siége sont toutes assujéties à la même loi. Le passage subit du froid au chaud ou du chaud au froid entraîne toujours un saisissement incommode, qui s'affaiblit et cesse enfin si la température de l'atmosphère se soutient à un degré constant. De là les sensations variées qu'excite en nous le changement de saisons, de climats, etc. Des phénomènes analogues sont le résultat de la perception successive des qualités humides ou sèches, molles ou dures des corps en contact avec le nôtre. En général, toute sensation très-différente de celle qui précède, fait naître un sentiment que l'habitude use bientôt.

Disons du plaisir ce que nous venons de dire de la douleur. Le parfumeur placé dans une atmosphère odorante, le cuisinier, dont le palais est sans cesse affecté par de délicieuses saveurs, ne trouvent point dans leurs professions les vives jouissances qu'elles préparent aux autres, parce que chez eux l'habitude de sentir a émoussé la sensation. Il en est de même des impressions agréables dont le siégé est dans les autres sens. Tout ce qui fixe délicieusement la vue, ou frappe agréablement l'oreille, ne nous offre que des plaisirs dont la vivacité est bientôt anéantie. Le spectacle le plus beau, les sons les plus harmonieux sont successivement la source du plaisir, de l'indifférence, de la satiété, du dégoût et même de l'aversion, par leur seule continuité. Tout le monde a fait cette remarque, que les poëtes et les philosophes se sont appropriée, chacun à sa manière.

D'où naît cette facilité qu'ont nos sensations de subir tant de modifications diverses et souvent opposées? Pour le concevoir, remarquons d'abord que le centre de ces révolutions de plaisir, de peine et d'indifférence, n'est point dans les organes qui reçoivent ou transmettent la sensation, mais dans l'âme qui la perçoit: l'affection de l'œil, de la langue, de l'ouïe, est toujours la même; mais nous attachons à cette affection unique des sentimens variables (1).

Remarquons ensuite que l'action de l'âme dans chaque sentiment de peine ou de plaisir, né d'une sensation, consiste en une comparaison entre cette

(1) Sentiment était, naguère, synonyme de sensation; et, maintenant, le même sentiment est une opération de l'âme, qu'elle peut varier à son gré, quoique l'affection matérielle reste la même.

sensation et celles qui l'ont précédée, comparaison qui n'est point le résultat de la réflexion, mais l'effet involontaire de la première impression des objets. Plus il y aura de différence entre l'impression actuelle et les impressions passées, plus le sentiment en sera vif. (1) La sensation qui nous affecte le plus, est celle qui ne nous a jamais frappés.

Il suit de là qu'à mesure que les sensations se répètent plus souvent, elles doivent faire sur nous une moindre impression, parce que la comparaison devient moins sensible entre l'état actuel et l'état passé. Chaque fois que nous voyons un objet, que nous entendons un son, que nous goûtons un mets, etc. nous trouvons moins de différence entre ce que nous éprouvons et ce que nous avons éprouvé. (2)

Il est donc de la nature du plaisir et de la peine de se détruire d'eux-mêmes, de cesser d'être, parce qu'ils ont été. L'art de prolonger la durée de nos jouissances consiste à en varier les causes. (3)

Je dirais presque, si je n'avais égard qu'aux lois de notre organisation matérielle, que la constance est un rêve heureux des poëtes, que le bonheur n'est que

---

(1) Si la différence était en moins, il faudrait bien admettre la conséquence inverse, en supposant que la conséquence elle-même fût admissible. J'aurais préféré cette formule : *plus le sentiment en sera distinct*.

(2) Lorsque le sentiment s'est affaibli par l'habitude, il y a différence réelle entre ce que nous éprouvons et ce que nous avons éprouvé ; cependant vous nous dites que l'affaiblissement du sentiment procède du défaut de cette différence!

(3) Il consiste DANS LA TEMPÉRANCE.

dans l'inconstance, que ce sexe enchanteur qui nous captive aurait de faibles droits à nos hommages si ses attraits étaient trop uniformes, que si la figure de toutes les femmes était jetée au même moule, ce moule serait le tombeau de l'amour, etc. Mais gardons-nous d'employer les principes de la physique à renverser ceux de la morale; les uns et les autres sont également solides, quoique parfois en opposition. (1) Remarquons seulement que souvent les premiers nous dirigent presque seuls; alors l'amour, que l'habitude tente d'enchaîner, fuit avec le plaisir et nous laisse le dégoût; alors le souvenir met un terme toujours prompt à la constance, en rendant uniforme ce que nous sentons et ce que nous avons senti : car telle paraît être l'essence du bonheur physique, que celui qui est passé émousse l'attrait de celui dont nous jouissons. Voyez cet homme que l'ennui dévore aujourd'hui à côté de celle près de qui les heures fuyaient jadis comme l'éclair; il serait heureux s'il ne l'avait point été, ou s'il pouvait oublier qu'il le fut autrefois. Le souvenir est, dit-on, le seul bien des amans malheureux : soit; mais avouons qu'il est le seul mal des amans heureux. (2)

---

(1) Entendons-nous. De tels principes de physique sont en opposition aux principes de la morale jusqu'aux rives du Bosphore : il y a ensuite harmonie parfaite.

(2) Tout cela est la conséquence naturelle du principe posé: que l'*art de prolonger nos jouissances consiste à en varier les causes*. Bichat n'a pas assez vécu pour revenir de cette erreur de jeunesse; il aurait sans doute appris qu'en amour, la variété des causes de jouissance conduit aux excès; que les excès

Reconnaissons donc que le plaisir physique n'est qu'un sentiment de comparaison, qu'il cesse d'exister là où l'uniformité survient entre les sensations actuelles et les impressions passées, et que c'est par cette uniformité que l'habitude tend sans cesse à le ramener à l'indifférence : voilà tout le secret de l'immense influence qu'elle exerce sur nos jouissances.

Tel est aussi son mode d'action sur nos peines. Le temps s'enfuit, dit-on, en emportant la douleur; il en est le sûr remède. Pourquoi? c'est que plus il accumule de sensations sur celle qui nous a été pénible, plus il affaiblit le sentiment de comparaison établi entre ce que nous sommes actuellement, et ce que nous étions alors. Il est enfin une époque où ce sentiment s'éteint; aussi n'est-il pas d'éternelles douleurs; toutes cèdent à l'irresistible ascendant de l'habitude.

§ III. *L'habitude perfectionne le jugement.*

Je viens de prouver que tout ce qui tient au sentiment, dans nos relations avec ce qui nous environne, est affaibli, émoussé, rendu nul par l'effet de l'habitude. Il est facile maintenant de démontrer qu'elle perfectionne et agrandit tout ce qui a rapport au jugement porté d'après ces relations.

Lorsque, pour la première fois, la vue se promène sur une vaste campagne, l'oreille est frappée par une harmonie, le goût ou l'odorat sont affectés d'une saveur ou d'une odeur très-composée; des idées confuses et inexactes naissent de ces sensations; nous nous

---

amènent la satiété, l'épuisement et l'aversion pour toutes les femmes.

représentons l'ensemble ; les détails nous échappent. Mais que ces sensations se répètent, que l'habitude les ramène souvent, alors notre jugement devient précis, rigoureux ; il embrasse tout ; la connaissance de l'objet qui nous a frappés devient parfaite, d'irrégulière qu'elle était.

Voyez cet homme qui arrive à l'Opéra étranger à toute espèce de spectacle ; il en rapporte des notions vagues. La danse, la musique, les décorations, le jeu des acteurs, l'éclat de l'assemblée, tout s'est confondu, pour lui, dans une espèce de chaos qui l'a charmé. Qu'il assiste successivement à plusieurs représentations, ce qui, dans ce bel ensemble, appartient à chaque art, commence à s'isoler dans son esprit, bientôt il saisit les détails : alors il peut juger, et il le fait d'autant plus sûrement, que l'habitude de voir lui en fournit des occasions plus fréquentes.

Cet exemple nous offre en abrégé le tableau de l'homme commençant à jouir du spectacle de la nature. L'enfant qui vient de naître, et pour qui tout est nouveau, ne sait encore percevoir, dans ce qui frappe ses sens, que les impressions générales. En émoussant peu à peu ces impressions qui retiennent d'abord toute l'attention de l'enfant, l'habitude lui permet de saisir les attributs particuliers des corps ; elle lui apprend ainsi insensiblement à voir, à entendre, à sentir, à goûter, à toucher, en le faisant successivement descendre dans chaque sensation, des notions confuses de l'ensemble, aux idées précises des détails. Tel est en effet un des grands caractères de la vie animale, qu'elle a besoin, comme nous le verrons, d'une véritable éducation.

L'habitude en émoussant le sentiment, ainsi que nous l'avons vu, perfectionne donc constamment le jugement, et même ce second effet est inévitablement lié au premier. Un exemple rendra ceci évident : je parcours une prairie émaillée de fleurs ; une odeur générale, assemblage confus de toutes celles que fournissent isolément ces fleurs, vient d'abord me frapper : distraite par elle, l'âme ne peut percevoir autre chose ; mais l'habitude affaiblit ce premier sentiment, bientôt il s'efface ; alors l'odeur particulière de chaque plante se distingue, et je puis porter un jugement qui était primitivement impossible (1).

Ces deux modes opposés d'influence que l'habitude exerce sur le sentiment et le jugement tendent donc, comme on le voit, à un but commun ; et ce but est la perfection de chaque acte de la vie animale.

§ IV. *De l'habitude dans la vie organique.*

Rapprochons maintenant de ces phénomènes, ceux de la vie organique ; nous les verrons constamment soustraits à l'empire de l'habitude. La circulation, la respiration, l'exhalation, l'absorption, la nutrition, les sécrétions ne sont jamais modifiées par elle. Mille causes menaceraient chaque jour l'existence, si ces

(1) Mais ajoutez à cela, que bientôt on n'en porte plus d'aucune espèce, parce que la chose jugée, gravée dans la mémoire, ne fixe plus notre attention qui n'est autre chose que la volonté de juger ; alors le sentiment devient nul, mais volontairement, par la raison qu'il n'y a pas de nouveau jugement à porter.

fonctions essentielles pouvaient en recevoir l'influence.

Cependant l'excrétion des urines, des matières fécales, peut quelquefois se suspendre, s'accélérer, revenir selon des lois qu'elle a déterminées ; l'action de l'estomac dans la faim, dans le contact de diverses espèces d'alimens, y paraît aussi subordonnée ; mais remarquons que ces divers phénomènes tiennent presque le milieu entre ceux des deux vies, se trouvent placés sur les limites de l'une et de l'autre, et participent presqu'autant à l'animale qu'à l'organique. Tous en effet se passent sur les membranes muqueuses, espèce d'organe qui, toujours en rapport avec des corps étrangers à notre propre substance, sont le siége d'un tact interne, analogue en tout au tact extérieur de la peau sur les corps qui nous entourent. Ce tact devait donc être assujéti aux mêmes modifications : doit-on s'étonner, d'après cela, de l'influence que l'habitude exerce sur lui ?

Remarquons d'ailleurs que la plupart de ces phénomènes relatifs au premier ou au dernier séjour des alimens dans nos parties qu'ils doivent réparer, phénomènes qui commencent, pour ainsi dire, et terminent la vie organique, entraînent après eux divers mouvemens essentiellement volontaires, et par conséquent du domaine de la vie animale (1).

Je ne parle point ici d'une foule d'autres modifications dans les forces, les goûts, les désirs, etc., modifications qui tirent leur source de l'habitude. Je

(1) On doit conclure de tout cela que l'habitude agit sur cet ordre de fonctions en raison directe de l'influence de la volonté, et voilà tout.

renvoie aux ouvrages nombreux qui en ont considéré l'influence sous des points de vue différens de celui que je viens de présenter.

ARTICLE SIXIÈME.

Différences générales des deux vies, par rapport au moral.

Il faut considérer sous deux rapports les actes qui, peu liés à l'organisation matérielle des animaux, dérivent de ce principe si peu connu dans sa nature, mais si remarquable par ses effets, centre de tous leurs mouvemens volontaires, et sur lequel on eût moins disputé si, sans vouloir remonter à son essence, on se fût contenté d'analyser ses opérations. Ces actes que nous considérons surtout dans l'homme où ils sont à leur plus haut point de perfection, sont ou purement intellectuels et relatifs seulement à l'entendement, ou bien le produit immédiat des passions. Examinés sous le premier point de vue, ils sont l'attribut exclusif de la vie animale; envisagés sous le second, ils appartiennent essentiellement à la vie organique.

§ I. *Tout ce qui est relatif à l'entendement appartient à la vie animale.*

Il est inutile, je crois, de s'arrêter longuement à prouver que la méditation, la réflexion, le jugement, tout ce qui tient en un mot à l'association des idées, est le domaine de la vie animale. Nous jugeons d'après les impressions reçues autrefois, d'après celles que nous recevons actuellement, ou d'après celles que nous créons nous-mêmes (1). La mémoire, la perception et l'imagination sont les bases principales sur lesquelles appuient toutes les opérations de l'entendement; or, ces bases reposent elles-mêmes sur l'action des sens.

Supposez un homme naissant dépourvu de tout cet appareil extérieur qui établit nos relations avec les objets environnans; cet homme-là ne sera pas tout-à-fait la statue de Condillac; car, comme nous le verrons, d'autres causes que les sensations peuvent déterminer en nous l'exercice des mouvemens de la vie animale; mais au moins, étranger à tout ce qui l'entoure, il ne pourra point juger, parce que les matériaux du jugement lui manqueront; toute espèce de fonction intellectuelle sera nulle chez lui; la volonté, qui est le résultat de ces fonctions, ne pourra avoir lieu; par conséquent cette classe si étendue de mouvemens qui a son siége immédiat dans le cerveau, et qui est une suite des impressions que celui-ci a reçues des objets extérieurs, ne sera point son partage.

C'est donc par la vie animale que l'homme est si grand, si supérieur à tous les êtres qui l'entourent; par elle il appartient aux sciences, aux arts, à tout ce qui l'éloigne des attributs grossiers sous lesquels nous nous représentons la matière, pour le rapprocher des

---

(1) Créer des impressions ! Nous ne reviendrons pas sur cette étrange définition d'une des facultés de l'âme. (*Voyez* la note 1, pag. 35.)

images sublimes que nous nous formons de la spiritualité. L'industrie, le commerce, tout ce qui est beau, tout ce qui agrandit le cercle étroit où restent les animaux, est l'apanage de la vie extérieure.

La société actuelle n'est autre chose qu'un développement plus régulier, une perfection plus marquée dans l'exercice des diverses fonctions de cette vie, lesquelles établissent nos rapports avec les êtres environnans ; car, comme je le prouverai en détail, c'est un de ses caractères majeurs de pouvoir s'étendre, se perfectionner, tandis que dans la vie organique chaque partie n'abandonne jamais les limites que la nature lui a posées. Nous vivons organiquement d'une manière tout aussi parfaite, tout aussi régulière dans le premier âge que dans l'âge adulte; mais comparez la vie animale du nouveau né à celle de l'homme de trente ans, et vous verrez la différence.

D'après ce que nous venons de dire, on peut considérer le cerveau, organe central de la vie animale, comme centre de tout ce qui a rapport à l'intelligence et à l'entendement. Je pourrois parler ici de sa proportion de grandeur dans l'homme et dans les animaux, où l'industrie semble décroître à mesure que l'angle facial devient aigu, et que la cavité cérébrale se rétrécit; des altérations diverses dont il est le siége, et qui toutes sont marquées par des troubles notables dans l'entendement. Mais tous ces rapports sont assez connus, il suffit de les indiquer. Passons à cet autre ordre de phénomènes, qui, étrangers comme les précédens aux idées que nous nous formons des phénomènes matériels, ont cependant un siége essentiellement différent.

§ II. *Tout ce qui est relatif aux passions appartient à la vie organique.*

Mon objet n'est point ici de considérer les passions sous le rapport métaphysique. Qu'elles ne soient toutes que des modifications diverses d'une passion unique; que chacune tienne à un principe isolé, peu importe: remarquons seulement que beaucoup de médecins, en traitant de leur influence sur les phénomènes organiques, ne les ont point assez distinguées des sensations. Celles-ci en sont l'occasion, mais elles en diffèrent essentiellement.

La colère, la tristesse, la joie n'agiteraient pas, il est vrai, notre âme, si nous ne trouvions, dans nos rapports avec les objets extérieurs, les causes qui les font naître. Il est vrai aussi que les sens sont les agens de ces rapports, qu'ils communiquent la cause des passions, mais ils ne participent nullement à l'effet; simples conducteurs dans ce cas, ils n'ont rien de commun avec les affections qu'ils produisent. Cela est si vrai, que toute espèce de sensations a son centre dans le cerveau, car toute sensation suppose l'impression et la perception. Ce sont les sens qui reçoivent l'impression, et le cerveau qui la perçoit; en sorte que là où l'action de cet organe est suspendue, toute sensation cesse. Au contraire, il n'est jamais affecté dans les passions; les organes de la vie interne en sont le siége unique (1).

(1) Pourquoi donc la plupart des aliénations mentales reconnaissent-elles pour cause les passions de l'âme? Nous sai-

Il est sans doute étonnant que les passions qui entrent essentiellement dans nos relations avec les êtres placés autour de nous, qui modifient à chaque instant ces relations, sans qui la vie animale ne serait qu'une froide série de phénomènes intellectuels, qui animent, agrandissent, exaltent sans cesse tous les phénomènes de cette vie ; il est, dis-je, étonnant que les passions n'aient jamais leur terme ni leur origine dans ces divers organes ; qu'au contraire les parties servant aux fonctions internes soient constamment affectées par elles, et même les déterminent suivant l'état où elles se trouvent. Tel est cependant ce que la stricte observation nous prouve.

Je dis d'abord que l'effet de toute espèce de passion, constamment étranger à la vie animale, est de faire naître un changement, une altération quelconque dans la vie organique. La colère accélère les mouvemens de la circulation, multiplie, dans une proportion souvent incommensurable, l'effort du cœur ; c'est sur la force, la rapidité du cours du sang, qu'elle porte son influence. Sans modifier autant la circulation, la joie la change cependant ; elle en déve-

---

sirons cette occasion pour faire remarquer que dans tout le cours de ce long paragraphe, consacré aux passions et aux organes qu'on suppose en être le siége, les mêmes passions n'obtiennent pas une seule fois la dénomination usitée de *passions de l'âme;* et certes, Bichat ne put pas la dédaigner, sous prétexte qu'elle fût triviale ou populaire, puisqu'elle est consacrée dans les ouvrages de médecine les plus estimés. Mais comme il avait lui-même placé l'âme dans le cerveau, et les passions dans la vie organique, il ne pouvait plus dire sans inconséquence : *passions de l'âme.*

loppe les phénomènes avec plus de plénitude, l'accélère légèrement, la détermine vers l'organe cutané. La crainte agit en sens inverse; elle est caractérisée par une faiblesse dans tout le système vasculaire, faiblesse qui, empêchant le sang d'arriver aux capillaires, détermine cette pâleur générale qu'on remarque alors sur l'habitude du corps, et en particulier à la face. L'effet de la tristesse, du chagrin est à peu près semblable.

Telle est même l'influence qu'exercent les passions sur les organes circulatoires, qu'elles vont, lorsque l'affection est très-vive, jusqu'à arrêter le jeu de ces organes: de là les syncopes dont le siége primitif est toujours, comme je le prouverai bientôt, dans le cœur, et non dans le cerveau, qui ne cesse alors d'agir que parce qu'il ne reçoit plus l'excitant nécessaire à son action. De là même la mort, effet quelquefois subit des émotions extrêmes, soit que ces émotions exaltent tellement les forces circulatoires, que, subitement épuisées, elles ne puissent se rétablir, comme dans la mort produite par un accès de colère; soit que, comme dans celle occasionnée par une violente douleur, les forces, tout à coup frappées d'une excessive débilité, ne puissent revenir à leur état ordinaire.

Si la cessation totale ou instantanée de la circulation n'est pas déterminée par cette débilité, souvent les parties en conservent une impression durable, et deviennent consécutivement le siége de diverses lésions organiques. Desault avait remarqué que les maladies du cœur, les anévrismes de l'aorte se sont multipliés dans la révolution, à proportion des maux qu'elle a enfantés.

La respiration n'est pas dans une dépendance moins immédiate des passions : ces étouffemens, cette oppression, effet subit d'une douleur profonde, ne supposent-ils pas dans le poumon un changement notable, une altération soudaine? Dans cette longue suite de maladies chroniques ou d'affections aiguës, triste attribut du système pulmonaire, n'est-on pas souvent obligé de remonter aux passions du malade, pour trouver le principe de son mal?

L'impression vive ressentie au pylore dans les fortes émotions, l'empreinte ineffaçable qu'il en conserve quelquefois, et d'où naissent les squirres dont il est le siége, le sentiment de resserrement qu'on éprouve dans toute la région de l'estomac, au cardia en particulier; dans d'autres circonstances, les vomissemens spasmodiques qui succèdent quelquefois tout à coup à la perte d'un objet chéri, à la nouvelle d'un accident funeste, à toute espèce de trouble déterminé par les passions; l'interruption subite des phénomènes digestifs par une nouvelle agréable ou fâcheuse, les affections d'entrailles, les lésions organiques des intestins, de la rate, observées dans la mélancolie, l'hypocondrie, maladies que préparent et qu'accompagnent presque toujours de sombres affections, tout cela n'indique-t-il pas le lien étroit qui enchaîne à l'état des passions celui des viscères de la digestion?

Les organes sécrétoires n'ont pas avec les affections de l'âme une moindre connexion. Une frayeur subite suspend le cours de la bile, et détermine la jaunisse; un accès de colère est l'origine fréquente d'une disposition, et même d'une fièvre bilieuse; les larmes coulent avec abondance dans le chagrin, dans la joie, quelquefois dans l'admiration ; le pancréas est fréquemment malade dans l'hypocondrie, etc.

L'exhalation, l'absorption, la nutrition ne paraissent pas recevoir des passions une influence aussi directe que la circulation, la digestion, la respiration et les sécrétions ; mais cela tient sans doute à ce que ces fonctions n'ont point, comme les autres, de foyers principaux, de viscères essentiels dont nous puissions comparer l'état avec celui où se trouve l'âme. Leurs phénomènes généralement disséminés dans tous les organes, n'appartenant exclusivement à aucun, ne sauraient nous frapper aussi vivement que ceux dont l'effet est concentré dans un espace plus étroit.

Cependant les altérations qu'elles éprouvent alors ne sont pas moins réelles, et même au bout d'un certain temps elles deviennent apparentes. Comparez l'homme dont la douleur marque toutes les heures, à celui dont les jours se passent dans la paix du cœur et la tranquillité de l'âme, vous verrez quelle différence distingue la nutrition de l'un d'avec celle de l'autre.

Rapprochez le temps où toutes les passions sombres, la crainte, la tristesse, le désir de la vengeance semblaient planer sur la France, de celui où la sûreté, l'abondance y appelaient les passions gaies, si naturelles aux Français ; rappelez-vous comparativement l'habitude extérieure de tous les corps dans ces deux temps, et vous direz si la nutrition ne reçoit pas l'influence des passions. Ces expressions, *sécher d'envie*, *être rongé de remords*, *être consumé par la tristesse*, *etc.* n'annoncent-elles pas cette influence, n'indiquent-elles pas combien les passions modifient le travail nutritif ?

Pourquoi l'absorption et l'exhalation ne seraient-elles pas aussi soumises à leur empire, quoiqu'elles le paraissent moins? les collections aqueuses, les hydropisies, les infiltrations de l'organe cellulaire, vices essentiels de ces deux fonctions, ne peuvent-elles pas dépendre souvent de nos affections morales?

Au milieu de ces bouleversemens, de ces révolutions partielles ou générales, produits par les passions dans les phénomènes organiques, considérez les actes de la vie animale; ils restent constamment au même degré, ou bien, s'ils éprouvent quelques dérangemens, la source primitive en est constamment, comme je le montrerai, dans les fonctions internes (1).

---

(1) Tout cela ne doit paraître surprenant que depuis qu'il nous a plu d'imaginer que les animaux ont deux vies; car, dans les temps d'ignorance où nous avions la simplicité de croire qu'ils n'en avaient qu'une, si l'on nous eût demandé pourquoi la colère, la tristesse, la joie produisent des effets si remarquables sur des organes, qu'on n'eût point, à la vérité, désignés sous le nom mal-sonnant d'*organes de la vie organique;* mais sous celui d'organes essentiels à la vie; si l'on nous eût demandé, dis-je, pourquoi les affections de l'âme ont tant d'influence sur l'ordre de leurs fonctions, tandis que celui qui a pour objet nos relations extérieures n'en éprouve aucun changement bien manifeste? Etonnés de la bonhommie de cette question, nous aurions sans doute répondu que cela n'arrivait ainsi que parce que la respiration, la circulation et la nutrition étaient la vie elle-même, et qu'au contraire la vue, l'ouïe, l'odorat, le goût, le toucher, la voix et la locomotion volontaire étaient ses résultats.

Nous ne pouvons cependant nous conformer au jargon des deux vies, qu'en accordant que les passions aient alternativement leur siége dans le cœur, l'estomac, le foie, la

Concluons donc de ces diverses considérations, que c'est toujours sur la vie organique, et non sur la vie animale, que les passions portent leur influence : aussi tout ce qui nous sert à les peindre se rapporte-t-il à la première et non à la seconde. Le geste, expression muette du sentiment et de l'entendement, en est une preuve remarquable : si nous indiquons quelques phénomènes intellectuels relatifs à la mémoire, à l'imagination, à la perception, au jugement, etc., la main

---

rate, peut-être, tandis que l'organe cérébral chargé d'apprécier les causes qui doivent les déterminer, dont les jugemens sont les passions elles-mêmes, en serait à peine averti. Eh! n'est-ce point dans les mystérieuses fonetions de sa pulpe grisâtre qu'est enseveli, peut être pour jamais, le secret de la vie! N'est-ce point à l'influence de ses émanations que toute la masse vivante doit la faculté de réagir sur les excitans! N'est-ce point enfin parce que les causes extérieures s'exercent sur une substance douée d'une telle faculté que leur action a pour résultat le mouvement vital! Il est évident que les causes morales n'agissent sur les organes chargés du mécanisme de la vie, que parce que le principe d'action ne leur est alors transmis qu'avec les modifications qu'elles lui ont fait éprouver dans le cerveau. Ainsi, quoique les passions aient pour effet l'accélération ou le ralentissement des actes par lesquels chacun de ces organes concourt au mouvement vital, on ne peut être autorisé à conclure que les mêmes organes en soient le siége et qu'elles aient pris spontanément naissance dans eux. Les affections morales que le temps affaiblit à peine, comme les chagrins ne s'appesantissent pas seulement sur le système de la prétendue vie organique; l'imagination, la mémoire, les organes des sens et tous ceux que régit la volonté, finissent par en éprouver des altérations bien manifestes, parce qu'ils s'alimentent comme tout ce qui constitue l'animal au banquet de la nutrition générale.

se porte involontairement sur la tête : voulons-nous exprimer l'amour, la joie, la tristesse, la haine, c'est sur la région du cœur, de l'estomac, des intestins qu'elle se dirige.

L'acteur qui ferait une équivoque à cet égard, qui, en parlant de chagrins, rapporterait les gestes à la tête, ou les concentrerait sur le cœur pour annoncer un effort de génie, se couvrairit d'un ridicule que nous sentirions mieux encore que nous ne le comprendrions.

Le langage vulgaire distinguait les attributs respectifs des deux vies, dans le temps où tous les savans rapportaient au cerveau, comme siége de l'âme, toutes nos affections. On a toujours dit, *une tête forte*, *une tête bien organisée*, pour énoncer la perfection de l'entendement; *un bon cœur*, *un cœur sensible*, pour indiquer celle du sentiment. Ces expressions, *la fureur circulant dans les veines*, *remuant la bile*; *la joie faisant tressaillir les entrailles*; *la jalousie distillant ses poisons dans le cœur*, *etc.*, *etc.*, ne sont point des métaphores employées par les poëtes, mais l'énoncé de ce qui est réellement dans la nature. Aussi toutes ces expressions, empruntées des fonctions internes, entrent-elles spécialement dans nos chants, qui sont le langage des passions de la vie organique, par conséquent, comme la parole ordinaire est celui de l'entendement, de la vie animale. La déclamation tient le milieu; elle anime la langue froide du cerveau, par la langue expressive des organes intérieurs du cœur, du foie, de l'estomac, etc.

La colère, l'amour, inoculent, pour ainsi dire, aux humeurs, et à la salive en particulier, un vice radical qui rend dangereuse la morsure des animaux agités par ces passions, lesquelles distillent vraiment dans les fluides un funeste poison, comme l'indique l'expression commune. Les passions violentes de la nourrice impriment à son lait un caractère nuisible, d'où naissent souvent diverses maladies pour l'enfant. C'est par les modifications que le sang de la mère reçoit des émotions vives qu'elle éprouve, qu'il faut expliquer comment ces émotions influent sur la nutrition, la conformation, la vie même du fœtus, auquel le sang parvient par l'intermède du placenta.

Non-seulement les passions portent essentiellement sur les fonctions organiques, en affectant leurs viscères d'une manière spéciale, mais l'état de ces viscères, leurs lésions, les variations de leurs forces concoureut, d'une manière marquée, à la production des passions. Les rapports qui les unissent avec les tempéramens, les âges, etc, établissent incontestablement ce fait.

Qui ne sait que l'individu dont l'appareil pulmonaire est très-prononcé, dont le système circulatoire jouit de beaucoup d'énergie, qui est, comme on le dit, très-sanguin, a dans les affections une impétuosité qui le dispose surtout à la colère, à l'emportement, au courage; que là où prédomine le système bilieux, certaines passions sont plus développées, telles que l'envie, la haine, etc.; que les constitutions où les fonctions des lymphatiques sont à un plus haut degré, impriment aux affections une lenteur opposée à l'impétuosité du tempérament sanguin?

En général, ce qui caractérise tel ou tel tempérament, c'est toujours telle ou telle modification, d'une part dans les passions, de l'autre part dans l'état des viscères de la vie organique et la prédominance de telle ou telle de ses fonctions. La vie animale est presque constamment étrangère aux attributs des tempéramens.

Disons la même chose des âges. Dans l'enfant la faiblesse d'organisation coïncide avec la timidité, la crainte; dans le jeune homme le courage, l'audace se déploient à proportion que les systèmes pulmonaire et vasculaire deviennent supérieurs aux autres; l'âge viril, où le foie et l'appareil gastrique sont plus prononcés, est l'âgede l'ambition, de l'envie, de l'intrigue, etc.

En considérant les passions dans les divers climats, dans les diverses saisons, le même rapport s'observerait entr'elles et les organes des fonctions internes; mais assez de médecins ont indiqué ces analogies; il serait superflu de les rappeler.

Si de l'homme en santé nous portons nos regards sur l'homme malade, nous verrons les lésions du foie, de l'estomac, de la rate, des intestins, du cœur, etc. déterminer dans nos affections une foule de variétés, d'altérations, qui cessent d'avoir lieu dès l'instant où la cause qui les entretenait cesse elle-même d'exister.

Ils connaissaient, mieux que nos modernes mécaniciens, les lois de l'économie, les anciens qui croyaient que les sombres affections s'évacuaient par les purgatifs avec les mauvaises humeurs. En débarrassant les premières voies, ils en faisaient disparaître la cause de ces affections. Voyez en effet quelle sombre teinte répand sur nous l'embarras des organes gastriques.

Les erreurs des premiers médecins sur l'atrabile,

prouvaient la précision de leurs observations sur les rapports qui lient ces organes à l'état de l'âme.

Tout tend donc à prouver que la vie organique est le terme où aboutissent, et le centre d'où partent les passions. On demandera sans doute ici comment les végétaux qui vivent organiquement, ne nous en présentent aucun vestige? c'est que, outre qu'ils manquent de l'excitant naturel des passions, savoir, de l'appareil sensitif extérieur, ils sont dépourvus des organes internes qui concourent plus spécialement à leur production, tels que l'appareil digestif, celui de la circulation générale, celui des grandes sécrétions, que nous remarquons chez les animaux ; ils respirent par trachées, et non par un foyer concentré, etc.

Voilà pourquoi les passions sont si obscures, et même presque nulles dans le genre des zoophytes, dans les vers, etc. ; pourquoi, à mesure que dans la série des animaux, la vie organique se simplifie davantage, perd tous ses organes importans, les passions décroissent proportionnellement.

§ III. *Comment les passions modifient les actes de la vie animale, quoiqu'elles aient leur siége dans la vie organique.*

Quoique les passions soient l'attribut spécial de la vie organique, elles ont cependant sur les mouvemens de la vie animale une influence qu'il faut examiner. Les muscles volontaires sont fréquemment mis en jeu par elles ; tantôt elles en exaltent les mouvemens, tantôt elles semblent agir sur eux d'une manière sédative.

Voyez cet homme que la colère, la fureur agitent ; ses forces musculaires doublées, triplées même, s'exercent avec une énergie que lui-même ne peut modérer : où chercher la source de cet accroissement? elle est manifestement dans le cœur.

Cet organe est l'excitant naturel du cerveau par le sang qu'il lui envoie, comme je le prouverai fort au long dans la suite de cet ouvrage ; en sorte que, selon que l'excitation est plus ou moins vive, l'énergie cérébrale est plus ou moins grande, et nous avons vu que l'effet de la colère est d'imprimer à la circulation une extrême vivacité, de pousser par conséquent vers le cerveau une grande quantité de sang dans un temps donné (1). Il résulte de là un effet analogue à celui qui survient toutes les fois que la même cause se développe, comme dans les accès de fièvre ardente, dans l'usage du vin à un certain degré, etc.

(1) Point de doute que le sang envoyé par le cœur au cerveau, ne soit l'excitant naturel de ce dernier; mais les nerfs envoyés par lui au cœur, ne sont-ils pas les excitans de cet organe ; et dans cette réciprocité d'action, à quoi donnerons-nous la priorité? Sera-ce à l'action mécanique du sang sur le cerveau, ou bien à la puissance de mouvoir ce liquide que le cerveau donne au cœur par les nerfs qu'il lui envoie? Hâtons-nous de sortir de ce cercle vicieux, et de conclure que la faculté d'agir devait être antérieure à l'acte lui-même. Je sais bien que le système de Bichat répond à mon argument : que les plexus cardiaques sont fournis en grande partie par les ganglions cervicaux du grand nerf sympathique, et que ce dernier forme un système nerveux particulier, indépendant du cerveau. Mais comme cette supposition est la pierre fondamentale des deux vies, nous n'anticiperons pas sur la question qui va se présenter incessamment.

Alors, fortement excité, le cerveau excite avec force les muscles qui sont soumis à son influence ; leurs mouvemens deviennent, pour ainsi dire, involontaires : ainsi la volonté est-elle étrangère à ces spasmes musculaires déterminés par une cause qui irrite l'organe médullaire, comme une esquille, du sang, du pus dans les plaies de tête, le manche du scalpel ou tout autre instrument dans nos expériences.

L'analogie est exacte ; le sang abordant en plus grande quantité qu'à l'ordinaire, produit sur le cerveau l'effet de ces excitans divers. Il est donc, pour ainsi dire, passif dans ces divers mouvemens. C'est bien de lui que partent, comme à l'ordinaire, les irradiations nécessaires ; mais ces irradiations y naissent malgré lui, et nous ne sommes pas maîtres de les suspendre.

Aussi, remarquez que dans la colère, un rapport constant existe entre les contractions du cœur et celles des organes locomoteurs : quand les unes augmentent, les autres s'accroissent ; si l'équilibre se rétablit d'un côté, bientôt nous l'observons de l'autre. Dans tout autre cas, au contraire, aucune apparence de ce rapport ne se manifeste ; l'action du cœur reste la même au milieu des nombreuses variations du système musculaire locomoteur. Dans les convulsions ou les paralysies, dont ce système est le siége, la circulation ne s'accélère ni ne se ralentit jamais.

Nous voyons dans la colère le mode d'influence qu'exerce la vie organique sur la vie animale. Dans la crainte où, d'une part, les forces du cœur affaiblies poussent au cerveau moins de sang, et par là même y dirigent une cause moindre d'excitation ;

où, d'autre part, on remarque un affaiblissement d'action dans les muscles extérieurs, nous saisissons aussi l'enchaînement de la cause à l'effet. Cette passion offre au premier degré le phénomène que présentent au dernier les vives émotions qui, suspendant tout à coup l'effort du cœur, déterminent une cessation subite de la vie animale, et par là même la syncope.

Mais comment expliquer les modifications mille fois variées qu'apportent à chaque instant les autres passions dans les mouvemens qui appartiennent à cette vie? comment dire la cause de ces nuances infinies qui se succèdent si souvent avec une inconcevable rapidité dans le mobile tableau de la face? comment expliquer pourquoi, sans que la volonté y participe, le front se ride ou s'épanouit, les sourcils se froncent ou se déploient, les yeux s'enflamment ou languissent, brillent ou s'obscurcissent, la bouche se relève ou s'abaisse, etc.....?

Tous les muscles, agens de ces mouvemens, reçoivent leurs nerfs du cerveau, et sont ordinairement volontaires. Pourquoi, dans les passions, cessent-ils donc de l'être? pourquoi rentrent-ils dans la classe des mouvemens de la vie organique, qui tous s'exercent sans que nous les dirigions, ou même que nous en ayons la conscience? Voici, je crois, l'explication la plus probable de ce phénomène (1).

---

(1) Presque tous les muscles de la face qui, par les diverses combinaisons de leurs mouvemens, caractérisent la physionomie, qu'on a si bien nommée *le miroir de l'âme*, agissent ordinairement sans la participation de la volonté; s'ils lui

Des rapports sympathiques nombreux unissent tous les viscères internes avec le cerveau ou avec ses différentes parties. Chaque pas fait dans la pratique nous offre des exemples d'affections de cet organe, nées sympathiquement de celles de l'estomac, du foie, des intestins, de la rate, etc. Cela posé, comme l'effet de toute espèce de passion est de produire une affection, un changement de force dans l'un de ces viscères, il sera aussi d'exciter sympathiquement, ou le cerveau en totalité, ou seulement quelques-unes de ses parties, dont la réaction sur les muscles qui en reçoivent des nerfs, y déterminera les mouvemens qu'on observe alors. Dans la production de ces mouvemens, l'organe cérébral est donc, pour ainsi dire, passif, tandis qu'il est actif lorsque la volonté préside à ses efforts.

Ce qui arrive dans les passions est semblable à ce que nous observons dans les maladies des organes internes, qui font naître sympathiquement des spasmes, une faiblesse, ou même la paralysie des muscles locomoteurs.

Peut-être les organes internes n'agissent-ils pas sur les muscles volontaires par l'excitation intermédiaire du cerveau, mais par des communications nerveuses directes; qu'importe le comment? Ce n'est pas de la question tant agitée du mode des communications sympathiques qu'il s'agit ici.

---

obéissent, il y a par cela seul affectation, violence faite à l'ordre naturel: et leurs contractions volontaires constituent ce qu'on appelle les grimaces. Toutes les fois que l'expression de la face résulte de la volonté, elle est donc mensongère, parce qu'elle ne dit plus quel est le sentiment qui nous affecte, ni celui qui nous dirige dans nos actions.

Ce qui est essentiel, c'est le fait lui-même : or, dans ce fait, voici ce qui est évident : d'une part, affection d'un organe intérieur par les passions ; de l'autre, mouvement déterminé à l'occasion de cette affection, dans des muscles sur lesquels cet organe n'a aucune influence dans la série ordinaire des phénomènes des deux vies (1). C'est bien là sûrement une sympathie ; car entre elle et celles que nous présentent les convulsions, les spasmes de la face, occasionés par la lésion du centre phrénique, par une plaie à l'estomac, etc., la différence n'est que dans la cause qui affecte l'organe interne.

---

(1) Je ne vois d'évident dans ce fait que l'affection, non d'un organe intérieur déterminé, mais bien de l'ensemble des organes dont les fonctions constituent la vie; affection à laquelle chacun d'eux participe à raison de son importance. Or, dans les mouvemens impétueux que les passions dirigent, nous avons pour sur-excitant du cerveau et des muscles, le sang mu par le cœur avec plus de vitesse ; mais nous rentrons toujours dans le cercle de réciprocité d'action du cerveau sur le cœur ; et le cerveau conserve encore la priorité, non-seulement parce qu'il envoie avec les nerfs au cœur le principe d'action accoutumé, mais encore parce que centre de toutes les perceptions, recevant la première impression des causes qui doivent exciter les passions, il est également le principe d'action inaccoutumé (*a*). Il n'est donc pas besoin de recourir au mot sympathie (trop peu circonscrit dans le langage ordinaire), pour expliquer les mouvemens désordonnés que les passions nous font exécuter.

(*a*) Scarpa croit que le sang est le stimulus du cœur, mais que dans les vives émotions de l'âme, le cerveau devient aussi stimulus de cet organe. Legallois a prouvé sans réplique que les mouvemens du cœur sont inséparables de l'influence nerveuse.

L'irritation de la luette, du pharynx, agite convulsivement le diaphragme ; l'action trop répétée des liqueurs fermentées sur l'estomac, donne des tremblemens : pourquoi ce qui arrive dans un mode d'affection des viscères gastriques, n'arriverait-il pas dans un autre ? Que l'estomac, le foie, etc., soient irrités par une passion ou par une cause matérielle, qu'importe? c'est de l'affection, et non de la cause qui la produit, que naît la sympathie.

Voilà donc, en général, comment les passions arrachent à l'empire de la volonté des mouvemens naturellement volontaires, comment elles s'approprient, si je puis m'exprimer ainsi, les phénomènes de la vie animale, quoiqu'elles aient essentiellement leur siége dans la vie organique.

Quand elles sont très-fortes, l'affection très-vive des organes internes produit si impétueusement les mouvemens sympathiques des muscles, que l'action ordinaire du cerveau est absolument nulle sur eux. Mais la première impression étant passée, le mode ordinaire de locomotion revient.

Un homme apprend, par lettre et devant une assemblée, une nouvelle qu'il a intérêt de cacher ; tout à coup son front se ride, il pâlit, ou ses traits s'animent suivant la passion qui est mise en jeu ; voilà des phénomènes sympathiques nés de quelques viscères abdominaux subitement affectés par cette passion, et qui, par conséquent, appartiennent à la vie organique. Bientôt cet homme se contraint, son front s'épanouit, sa rougeur renaît ou ses traits se resserrent, quoique le sentiment intérieur subsiste : c'est le mouvement volontaire qui l'a emporté sur le sympathique ; c'est le cerveau dont l'action a surmonté celle de l'estomac, du foie, etc.; c'est la vie animale qui a repris son empire.

Il y a dans presque toutes les passions, mélange ou succession des mouvemens de la vie animale à ceux de la vie organique, en sorte que, dans presque toutes, l'action musculaire est en partie dirigée par le cerveau, suivant l'ordre naturel, et a en partie son siége dans les viscères organiques, comme le cœur, le foie, l'estomac, etc. Ces deux foyers, tour à tour prédominés l'un par l'autre, ou restant en équilibre, constituent, par leur mode d'influence, toutes les variétés nombreuses que nous présentent nos affections morales.

Ce n'est pas seulement sur le cerveau, mais encore sur toutes les autres parties, que les viscères affectés par les passions exercent leur influence sympathique: la peur affecte primitivement l'estomac, comme le prouve le resserrement qu'on ressent alors dans cette région. (1) Ainsi affecté, l'organe réagit sur la peau

(1) Il me paraît démontré que dans la peur, la circulation, ou plutôt les mouvemens du cœur, éprouvent en moins ce qu'ils éprouvent en plus dans la colère : c'est-à-dire qu'à partir du rhythme naturel des mêmes mouvemens, la cause de leur ralentissement dans la peur, doit paraître négative par rapport à celle qui dans la colère en augmente la véhémence. Pour quel motif cependant, après avoir assigné le cœur pour siége de la colère, placerions-nous dans l'estomac celui de la peur? Le resserrement qu'elle fait éprouver dans la région de cet organe, ce sentiment de constriction qui s'étend bien plus loin que l'estomac, a pour cause la nature de la peur elle-même, qui est de rendre immobile, de n'avoir point de réaction, en cela toute différente de la colère qui se manifeste par de violentes explosions. Au reste, la plupart des affections

avec laquelle il a tant de rapport, et celle-ci devient alors le siége d'une sueur froide et subite, si fréquente dans cette affection de l'âme. Cette sueur est de la nature de celle qu'on détermine par l'action d'une substance qui, comme le thé, agit d'abord sur l'estomac, lequel réagit ensuite sympathiquement sur l'organe cutané. Ainsi un verre d'eau froide, un air très-frais suppriment-ils cette excrétion, par le rapport qu'il y a entre cet organe et les surfaces muqueuses de l'estomac ou des bronches. Il faut bien distinguer les sueurs sympathiques de celles dont la cause agit directement sur la peau, comme la chaleur, l'air etc.

Quoique le cerveau ne soit pas, d'après cela, le but unique de la réaction des viscères internes affectés par les passions, il est cependant le principal, et sous ce rapport on peut toujours le considérer comme un foyer toujours en opposition avec celui que représentent les organes internes.

§ IV. *Du centre épigastrique; il n'existe point dans le sens que les auteurs ont entendu.*

Les auteurs n'ont jamais varié sur le foyer cérébral; tous les mouvemens volontaires ont toujours été envi-

---

pénibles, produisent des sensations analogues vers la région épigastrique. N'est-ce point en effet dans cette région que va se terminer le nerf pneumo-gastrique? Ce nerf n'est-il pas lui-même le moyen de communication le plus important, entre le système nerveux cérébral, et celui des ganglions? Il est donc plus naturel de voir le cerveau transmettre, par un tel messager, des affections que les sens ont déterminées, que de renverser cet ordre de choses, pour supposer que des organes qui n'ont aucuns sens pour auxiliaires, agissent primitivement sur le cerveau.

sagés par eux comme un effet de ses irradiations. Mais ils ne sont pas également d'accord sur le foyer épigastrique ; les uns le placent dans le diaphragme, d'autres au pylore, quelques-uns dans le plexus solaire du grand sympathique. (*)

(*) Cet entrelacement nerveux, émané principalement du ganglion sémi-lunaire, appartient à presque tout le système vasculaire abdominal, dont il suit les diverses ramifications. Il est, dans la manière de voir ordinaire, une des divisions du grand sympathique ; mais il me semble que les idées des anatomistes sur ce nerf important, sont très-peu conformes à ce qu'il est dans la nature.

Tout le monde se le représente comme un cordon médullaire, étendu depuis la tête jusque dans la région sacrée, envoyant dans ce trajet diverses ramifications au cou, à la poitrine et au bas-ventre, suivant dans ses distributions une marche analogue à celle des nerfs de l'épine, et tirant son origine de ces nerfs, selon les uns, de ceux du cerveau suivant les autres. Quel que soit le nom sous lequel on le désigne, sympathique, intercostal, trisplanchnique, etc., la manière de l'envisager est toujours la même.

Je crois que cette manière est entièrement fausse, qu'il n'existe réellement aucun nerf analogue à celui qu'on désigne par ces mots, que ce qu'on prend pour un nerf n'est qu'une suite de communications entre divers centres nerveux placés à différentes distances les uns des autres.

Ces centres nerveux sont les ganglions. Disséminés dans les différentes régions, ils ont tous une action indépendante et isolée. Chacun est un foyer particulier qui envoie en divers sens une foule de ramifications, lesquelles portent dans leurs organes respectifs les irradiations de ce foyer dont elles s'échappent. Parmi ces ramifications, quelques-unes vont d'un ganglion à l'autre; et comme ces branches qui unissent les ganglions, forment par leur ensemble une espèce de cordon continu, on a considéré ce cordon comme un nerf isolé : mais

Tous me semblent errer sur ce point, en ce

---

ces branches ne sont que des communications, de simples anastomoses, et non un nerf analogue aux autres.

Cela est si vrai, que souvent ces communications sont interrompues. Il est des sujets, par exemple, où l'on trouve un intervalle très-distinct entre les portions pectorale et lombaire de ce que l'on appelle grand sympathique, qui semble coupé en cet endroit. J'ai vu aussi ce prétendu nerf cesser, et renaître ensuite, soit aux lombes, soit dans la région sacrée. Qui ne sait que tantôt une seule branche, tantôt plusieurs passent d'un ganglion à l'autre, surtout entre le dernier cervical et le premier dorsal; que le volume de ces branches varie singulièrement; qu'après avoir fourni une foule de divisions, le sympathique est plus gros qu'avant d'en avoir distribué aucune?

Ces diverses considérations prouvent évidemment que les branches communicantes des ganglions ne supposent pas plus un nerf continu que les rameaux qui passent de chacune des paires cervicales, lombaires ou sacrées, aux deux paires qui lui sont supérieures et inférieures. En effet, malgré ces communications, on considère chaque paire d'une manière séparée, on ne fait point un nerf de leur ensemble.

Il faut de même envisager isolément chaque ganglion, et décrire les rameaux qui en naissent.

D'après cela, je diviserai désormais dans mes descriptions, où j'ai jusqu'ici suivi la marche ordinaire, les nerfs en deux grands systèmes, l'un émané du cerveau, l'autre des ganglions : le premier est à centre unique; le second en a un très-grand nombre.

J'examinerai d'abord les divisions du système cérébral; je traiterai ensuite du système des ganglions, qu'on peut subdiviser en ceux de la tête, du cou, du thorax, de l'abdomen et du bassin.

A la tête on trouve le lenticulaire, celui de Mekel, celui de la glande sublinguale, etc., etc. Quoiqu'aucune communication ne lie ces divers centres, soit entre eux, soit avec le prétendu grand sympathique, leur description appartient ce-

qu'assimilant le second au premier foyer, ils croient

---

pendant à celle des nerfs dont celui-ci est l'ensemble, puisque les communications ne sont que des dispositions accessoires à ce système de nerfs.

Au cou les trois ganglions cervicaux, quelquefois un autre sur le côté de la trachée-artère, dans la poitrine les douze thorachiques, dans l'abdomen le semi-lunaire, les lombaires, etc., dans le bassin les sacrés; voilà les divers centres dont il faut isolément examiner les ramifications, comme on considère celles du centre cérébral.

Par exemple, je décrirai d'abord le ganglion semi-lunaire, comme on fait pour le cerveau; puis j'examinerai ses branches, parmi lesquelles se place celle par laquelle il communique avec les ganglions thorachiques, c'est-à-dire le grand splanchnique; car c'est une expression très-impropre que celle qui désigne ce nerf comme donnant naissance au ganglion. De même dans le cou et la tête, chaque ganglion sera d'abord décrit; puis je traiterai de ses branches, parmi lesquelles se trouvent celles de communication. La disposition étant à peu près commune pour les ganglions de la poitrine, du bassin et des lombes, etc., la description deviendra à peu près générale pour chaque région.

Cette manière d'envisager les nerfs, en plaçant une démarcation sensible entre les deux grands systèmes, présente ces systèmes tels qu'ils sont réellement dans la nature.

Quel anatomiste n'a pas été frappé, en effet, des différences qui se trouvent entre les nerfs de l'un et de l'autre? Ceux du cerveau sont plus gros, moins nombreux, plus blancs, plus denses dans leur tissu, exposés à des variétés assez peu fréquentes. Au contraire, ténuité extrême, nombre très-considérable, surtout vers le plexus, couleur grisâtre, mollesse de tissu remarquable, variétés extrêmement communes, voilà les caractères des nerfs venant des ganglions, si vous en exceptez ceux de communication avec les nerfs cérébraux et quelques-uns de ceux qui unissent entre eux ces petits centres nerveux.

D'ailleurs, cette division du système général des nerfs en

que les passions, comme les sensations, se rappor-

---

deux autres secondaires, s'accorde très-bien avec celle de la vie. On sait en effet que les fonctions externes, les sensations, la locomotion, la voix, sont sous la dépendance du système nerveux cérébral; qu'au contraire la plupart des organes servant aux fonctions internes, tirent des glanglions leurs nerfs, et avec eux le principe de leur action. On sait que la sensibilité et la contractilité animales naissent des premiers; que là où les seconds se trouvent seuls, il n'y a que la sensibilité et la contractilité organiques.

J'ai dit ailleurs que le terme de cette espèce de sensibilité et l'origine de la contractilité correspondante, sont dans l'organe même où on les observe; mais peut-être ce terme et cette origine sont-ils plus éloignés, et existent-ils dans le ganglion dont l'organe reçoit ses nerfs, comme le terme de la sensibilité animale et l'origine de la contractilité de même espèce, se trouvent toujours dans le cerveau. Si cela est ainsi, comme les ganglions sont très-multipliés, on conçoit pourquoi les forces de la vie organique ne se rapportent point, ainsi que celles de la vie animale, à un centre commun.

Il est manifeste, d'après ces considérations, qu'il n'existe point de nerf grand sympathique, que ce qu'on désigne par ce mot n'est qu'un assemblage de petits systèmes nerveux, à fonctions isolées, mais à branches communicantes.

On conçoit donc ce qu'il faut penser des disputes des anatomistes sur l'origine de ce prétendu nerf, fixé dans la sixième, la cinquième paires, etc., celles du cou, du dos, etc.....

Plusieurs physiologistes ont eu sur les ganglions des idées analogues à celles que je viens de présenter, en considérant ces corps comme de petits cerveaux; mais il est essentiel de réaliser ces vues dans la description qui, telle qu'on la présente, donne une idée très-inexacte, et de ces centres nerveux, et des nerfs qui en sortent.

L'expression de *branches nerveuses donnant naissance à tel ou tel ganglion*, etc., ressemble à celle par laquelle on dé-

tent constamment à un centre unique et invariable.

---

signerait le cerveau comme naissant des nerfs dont il est lui-même l'origine (*a*).

(*a*) Voilà enfin le pivot sur lequel tourne tout le système des deux vies. Bichat, adoptant rigoureusement l'expression comparative de *petits cerveaux* dont Winslow et quelques autres anatomistes s'étaient servis pour indiquer l'analogie qu'ils avaient cru remarquer entre les ganglions cervicaux seulement et la substance cérébrale, accorde témérairement à chacun de ces petits corps l'importance du cerveau lui-même sur les parties qui les avoisinent. Motive-t-il son opinion sur quelque expérience décisive faite sur le vivant? Et la seule concluante eût été d'enlever un ganglion et de prouver que sa suppression eût produit la paralysie et même la mort des parties qui sont dans son domaine, sans que celles que régit tout autre ganglion en eussent été altérées. Il n'y avait qu'un tel résultat d'une semblable opération qui pût autoriser à les considérer séparément comme des centres nerveux indépendans, non seulement les uns des autres, mais encore du système nerveux cérébral; bien loin de là, il nous dit (Anatomie générale, tom. I, pag. 222) n'avoir pas même, à cause de leurs grandes difficultés, répété les dissections par lesquelles Scarpa s'est assuré que le tissu des ganglions résulte de l'épanouissement des nerfs en une infinité de filets extrêmement déliés, qui s'entrelacent un grand nombre de fois, et qu'il a trouvés séparés les uns des autres par une matière particulière dont la plus ou moins grande quantité détermine le volume propre à chaque ganglion. Non-seulement il n'a pas cherché à nous convaincre en établissant directement par des faits le point fondamental sur lequel repose son système, mais encore il laisse subsister dans toute leur force les objections que les travaux de Scarpa lui opposent. Ce n'est donc que par une prescience, par une inspiration divine, qu'il vient nous apprendre que chaque ganglion régit souverainement un système nerveux particulier.

Comment se fait-il que plus de vingt ans écoulés depuis la mort de Bichat n'aient pu nous désabuser de la distinction des deux vies qui n'est appuyée sur aucun genre de démonstration? Je sais que la brillante exposition d'un nouveau système capte bien des suffrages; mais ne perdons pas de vue que l'erreur la plus dangereuse et la plus difficile à détruire, en médecine comme en morale, est celle qui par ses charmes commande, en quelque sorte, le culte dont la seule vérité soit digne.

Quel est cependant l'anatomiste exempt de toute préoccupation systématique, qui, à l'aspect du nerf tri-splanchnique, soupçonnera ce qui lui apparaît un long cordon nerveux, s'étendant du col à l'extré-

Ce qui les a conduits à cette opinion, c'est le senti-

---

mité du sacrum, offrant dans son épaisseur, à des distances à peu près égales, des nœuds assez analogues à ceux qu'on remarque sur la tige des graminées, n'être, dans le fait, qu'une longue suite de systèmes nerveux auxquels ces différens nœuds donnent naissance? Que chacun de ces centres envoyant des filets dans tous les sens, le cordon qui unit les ganglions, quoique dix ou douze fois plus gros, ne tire pas plus à conséquence que les autres; c'est-à-dire qu'il résulte d'une suite d'envois analogues qu'ils se font réciproquement, comme ils en font dans les autres parties qui les environnent?

Sur un tel exposé, l'on serait, je crois, en droit de dire au démonstrateur : « Si vous voulez me convaincre de tout cela, exhibez-moi les » preuves qui vous ont convaincu vous-même ; et à défaut de preuves, » comment le savez-vous? qui vous l'a dit? » On pourrait, jusqu'à un certain point, se faire illusion à l'égard des ganglions cervicaux, dont le volume trois ou quatre fois décuplé, la couleur et l'agglomération de substance singeraient passablement le cerveau, pour peu qu'on voulût s'y prêter; mais le prestige cesse si vous pénétrez dans le thorax et l'abdomen, où vous ne voyez plus que ce long cordon dont nous parlions tout à l'heure, appliqué de chaque côté sur le corps des vertèbres et sur les parties correspondantes du sacrum.

En supposant, pour un moment, qu'on eût démontré sans réplique que les ganglions fussent réellement des centres nerveux; pourrait-on en inférer l'existence d'une vie au sommet de laquelle, à l'instar du cerveau lui-même, ils se trouveraient placés? Je verrais bien là la fin, mais je n'en verrais pas les moyens. En effet, ce que nous entendons par *vie* ne consiste pas seulement dans un cerveau quelconque et ses émanations; il faut encore des organes dont les actes la caractérisent, parce que l'idée que nous attachons à ce mot, est toujours et nécessairement liée aux choses matérielles dont l'action détermine le sens; hors de là, ce n'est qu'un composé insignifiant de trois lettres de l'alphabet.

Passons encore sur ces objections, supposons-leur même une solution favorable, la difficulté, loin de s'aplanir, grossit de plus en plus. Comment se fait-il, en effet, qu'un centre cérébral suffise pour la vie animale et qu'il en faille un si grand nombre pour présider à la vie organique? car s'il n'y a qu'une vie organique, il faut de toute nécessité que ces divers centres ou petits cerveaux se réunissent, par une sorte de fusion, en un seul pour constituer l'unité de la même vie, condition sans laquelle je ne la conçois pas; et alors le résultat devient le même que s'il n'y avait réellement qu'un centre. Si, au contraire, chaque

ment d'oppression qui se fait sentir au voisinage du cardia dans les affections pénibles (1).

Mais remarquons que dans les organes internes, le sentiment né de l'affection d'une partie est toujours un indice infidèle du siége et de l'étendue de cette affection : par exemple, la faim porte son influence sur la totalité de l'estomac, et cependant le cardia semble seul nous en transmettre la sensation. Une large surface enflammée dans la plèvre ou le poumon, ne donne lieu le plus souvent qu'à une douleur concentrée

---

ganglion agit séparément comme centre nerveux, il est par là même le principe d'une vie dont l'étendue est celle des filets de nerfs qui en émanent; dans ce cas, il y aura autant de vies organiques que de ganglions; et alors, comme nous l'avons déjà dit, on voudrait voir dans la sphère de chacun d'eux, en miniature si l'on veut, des organes qui pussent justifier l'emploi du mot *vie*. Mais comme notre système n'admet qu'une vie organique, la question se réduit à celle du premier chef, savoir : si la même vie résulte de la réunion de tous ces principes vitaux? La réponse est : oui et non; oui quant au nombre de vies qui est fixé à deux seulement; non quant à celui des centres épigastriques qu'on nous fait entrevoir être passablement grand (*Voy.* page 99).

O Ariadne! prête-moi ton fil secourable!

(1) Qu'on admette un centre épigastrique unique, ou disséminé sur divers organes, comme le veut Bichat, je ne vois pas qu'on puisse faire de ces mêmes organes le siége de certaines perceptions, et les gratifier d'un intellect qui, dans aucun cas, ne peut leur appartenir. Je rencontre un ami dont l'absence m'affligeait; une joie inexprimable remplace aussitôt la mélancolie qui m'affectait auparavant. Comment cela s'est-il opéré? Est-ce mon cœur qui l'a reconnu, comme on le dit métaphoriquement? Mais mon cœur n'a point de sens à ses ordres; est-ce mon cœur qui se rappelle les vertus et les qualités estimables qui m'ont captivé? Non, puisqu'il n'est point le siége de la mémoire; cependant c'est du cœur que partent ces douces irradiations qui font mon bonheur; pourquoi cela? c'est parce que ses mouvemens, comme nous l'avons déjà dit plusieurs

sur un point. Combien de fois à la tête, à l'abdomen, etc., une douleur fixe et occupant un petit espace, ne coïncide-t-elle pas avec une affection largement disséminée, et ayant même un siége tout différent de celui que nous présumons? Il ne faut donc jamais considérer le lieu où nous rapportons le sentiment, comme le sûr indice du lieu précis qu'occupe l'affection; mais seulement comme un signe qu'elle se trouve là, ou dans le voisinage.

Il suit d'après cela que, pour juger l'organe avec lequel telle ou telle passion est en rapport, on doit recourir, non pas au sentiment, mais à l'effet produit dans les fonctions de l'organe par l'influence de la passion. Or, en partant de ce principe, il est aisé de voir que ce sont tantôt les organes digestifs, tantôt le système circulatoire, quelquefois les viscères appartenant aux sécrétions, qui éprouvent un changement, un trouble dans nos affections morales.

---

fois, sont la vie elle-même; mais comme le même organe auquel mes sens et ma mémoire ont reproduit mon ami tout entier, envoie au cœur, par des nerfs, la faculté de constituer la vie par ses mouvemens, il charge ces nerfs en même temps, de lui communiquer ces ineffables modulations, par lesquelles il distribue à son tour le plaisir avec le sang.

Il me serait tout aussi facile de démontrer, que non-seulement les explosions de la haine, déterminées par la présence d'un ennemi, trouvent également leur source dans l'organe auquel le cœur doit la faculté de donner l'impulsion vitale, mais encore que toutes les passions, quelle qu'en soit la nature, sont des modifications de la vie, déterminées par le genre d'influence que chacune d'elles produit sur les mouvemens du cœur.

Je ne reviendrai pas sur les preuves qui établissent cette vérité; mais, en m'appuyant sur elle, comme étant démontrée, je dirai qu'il n'y a point, pour les passions, de centre fixe et constant, comme il en existe un pour les sensations; que le foie, le poumon, la rate, l'estomac, le cœur, etc., tour à tour affectés, forment tour à tour ce foyer épigastrique si célèbre dans nos ouvrages modernes; que si nous rapportons, en général, dans cette région, l'impression sensible de toutes nos affections, c'est que tous les viscères importans de la vie organique s'y trouvent concentrés; que si la nature eût séparé ces viscères par deux grands intervalles, en plaçant, par exemple, le foie dans le bassin, l'estomac au cou, le cœur et la rate restant à leur place ordinaire, alors le foyer épigastrique disparaîtrait, et le sentiment local de nos passions varierait suivant l'organe sur lequel elles porteraient leur influence (1).

(1) Si l'on voulait juger du siége des passions, par les effets qu'elles produisent sur les fonctions des divers organes, rien ne serait plus variable que ce siége, non-seulement chez les différens sujets par rapport à leur constitution, mais encore dans le même individu par rapport à l'état actuel de la santé, et à celui des fonctions elles-mêmes, au moment où les passions viennent l'agiter. Voyez les vives et franches impressions qu'elles produisent sur celui qui est doué d'un tempérament sanguin, et les hémorrhagies qui souvent les accompagnent; comparez cet effet à l'apparente impassibilité des personnes lymphatiques pour les mêmes causes, et aux spasmes souvent convulsifs qu'elles produisent dans les constitutions nerveuses. En second lieu, chez les sujets qui jouissent de cette harmonie dans les fonctions vitales qui constitue l'état de santé, les passions ne produisent pas des effets aussi remarquables que chez

Camper, en déterminant l'angle facial, a donné lieu à de lumineuses considérations sur l'intelligence respective des animaux. Il paraît que non-seulement les fonctions du cerveau, mais toutes celles en général de la vie animale, qui y trouvent leur centre commun, ont à peu près cet angle pour mesure de perfection.

Il serait bien curieux d'indiquer aussi une mesure qui, prise dans les parties servant à la vie organique, pût fixer le rang de chaque espèce sous le rapport des passions. Pourquoi le sentiment est-il porté à un si haut point chez le chien? pourquoi la reconnaissance, la tristesse, la joie, la haine, l'amitié, etc. l'agitent-elles avec tant de facilité? C'est, de ce côté, qu'il est supérieur aux autres animaux : a-t-il dans la vie organique quelque chose de plus parfait? Le singe nous étonne par son industrie, sa disposition à l'imitation, son intelligence; c'est par la supériorité de sa vie animale qu'il laisse loin de lui les espèces les mieux organisées. D'autres animaux, comme l'éléphant, nous intéressent par leur attachement, leurs affections, leurs passions, et nous charment par leur adresse, l'étendue de leur perception, de leur intelligence. Chez eux le centre cérébral et les fonctions intérieures ou organi-

---

ceux qui sont affectés d'une maladie plus ou moins grave; leur siége apparent est alors l'organe lui-même, dont le trouble des fonctions caractérise la maladie. Troisièmement enfin, les passions agissent différemment sur nous avant et après le repas; leurs effets varient encore suivant l'état dans lequel elles trouvent le travail de la digestion, et celui par lequel son résultat successivement transporté au cœur et dans toutes nos parties, doit servir à l'assimilation.

ques sont perfectionnés au même degré ; la nature semble avoir également reculé les bornes de leurs deux vies.

Un rapide coup-d'œil jeté sur la série des animaux nous montrera ainsi, tantôt les phénomènes relatifs aux sensations prédominant sur ceux qui naissent des passions, tantôt ceux-ci l'emportant sur les premiers ; quelquefois l'équilibre étant établi entr'eux, et suivant ces diverses circonstances, la vie organique et animale supérieures, inférieures, ou égales l'une à l'autre.

Ce que nous observons dans la longue chaîne des êtres animés, nous le remarquons dans l'espèce humaine prise isolément. Chez l'un, les passions qui dominent, sont le principe du plus grand nombre des mouvemens ; l'influence de la vie animale, à chaque instant surpassée par celle de l'organique, laisse naître sans cesse des actes auxquels la volonté est presqu'étrangère, et qui, trop souvent, entraînent après eux les regrets amers, qui se font sentir lorsque la vie animale reprend son empire. Dans l'autre, c'est cette vie qui est supérieure à la première ; alors tous les phénomènes relatifs aux sensations, à la perception, à l'intelligence, semblent s'agrandir aux dépens des passions qui restent dans un silence auquel l'organisation de l'individu les condamne (1). Alors la volonté

(1) Quel paradoxe !! Si l'intelligence s'agrandit pour sortir des bornes ordinaires, ce n'est pas à coup sûr dans le calme des passions ; c'est toujours, au contraire, sur leurs ailes que le génie prend son essor pour arriver aux plus étonnantes conceptions. Croira-t-on que Démosthène fut exempt de passions lorsqu'il prononça ses Philippiques, et que l'auteur

préside à tout; les muscles locomoteurs sont dans une continuelle dépendance du cerveau, tandis que dans le cas précédent ce sont principalement les organes gastriques et pectoraux qui les mettent en jeu (1).

L'homme dont la constitution est la plus heureuse et en même temps la plus rare, est celui qui a ses deux vies dans une espèce d'équilibre, dont les deux centres, cérébral et épigastrique, exercent l'un sur l'autre une égale action (2), chez qui les passions animent, échauffent, exaltent les phénomènes intellectuels, sans en envahir le domaine, et qui trouve dans son jugement un obstacle qu'il est toujours maître d'opposer à leur impétueuse influence.

C'est cette influence des passions sur les actes de la vie animale, qui compose ce qu'on nomme le caractère, lequel, comme le tempérament, appartient manifestement à la vie organique : aussi en a-t-il les divers attributs ; tout ce qui en émane est, pour ainsi

---

des lettres brûlantes d'Héloïse et d'Abeilard fut un homme indifférent en amour! Concluons donc que lorsque *l'organisation d'un individu condamne les passions au silence*, elle condamne aussi son intelligence à rester dans des bornes étroites.

(1) Les organes gastriques et pectoraux, non contens de ne plus dépendre de l'influence cérébrale, pourraient se substituer eux-mêmes au cerveau, pour présider à la vie animale!!! On se moque de nous.

(2) Il n'y a qu'un moment que le centre épigastrique n'existait point, ou du moins son existence était tellement équivoque, que nous ne savions trop qu'en faire, ni où le placer; et le voilà maintenant devenu si robuste, qu'il peut lutter ou entrer en équilibre avec l'organe cérébral. (*Voy.* le titre de ce §, p. 90).

dire, involontaire. Nos actes extérieurs forment un tableau dont le fond et le dessin sont à la vie animale, mais sur lequel la vie organique répand la nuance et le coloris des passions. Or, cette nuance, ce coloris, c'est le caractère (1).

Tous les philosophes ont presque remarqué cette prédominance alternative des deux vies; Platon, Marc-Aurèle, saint Augustin, Bacon, saint Paul, Leibnitz, Vanhelmont, Buffon, etc., ont reconnu en nous deux espèces de principes : par l'un nous maîtrisons tous nos actes moraux, l'autre semble les produire involontairement. Qu'est-il besoin de vouloir, comme la plupart d'entr'eux, rechercher la nature de ces principes? Observons les phénomènes, analysons les rapports qui les unissent les uns aux autres, sans remonter à leurs causes premières.

ARTICLE SEPTIÈME.

Différences générales des deux vies, par rapport aux forces vitales.

La plupart des médecins qui ont écrit sur les propriétés vitales, ont commencé par en rechercher le

(1) Cette définition du caractère est des plus ingénieuses; la formule en est séduisante; mais si nous la rapprochons de celle qui, naguères, nous présentait l'absence des passions comme la condition la plus favorable au développement des facultés intellectuelles, on verra qu'elle en est la réfutation la plus complète.

principe ; ils ont voulu descendre de l'étude de sa nature à celle de ses phénomènes, au lieu de remonter de ce que l'observation indique, à ce que la théorie suggère. L'âme de Stahl, l'archée de Vanhelmont, le principe vital de Barthez, la force vitale de quelques-uns, etc., tour à tour considérés comme centre unique de tous les actes qui portent le caractère de la vitalité, ont été tour à tour la base commune où se sont appuyées, en dernier résultat, toutes les explications physiologiques. Chacune de ces bases s'est successivement écroulée, et au milieu de leurs débris sont restés seuls les faits que fournit la rigoureuse expérience sur la sensibilité et la motilité (1).

Telles sont, en effet, les étroites limites de l'entendement humain, que la connaissance des causes premières lui est presque toujours interdite. Le voile épais qui les couvre, enveloppe de ses innombrables replis quiconque tente de le déchirer.

Dans l'étude de la nature, les principes sont, comme l'a observé un philosophe, certains résultats généraux des causes premières, d'où naissent d'innombrables résultats secondaires : l'art de trouver l'enchaînement des premiers avec les seconds, est celui de tout esprit judicieux. Chercher la connexion des causes premières avec leurs effets généraux, c'est

(1) Ne perdons pas de vue que celui qui nous tient un langage si sévère n'aborde lui-même l'observation des faits qu'avec une théorie toute prête. Nous avons vu, dès les premières pages de ce livre, que la distinction des deux vies était un parti pris d'avance ; et jusqu'ici, nous avons cherché vainement quelque chose qui pût ressembler à une démonstration.

marcher en aveugle dans un chemin où mille sentiers mènent à l'erreur.

Que nous importe d'ailleurs la connaissance de ces causes ? Est-il besoin de savoir ce que sont la lumière, l'oxigène, le calorique, etc., pour en étudier les phénomènes ? De même, ne peut-on, sans connaître le principe de la vie, analyser les propriétés des organes qu'elle anime ? Faisons, dans la science des animaux, comme les métaphysiciens modernes dans celle de l'entendement ; supposons les causes, et ne nous attachons qu'à leurs grands résultats.

§ I. *Différence des forces vitales d'avec les lois physiques.*

En considérant sous ce rapport les lois vitales, le premier aperçu qu'elles nous offrent, c'est la remarquable différence qui les distingue des lois physiques. Les unes, sans cesse variables dans leur intensité, leur énergie, leur développement, passent souvent avec rapidité du dernier degré de prostration au plus haut point d'exaltation, s'accumulent et s'affaiblissent tour à tour dans les organes, et prennent, sous l'influence des moindres causes, mille modifications diverses. Le sommeil, la veille, l'exercice, le repos, la digestion, la faim, les passions, l'action des corps environnant l'animal, etc., tout les expose à chaque instant à de nombreuses révolutions. Les autres, au contraire, fixes, invariables, constamment les mêmes dans tous les temps, sont la source d'une série de phénomènes toujours uniformes. Comparez la faculté vitale de sentir, à la faculté physique d'attirer, vous verrez l'attraction être toujours en raison de la masse du corps brut où on l'observe, tandis que la sensibilité change sans cesse de proportion dans la même partie organique et dans la même masse de matière.

L'invariabilité des lois qui président aux phénomènes physiques, permet de soumettre au calcul toutes les sciences qui en sont l'objet; tandis qu'appliquées aux actes de la vie, les mathématiques ne peuvent jamais offrir de formules générales. On calcule le retour d'une comète, les résistances d'un fluide parcourant un canal inerte, la vitesse d'un projectile, etc.; mais calculer, avec Borelli, la force d'un muscle, avec Keil, la vitesse du sang, avec Jurine, Lavoisier, etc., la quantité d'air entrant dans le poumon, c'est bâtir sur un sable mouvant un édifice solide par lui-même, mais qui tombe bientôt faute de base assurée (1).

Cette instabilité des forces vitales, cette facilité

(1) Les mouvemens par lesquels la vie se manifeste, sont assujettis aux mêmes lois que les vitesses imprimées aux corps bruts, avec cette différence que dans ces derniers, les élémens de la force du moteur, et ceux de la résistance qu'oppose le mobile, sont toujours calculables, tandis que dans les mouvemens vitaux, la sensibilité, régulateur variable des forces qui les déterminent, leur donne un caractère d'instabilité qui les dérobe à toutes nos supputations. Cette différence ne change rien à la nature des phénomènes qui leur sont communs; ils n'en démontrent pas moins le mouvement. Renonçons, si vous voulez, à fixer par des calculs les variations qu'éprouvent ceux de la vie; mais n'inscrivons pas dans cette lacune, que notre insuffisance ne nous permet pas de remplir, des qualités merveilleuses qui les rendent étrangers aux lois de la physique.

qu'elles ont de varier à chaque instant en plus ou en moins, impriment à tous les phénomènes vitaux un caractère d'irrégularité qui les distingue des phénomènes physiques, remarquables par leur uniformité : prenons pour exemple les fluides vivans et les fluides inertes. Ceux-ci, toujours les mêmes, sont connus quand ils ont été analysés une fois avec exactitude ; mais qui pourra dire connaître les autres d'après une seule analyse, ou même d'après plusieurs faites dans les mêmes circonstances? On analyse l'urine, la salive, la bile, etc., prises indifféremment sur tel ou tel sujet, et de leur examen résulte la chimie animale ; soit : mais ce n'est pas là la chimie physiologique ; c'est, si je puis parler ainsi, l'anatomie cadavérique des fluides. Leur physiologie se compose de la connaissance des variations sans nombre qu'éprouvent les fluides suivant l'état de leurs organes respectifs.

L'urine n'est point après le repas ce qu'elle est après le sommeil; elle contient, dans l'hiver, des principes qui lui sont étrangers dans l'été, où les excrétions principales se font par la peau ; le simple passage du chaud au froid peut, en supprimant la sueur, en affaiblissant l'exhalation pulmonaire, faire varier sa composition. Il en est de même des autres fluides : l'état des forces vitales dans les organes qui en sont la source, change à chaque instant. Ces organes doivent donc eux-mêmes éprouver des changemens continuels dans leur mode d'action, et par conséquent faire varier les substances qu'ils séparent du sang.

Qui osera croire connaître la nature d'un fluide de l'économie vivante, s'il ne l'a analysé dans l'enfant, l'adulte et le vieillard, dans la femme et dans l'homme, dans les saisons diverses, pendant le calme de l'âme et l'orage des passions qui, comme nous l'avons vu, en influencent si manifestement la nature, à l'époque des évacuations menstruelles, etc.? Que serait-ce, s'il fallait connaître aussi les altérations diverses dont ces fluides sont susceptibles dans les maladies?

L'instabilité des forces vitales a été l'écueil où sont venus échouer tous les calculs des physiciens médecins du siècle passé. Les variations habituelles des fluides vivans, qui dérivent de cette instabilité, pourraient bien être un obstacle non moins réel aux analyses des chimistes médecins de celui-ci.

Il est facile de voir, d'après cela, que la science des corps organisés doit être traitée d'une manière toute différente de celles qui ont les corps inorganiques pour objet. Il faudrait, pour ainsi dire, y employer un langage différent; car la plupart des mots que nous transportons des sciences physiques dans celle de l'économie animale ou végétale, nous y rappellent sans cesse des idées qui ne s'allient nullement avec les phénomènes de cette science.

Si la physiologie eût été cultivée par les hommes avant la physique, comme celle-ci l'a été avant elle, je suis persuadé qu'ils auraient fait de nombreuses applications de la première à la seconde, qu'ils auraient vu les fleuves coulant par l'action tonique de leurs rivages, les cristaux se réunissant par l'excitation qu'ils exercent sur leur sensibilité réciproque, les planètes se mouvant parce qu'elles s'irritent réciproquement à de grandes distances, etc. Tout cela paraîtrait bien éloigné de la raison, à nous qui ne voyons que la pesanteur dans ces phénomènes; pourquoi ne serions-nous pas aussi voisins du ridicule, lorsque nous arrivons avec cette même pesanteur, avec les affinités, les compositions chimiques, et un langage tout basé sur ces données fondamentales, dans une science où elles n'ont que la plus obscure influence? La physiologie eût fait plus de progrès, si chacun n'y eût pas porté des idées empruntées des sciences que l'on appelle *accessoires*, mais qui en sont essentiellement différentes.

La physique, la chimie, etc., se touchent, parce que les mêmes lois président à leurs phénomènes; mais un immense intervalle les sépare de la science des corps organisés, parce qu'une énorme différence existe entre leurs lois et celles de la vie. Dire que la physiologie est la physique des animaux, c'est en donner une idée extrêmement inexacte; j'aimerais autant dire que l'astronomie est la physiologie des astres (1).

---

(1) L'analyse des fluides inertes, comme celle des fluides vivans, donne des produits constans et des produits variables; dans l'un et l'autre cas, on note les premiers pour servir de règle, et les seconds, pour indiquer les exceptions. De même que dans les fluides des animaux, les agens chimiques ne décèlent pas toujours, dans l'eau d'un fleuve, la présence de toutes les substances que celle d'un autre fleuve contient en dissolution, ou du moins ils nous les y montrent dans des proportions et des combinaisons différentes. On sait qu'un grand nombre de circonstances, et principalement les variations météorologiques, produisent sur ce liquide pris dans le même torrent, des changemens qui rendent les résultats de l'analyse bien différens; ne pourrions-nous pas, à notre tour, nommer *physiologie des fleuves*, la connaissance des causes de ces variations? Mais n'exagérons pas, et disons seulement: que

Mais c'est trop s'arrêter à une simple digression (1); revenons aux forces vitales, considérées sous le rapport des deux vies de l'animal.

§ II. *Différence des propriétés vitales d'avec celles de tissu.*

En examinant les propriétés de tout organe vivant, on peut les distinguer en deux espèces : les unes tien-

---

vouloir isoler les phénomènes de la vie des phénomènes universels, par la seule raison que nous ne pouvons suivre les rapports qui les unissent, ce serait donner dans une erreur d'autant plus grave, qu'elle ferait le désespoir du physiologiste; et certes, l'examen du corps des animaux nous montre à tout pas, soit dans la longueur des muscles, et la combinaison de leurs points d'attache sur les divers mobiles ; soit dans la progression et la station des liquides, etc., le développement parfait des différentes lois de la physique. Elles reçoivent des modifications, il est vrai, de l'agent inconnu qui détermine constamment leur application, mais cela ne change rien à leur nature; la qualité du mouvement dépend toujours du genre de levier employé à le produire, et sa quantité, de la force d'impulsion qui le détermine à masses égales ; dès-lors, les lois de la dynamique nous fournissent tous les moyens de l'apprécier.

Concluons donc, que le jeu de la machine animale, bien loin de pouvoir être envisagé comme une exception générale aux lois de la physique, nous présente au contraire, considéré dans l'homme et les espèces voisines, la plus savante, la plus admirable combinaison de ces mêmes lois ; que la physiologie n'est véritablement digne du nom de science, que lorsque son objet est ainsi déterminé ; sortez de là, l'astrologie marche de pair avec elle.

(1) Cette digression renferme cependant une profession de

nent immédiatement à la vie, commencent et finissent avec elle, ou plutôt en forment le principe et l'essence; les autres n'y sont liées qu'indirectement, et paraissent plutôt dépendre de l'organisation, de la texture des parties.

La faculté de sentir, celle de se contracter spontanément, sont des propriétés vitales. L'extensibilité, la faculté de se resserrer lorsque l'extension cesse, voilà des propriétés de tissu; celles-ci, il est vrai, empruntent de la vie un surcroît d'énergie, mais elles restent encore aux organes après qu'elle les a abandonnés, et

---

foi, trop importante pour la passer sous silence. D'abord, pourquoi le langage consacré aux sciences exactes ne conviendrait-il pas à la physiologie? Serait-ce son obscurité dans quelques uns des phénomènes qu'elle embrasse, qui nécessiterait un langage mystique encore plus obscur, à la faveur duquel des hypothèses révoltantes nous seraient présentées comme des faits avérés? La science de la vie, de même que les autres sciences, ne peut admettre d'autre mode de procéder que du connu à l'inconnu; là, comme partout ailleurs, nous ne pourrons saisir ce que nous ne savons pas, qu'en l'associant à ce que nous savons; et rien n'est su, rien par conséquent ne mérite le nom de science, que ce que nous apprennent des démonstrations analogues à celles de la physique et des mathématiques. La physiologie diffère de la physique proprement dite, en ce qu'elle se propose la connaissance des phénomènes qui font l'objet de cette dernière, considérés dans les corps vivans, ou plutôt elle n'en diffère pas; c'est, si je puis m'exprimer ainsi, la physique transcendante; et la supposition que les hommes eussent pu la cultiver avant la physique elle-même, serait aussi absurde que celle qui établirait que le calcul infinitésimal de Newton eût pu précéder les premières notions des nombres.

la décomposition de ces organes est le terme unique de leur existence. Je vais d'abord examiner les propriétés vitales (1).

---

(1) Qu'entend-on par *propriétés vitales* et par *propriétés de tissus?* Je conçois très-bien ces dernières, parce que la matière a des propriétés générales qui lui sont inhérentes sous quelque forme qu'elle se présente. L'extension et la contraction des tissus s'opèrent donc en vertu d'une de ces propriétés qu'on nomme l'élasticité, propriété qui n'appartient pas aux tissus comme tissus, mais à la matière comme ayant la forme de tissus; et elle lui appartiendra au degré attaché à cette forme tant qu'elle la conservera. Cela posé, la faculté de sentir et celle de se mouvoir spontanément qui en dérive, sont-elles des propriétés de la portion de matière qui forme les parties dans lesquelles on les rencontre? Non, sans doute, puisque nous savons qu'elle n'en jouissait pas avant de les constituer, et qu'elles doivent l'abandonner à une époque plus ou moins éloignée qu'on appelle *la mort*. De quoi sont-elles donc propriétés? Le nom de propriétés vitales qu'on leur donne nous l'apprend-il? Veut-on dire par là que ce soient des propriétés de la vie? Qu'est-ce donc enfin que la vie? Je trouve partout ce mot et jamais la chose qu'il devrait représenter. Ce que je trouve quand je la cherche, ce sont ces deux facultés qui, par l'accord de l'une comme cause primitive, avec l'autre, comme cause immédiate, donnent lieu à un mouvement qui, dans les animaux, doit durer un certain temps sans interruption; et alors, je ne suis pas tenté de dire qu'elles soient les propriétés du mouvement qu'elles produisent, parce que je dirais une énorme sottise. Je ne dirai pas non plus qu'elles soient les propriétés en vertu desquelles le mouvement a lieu, parce que, si je cherche la propriété je trouve l'acte, et quand l'acte a cessé, la propriété n'est plus. Mais un mot que nous ne pouvons cependant pas remplacer, change tout; quand on a prononcé celui de *vie*, qu'on ne parvient à définir qu'en le répétant lui-même, on a eu le pouvoir magique d'élever au-dessus des phé-

§ III. *Des deux espèces de sensibilité, animale et organique.*

Il est facile de voir que les propriétés vitales se réduisent à celles de sentir et de se mouvoir : or, chacune d'elles porte dans les deux vies un caractère différent. Dans la vie organique, la sensibilité est la faculté de recevoir une impression ; dans la vie animale, c'est la faculté de recevoir une impression, plus de la rapporter à un centre commun. L'estomac est sensible à la présence des alimens, le cœur à l'abord du sang, le conduit excréteur au contact du fluide qui lui est propre : mais le terme de cette sensibilité est dans l'organe même ; elle n'en dépasse pas les limites. La peau,

---

nomènes matériels, quoi ? un être imaginaire, inconcevable, dont toute la réalité est dans le nom qu'on lui donne. Cet être fantastique a pourtant le privilége de réduire ces mêmes phénomènes à la très-humble condition d'être ses propriétés ; et l'on torture tous les faits pour les assortir avec ce mot bizarre. L'introduction d'un nouveau mot suprême qui régnât sur celui de *vie*, comme on fait régner ce dernier sur les phénomènes matériels, prolongerait nécessairement la hiérarchie ; supposons, par exemple, celui d'*immortalité;* alors la vie elle-même ne serait plus que la propriété par laquelle nous serions immortels ; et ainsi de suite pour tous les mots qu'il nous plairait de superposer.

Concluons donc que la sensibilité et la contractilité ne sont pas plus *propriétés vitales*, que la vie n'est *propriété sensitive* et *contractile* : parce qu'il n'y a pas plus des deux premières sans vie, qu'il n'y a de vie sans elles ; que si l'on dit *propriétés vitales* en ce sens, qu'elles ne sont qu'autant que la vie est, on pourra dire aussi que la vie n'est qu'autant qu'elles sont.

les yeux, les oreilles, les membranes du nez, de la bouche, toutes les surfaces muqueuses à leur origine, les nerfs, etc., sentent l'impression des corps qui les touchent, et la transmettent ensuite au cerveau, qui est le centre général de la sensibilité de ces divers organes.

Il est donc une sensibilité organique, et une sensibilité animale : sur l'une roulent tous les phénomènes de la digestion, de la circulation, de la sécrétion, de l'exhalation, de l'absorption, de la nutrition, etc.; elle est commune à la plante et à l'animal; (1) le zoophyte

(1) Les fonctions vitales du végétal s'exercent bien en vertu d'une faculté qui a reçu le nom de *sensibilité ;* mais avons-nous assez de preuves de son identité avec celle qui préside aux fonctions analogues dans l'animal, pour dire que ce ne soit qu'une même faculté qui leur est commune ? On ne pourrait être convaincu de cela que par des données sur la sensibilité végétale, équivalentes à celles que nous fournissent les nerfs sur le mode de sensibilité dit organique dans l'animal. Comme nous ne les avons pas, nous ne pourrions émettre, à ce sujet, que des opinions conjecturales, qu'aucune preuve valable ne viendrait fortifier.

Est-il bien démontré que, dans les animaux eux-mêmes, l'influence nerveuse préside aux phénomènes vitaux proprement dits ? Jetons un coup-d'œil rapide sur l'état actuel de cette question. Tout le monde sait que Haller ayant interrompu toute communication entre le cerveau et le cœur, par la section des nerfs qui vont à ce dernier, par celle de la moelle épinière au cou, et même par la décapitation, vit continuer, en établissant au moyen d'un soufflet, une respiration artificielle, vit continuer, dis-je, les mouvemens du cœur comme auparavant, et crut par là avoir prouvé sans réplique que ces mêmes mouvemens étaient indépendans de la puissance ner-

en jouit comme le quadrupède le plus parfaitement organisé. De l'autre découlent les sensations, la perception, ainsi que la douleur et le plaisir qui les modifient. La perfection des animaux est, si je puis parler ainsi, en raison de la dose de cette sensibilité qu'ils ont reçue en partage. Cette espèce n'est point l'attribut du végétal.

La différence de ces deux espèces de forces sensitives est surtout bien marquée par la manière dont elles finissent dans les morts violentes qui frappent l'a-

---

veuse. Mais Legallois a démontré depuis que le cerveau n'est pas, comme le prétendait Haller, la source unique de cette même puissance, puisque dans un animal qui survécut également aux mutilations dont nous venons de parler, les mouvemens du cœur cessèrent néanmoins aussitôt qu'il eût détruit la moëlle épinière avec une aiguille introduite dans le canal vertébral.

Cependant, le fœtus acéphale à terme, qui avait donné des signes de vie, deux jours avant son expulsion de la matrice, dont l'histoire est consignée dans la thèse de M. Lallemand, nous présente, par l'absence de toute la substance cérébrale et du prolongement rachidien, un fait dont les conséquences sembleraient détruire à leur tour celles de l'expérience de Legallois. On remarquait dans ce fœtus, que l'origine des nerfs vertébraux sans être flétrie, non plus que les nerfs eux-mêmes, flottait librement dans le lieu correspondant au canal rachidien qui n'existait pas. Nul doute qu'il avait vécu depuis la destruction du cerveau et des prolongemens médullaires, puisqu'il n'y avait pas commencement de décomposition, et qu'il avait exécuté des mouvemens peu de jours auparavant. Où s'était donc réfugiée chez lui *la source de la puissance nerveuse*? Ce ne pouvait être que dans les ganglions d'origine des nerfs, et chacun de ces ganglions remplissait alors les fonctions de centre nerveux, que Bichat attribue à ceux du grand nerf sympathique;

nimal d'un coup subit. Alors en effet la sensibilité animale s'anéantit sur-le-champ. Plus de trace de cette faculté dans l'instant qui succède à une forte commotion, à une grande hémorrhagie, à l'asphyxie; mais la sensibilité organique lui survit plus ou moins longtemps. Les lymphatiques absorbent encore; le muscle sent également l'aiguillon qui l'excite; les ongles et les poils peuvent aussi se nourrir encore, être sensibles par conséquent aux fluides qu'ils puisent dans la peau, etc.

---

et certes ici, ce n'était plus une supposition, l'indépendance de chacun de ces *petits cerveaux* était bien manifeste.

On pourrait comparer cette surprenante disposition du système nerveux avec celle que les renflemens ou ganglions de la moelle nerveuse nous présentent dans les vers. L'indépendance de chacun d'eux y est également bien démontrée, puisque l'animal, partagé en autant de morceaux qu'il offre de nœuds dans sa longueur, peut se reproduire tout entier le même nombre de fois. Si de telles apparences suffisaient pour autoriser une opinion décisive, on pourrait conclure de ce singulier rapprochement, que les ganglions d'origine des nerfs représentent ces renflemens nerveux; et dès-lors, le titre de *petits cerveaux*, pourrait convenir, jusqu'à un certain point à ces ganglions. Tout semble nous prouver, au contraire, que ceux du grand nerf sympathique, loin d'être les dispensateurs de la sensibilité, sont destinés à émousser cette faculté dans l'innombrable quantité de rameaux qu'envoient les plexus aux organes chargés du mécanisme de la vie; d'où il résulterait: que si ces organes constituent une vie particulière, l'essence de cette vie est d'être entièrement négative; et certes, on n'a pas pu vouloir pénétrer jusque là dans l'absurde. Il est facile de deviner les conséquences qu'on aurait voulu déduire d'une telle fiction; nous voyons cependant l'échafaudage rester, en quelque sorte, suspendu dans les airs, sans avoir aucune liaison avec les autres parties du roman physiologique.

Ce n'est qu'au bout d'un temps, souvent assez long, que toutes les traces de cette sensibilité se sont effacées, tandis que l'anéantissement de l'autre a été subit, instantané.

Quoiqu'au premier coup d'œil ces deux sensibilités, animale et organique, présentent une différence notable, cependant leur nature paraît être essentiellement la même; l'une n'est probablement que le maximum de l'autre. C'est toujours la même force qui, plus ou moins intense, se présente sous divers caractères (1) : les observations suivantes en sont une preuve.

Il y a diverses parties dans l'économie où ces deux facultés s'enchaînent et se succèdent d'une manière insensible : l'origine de toutes les membranes muqueuses en est un exemple. Nous avons la sensation du trajet des alimens dans la bouche et l'arrière-bouche; cette sensation s'affaiblit dans le commencement de l'œsophage, devient presque nulle dans son milieu, disparaît à sa fin et sur l'estomac, où reste seule la sensibilité organique; même phénomène dans l'urètre, dans les parties génitales, etc. Au voisinage de la peau, il y a sensibilité animale, qui diminue peu à peu, et devient organique dans l'intérieur des parties.

---

(1) Si c'est toujours la même force, que devient donc celle par laquelle les ganglions, *ces foyers particuliers*, *ont une action indépendante et isolée* (pag. 91)? Comment pourrons-nous établir cette indépendance et cet isolement d'action, si la force qui détermine celle-ci n'appartient pas à chacun d'eux? Comment les ganglions donneront-ils aux organes qu'ils pourvoient de nerfs, un principe de vie qu'ils n'ont pas?

Divers excitans appliqués au même organe, peuvent alternativement y déterminer l'un et l'autre modes de sensibilité. Irrités par les acides, par les alcalis très-concentrés, ou par l'instrument tranchant, les ligamens ne transmettent point au cerveau la forte impression qu'ils reçoivent. Mais sont-ils tordus, distendus, déchirés, une vive sensation de douleur en est le résultat. J'ai constaté, par diverses expériences, ce fait publié dans mon *Traité des Membranes*; en voici un autre de même genre, que j'ai observé depuis. Les parois artérielles sensibles, comme on sait, au sang qui les parcourt, sont le terme de leur sentiment qui ne se propage point au sensorium : injectez dans ce système un fluide étranger, l'animal, par ses cris, témoigne qu'il en ressent l'impression.

Nous avons vu que le propre de l'habitude était d'agir en émoussant la vivacité du sentiment, de transformer en sensations indifférentes toutes celles de plaisir ou de peine; par exemple, les corps étrangers font sur les membranes muqueuses une impression pénible dans les premiers jours de leur contact; ils y développent la sensibilité animale; mais peu à peu elle s'use, et l'organique seule subsiste. Ainsi l'urètre ressent la sonde tandis qu'elle y séjourne, puisque ce séjour est constamment accompagné d'une plus vive action des glandes muqueuses, d'où naît une espèce de catarrhe; mais l'individu n'a que, dans les premiers momens, la conscience douloureuse de son contact.

Chaque jour l'inflammation, en exaltant dans une partie la sensibilité organique, la transforme en sensibilité animale. Ainsi les cartilages, les membranes séreuses, etc., qui, dans l'état ordinaire, n'ont que l'obscur sentiment nécessaire à leur nutrition, se pénètrent alors d'une sensibilité animale, souvent plus vive que celle des organes auxquels elle est naturelle. Pourquoi? parce que le propre de l'inflammation est d'accumuler les forces dans une partie, et que cette accumulation suffit pour changer le mode de la sensibilité organique, qui ne diffère de l'animale que par sa moindre proportion.

D'après toutes ces considérations, il est évident que la distinction établie ci-dessus dans la faculté de sentir, porte, non sur sa nature qui est par-tout la même, mais sur les modifications diverses dont elle est susceptible. Cette faculté est commune à tous les organes; tous en sont pénétrés, aucun n'est insensible; elle forme leur véritable caractère vital; mais plus ou moins abondamment répartie dans chacun, elle donne un mode d'existence différent : aucun n'en jouit dans la même proportion; elle a mille degrés divers (1).

---

(1) Voilà maintenant les deux sensibilités presque confondues en une seule : il y en a bien encore deux si vous voulez, mais leurs caractères distinctifs sont comme ces feux follets qui nous échappent quand nous croyons être sur le point de les saisir. Ici, *elles s'enchaînent et se succèdent d'une manière insensible* dans la même partie ; là, *divers excitans appliqués au même organe peuvent alternativement y déterminer l'un et l'autre mode de sensibilité ;* tantôt c'est l'*habitude qui transforme la sensibilité animale en sensibilité organique;* plus loin, *l'organique exaltée par l'inflammation, se transforme en animale par l'accumulation des forces dans une partie ;* théorème dont le génie réformateur s'est emparé pour décider que « l'inflammation consiste dans la précipitation de l'action organique du système capillaire sanguin. » On convient bien

Dans ces variétés, il est une mesure au-dessus de laquelle le cerveau en est le terme, et au-dessous de laquelle l'organe seul excité, reçoit et perçoit la sensation, sans la transmettre.

Si, pour rendre mon idée, je pouvais me servir d'une expression vulgaire, je dirais que, distribuée à

---

qu'à partir de l'excès du plaisir et de la douleur jusqu'à l'impassibilité la plus complète, la sensibilité ne forme qu'une longue chaîne des divers degrés de la même faculté ; mais comme il y a un point où la conscience intellectuelle cesse, et où, par conséquent, l'indifférence va commencer, c'est ce point lui-même qui sert de ligne de démarcation, ligne tracée bien arbitrairement, à la vérité, puisqu'on avoue que les organes qui occupent les derniers chaînons de la sensibilité, peuvent momentanément occuper les premiers *et vice versa*. N'importe: une vie animale *régulière* et *harmonique*, une vie organique *irrégulière* et *discordante* ont été établies à grands frais, il faut, à tout prix, pour chacune d'elles, une sensibilité analogue et qui porte le même nom ; le cerveau et ses prolongemens d'une part; l'ensemble des ganglions du grand nerf sympathique de l'autre, seront leurs foyers respectifs. Nous trouverons bien chemin faisant, comme nous venons de le voir, les deux degrés de sensibilité établis à rebours de notre doctrine; alors, sans nous désister de nos deux facultés sensitives, nous esquiverons la difficulté en disant que leurs différences ne roulent plus sur leur nature qui est la même, mais sur leur intensité, dont nous reconnaîtrons *mille degrés* s'il le faut, sans nous embarrasser si l'on n'exigera pas que nous reconnaissions le même nombre de sensibilités (car ces *mille degrés* doivent être autant de nuances de la même intensité), pourvu qu'on ne nous demande pas, si être de la même nature, c'est avoir une origine commune ; nous ne nous expliquerons pas à ce sujet ; seulement, il ne sera plus question des ganglions comme centres nerveux.

telle dose dans un organe, la sensibilité est animale, et qu'à telle autre dose inférieure, elle est organique (*); or, ce qui varie la dose de sensibilité, c'est tantôt l'ordre naturel : ainsi la peau, les nerfs sont supérieurs, sous ce rapport, aux tendons, aux cartilages, etc.; tantôt ce sont les maladies; ainsi, en doublant la dose de sensibilité des seconds, l'inflammation les égale, les rend même supérieurs aux premiers. Comme mille causes peuvent à chaque instant exalter ou diminuer cette force dans une partie, elle peut à chaque instant être animale ou organique. Voilà pourquoi les auteurs qui en ont fait l'objet de leurs expériences, ont eu des résultats si divers; pourquoi les uns trouvent insensibles la dure-mère, le périoste, etc., où d'autres observent une extrême sensibilité.

§ IV. *Du rapport qui existe entre la sensibilité de chaque organe, et les corps qui lui sont étrangers.*

Quoique la sensibilité soit sujette dans chaque organe à des variétés continuelles, cependant chacun pa-

---

(*) Ces expressions *dose*, *somme*, *quantité* de sensibilité, sont inexactes en ce qu'elles présentent cette faculté vitale sous le même point de vue que les forces physiques, que l'attraction, par exemple, en ce qu'elles nous la montrent comme susceptible dê'tre calculée, etc. Mais, faute de mots créés pour une science, il faut bien, afin de se faire entendre, en emprunter dans les autres sciences. Il en est de ces expressions, comme des mots *souder*, *coller*, *décoller*, *etc.*, qu'on emploie à défaut d'autres pour le système osseux, et qui présenteraient réellement des idées très-inexactes, si l'esprit n'en corrigeait le sens.

raît en avoir une somme primitivement déterminée, à laquelle il revient toujours à la suite de ces alternatives d'augmentation et de diminution; à peu près comme dans ces oscillations diverses, le pendule reprend constamment la place où le ramène sa pesanteur.

C'est cette somme de sensibilité déterminée pour chaque organe, qui compose spécialement sa vie propre: c'est elle qui fixe la nature de ses rapports avec les corps qui lui sont étrangers, mais qui se trouvent en contact avec lui. Ainsi la somme ordinaire de sensibilité de l'urètre le met en rapport avec l'urine; mais si cette somme augmente, comme dans l'érection portée à un haut degré, le rapport cesse, le canal se soulève contre ce fluide, et ne se laisse traverser que par la semence qui n'est point à son tour en rapport avec la sensibilité de l'urètre dans l'état de non-érection.

Voilà comment la somme déterminée de sensibilité des conduits de Stenon, de Varthon, cholédoque, pancréatique, de tous les excréteurs en un mot, exactement analogue à la nature des fluides qui les parcourent, mais disproportionnée à celle des autres, ne permet point à ceux-ci d'y pénétrer, fait qu'en passant au devant d'eux, ils en occasionnent le spasme, le froncement, lorsque quelques-unes de leurs molécules s'y engagent. Ainsi le larynx se soulève-t-il contre tout corps, autre que l'air, qui s'y introduit accidentellement.

Par là les excréteurs, quoiqu'en contact sur les surfaces muqueuses, avec une foule de fluides divers qui passent ou séjournent sur ces surfaces, ne s'en trouvent jamais pénétrés. Voilà encore comment les bouches des lactés ouvertes dans les intestins, n'y puisent que le chyle, et n'absorbent point les fluides qui se trouvent mêlés à lui, fluides avec lesquels leur sensibilité n'est point en rapport.

Ce n'est pas seulement entre les sommes diverses de la sensibilité des organes, et les divers fluides du corps qu'existent ces rapports, ils peuvent encore s'exercer entre les corps extérieurs et nos différentes parties. La somme déterminée de sensibilité de la vessie, des reins, des glandes salivaires, etc., a une analogie spéciale avec les cantharides, le mercure, etc.

On pourrait croire que dans chaque organe la sensibilité prend une modification, une nature particulières, et que c'est cette diversité de nature qui constitue la différence des rapports des organes avec les corps étrangers qui les touchent. Mais une foule de considérations prouve que la différence porte, non sur la nature, mais sur la somme, la dose, la quantité de sensibilité, si on peut appliquer ces mots à une propriété vitale : voici ces considérations.

Les orifices absorbans des surfaces séreuses baignent quelquefois des mois entiers dans le fluide des hydropisies, sans y rien puiser. Que l'action des toniques, que l'effort de la nature y exaltent la sensibilité, elle se met, si je puis m'exprimer ainsi, en équilibre avec le fluide, et alors l'absorption se fait. La résolution des tumeurs présente le même phénomène : tant que les forces de la partie sont affaiblies, les lymphatiques refusent d'admettre les substances extravasées dans ces tumeurs. Que la somme de ces forces soit doublée, triplée au moyen des résolutifs, bientôt la tumeur a disparu par l'action des lymphatiques.

Sur ce principe repose l'explication de tous les phénomènes des résorptions de pus, de sang et autres fluides que les lymphatiques prennent tantôt avec une sorte d'avidité, et qu'ils refusent tantôt de recevoir, suivant que la somme de leur sensibilité est ou n'est pas en rapport avec eux.

L'art du médecin, dans l'application des résolutifs, est de trouver le terme moyen, et d'y ramener les vaisseaux, soit en leur ajoutant des forces nouvelles, soit en retranchant en partie celles dont ils sont pourvus, suivant que leur somme de sensibilité est inférieure ou supérieure au degré qui les met en rapport avec les fluides à absorber. C'est ainsi que les résolutifs peuvent être également pris, suivant les circonstances, et dans la classe des remèdes qui fortifient et dans celle des médicamens qui affaiblissent.

Toute la théorie des inflammations se lie aussi aux idées que nous présentons ici. On sait que le système des canaux où circule le sang, donne naissance à une foule d'autres petits vaisseaux qui n'admettent que la portion séreuse de ce fluide, comme l'exhalation le prouve sans réplique. Pourquoi les globules rouges n'y passent-ils pas, quoiqu'il y ait continuité? Ce n'est point par la disproportion du diamètre, comme Boerhaave l'avait cru : la largeur des vaisseaux blancs serait double, triple de celle des vaisseaux rouges, que les globules de cette couleur n'y passeraient pas, s'il n'y a un rapport entre la somme de sensibilité de ces vaisseaux et ces globules rouges, comme nous avons vu le chyme ne point passer dans le cholédoque, quoique le diamètre de ce conduit surpasse celui des molécules atténuées des alimens. Or, dans l'état naturel, la sensibilité des vaisseaux blancs étant inférieure à celle des rouges, il est évident que le rapport nécessaire à l'admission de la partie colorée ne peut exister. Mais qu'une cause quelconque exalte les forces des premiers vaisseaux, alors leur sensibilité se monte au même niveau que celle des seconds; le rapport s'établit, et le passage des fluides jusque-là repoussés, se fait avec facilité (1).

---

(1) L'accroissement de la sensibilité est bien le phénomène précurseur de l'inflammation, comme il en forme le caractère permanent; mais l'intumescence qui l'accompagne bientôt détermine nécessairement l'érection et la dilatation des vaisseaux blancs qui se rencontrent partout dans une énorme proportion. Or, puisque l'augmentation de leur diamètre n'est point nécessaire à l'intromission des globules rouges, pourquoi ne les admettent-ils jamais qu'avec lé concours de cette circonstance? Si de telles apparences sont illusoires, moins habiles que Boerhaave, nous devions tomber bien plus lourdement dans le piége. Nous sommes néanmoins réduits à croire encore sur parole cette nouvelle assertion, puisqu'elle n'est étayée d'aucune preuve, à moins qu'on ne veuille considérer comme telle, la non-admission du chyme dans le canal cholédoque; et certes, on conviendra que l'induction n'est pas heureuse; car, quoique ce canal ait des dimensions beaucoup plus considérable que celles des vaisseaux absorbans, ayant lui-même pour usage de verser continuellement la bile dans le duodenum, il serait impossible qu'il se chargeât du chyme pour le transporter dans le foie, parce qu'il faudrait supposer avant tout, que deux liquides pussent marcher en sens inverse dans le même conduit.

Une vérité que personne ne contestera, c'est que la capacité du contenant doit toujours être en rapport avec le volume de son contenu; or, nous avons, d'une part, des vaisseaux san-

Voilà comment les surfaces les plus exposées aux agens qui exaltent la sensibilité, sont aussi les plus sujettes aux inflammations locales, comme on le voit dans la conjonctive, dans le poumon, etc. Tel est alors le plus souvent, comme je l'ai dit, l'accroissement de sensibilité, que d'organique qu'elle était, elle devient animale, et transmet alors au cerveau l'impression des corps extérieurs.

L'inflammation dure tant que l'excès de sensibilité subsiste, peu à peu elle s'affaiblit et revient à son degré naturel; alors aussi les globules rouges cessent de passer dans les vaisseaux blancs, et la résolution se fait.

---

guins dont le calibre, jusque dans leurs dernières ramifications suffit en tout temps à l'admission des globules rouges; de l'autre, des vaisseaux lymphatiques qui s'abouchent aux premiers et dont l'extrême ténuité, dans l'état ordinaire, ne permet que l'introduction d'un liquide séreux émané du sang, et par conséquent, moins dense que lui. On voudrait cependant que pour expliquer, dans l'état inflammatoire, le passage du sang dans les vaisseaux blancs, nous négligeassions de tenir compte de leur dilatation (circonstance qui, dans des corps inertes, pourrait seule donner une solution satisfaisante d'un phénomène analogue), pour ne voir que la sensibilité, qui ne peut qu'être impuissante dans ce fait comme sensibilité; à moins de supposer que l'augmentation de sa *dose* dans des canaux disproportionnés à la consistance du sang, n'agit à la manière de l'attraction pour forcer ce liquide à les pénétrer.

Le vrai peut quelquefois n'être pas vraisemblable.

Mais on conviendra qu'un goût bien décidé pour le merveilleux pourrait seul faire adopter cette doctrine de l'inflammation.

On voit, d'après cela, que la théorie de l'inflammation n'est qu'une suite naturelle des lois qui président au passage des fluides dans leurs divers canaux; on conçoit aussi combien sont vides toutes les hypothèses empruntées de l'hydraulique, laquelle n'offre presque jamais d'application réelle à l'économie animale, parce qu'il n'y a nulle analogie entre une suite de tuyaux inertes, et une série de conduits vivans, dont chacun a une somme de sensibilité propre, qui le met en rapport avec tel ou tel fluide, et repousse les autres, qui peut, en augmentant ou diminuant par la moindre cause, changer de rapport, admettre le fluide qu'il rejetait, et rejeter celui qu'il admettait (1).

---

(1) Comment se fait-il que l'inflammation soit *la suite naturelle des lois qui président au passage des fluides dans leurs divers canaux*, sans cependant avoir rien de commun avec l'hydraulique; et qu'au contraire, les applications de cette dernière à l'économie animale, ne soient que de vaines hypothèses? Il est évident que tout le secret de la théorie qu'on nous propose, est renfermé dans le mot *sensibilité*, qu'il suffit de prononcer toutes les fois qu'une nouvelle difficulté se présente. Cette faculté étant la cause première du mouvement vital, point de doute que la progression des fluides qui est ce mouvement lui-même, ne lui soit subordonnée; ce qui nous donne la cause déterminante, mais non les conditions matérielles, en vertu desquelles tout mouvement s'opère; et ce serait nier l'existence et la nécessité de ces conditions, si l'on disait, contre toute évidence, *qu'il n'y a nulle analogie entre des tuyaux inertes et dès conduits vivans.* Au surplus, rien n'est plus commode que de voir tout s'opérer miraculeusement par la sensibilité, et par cela seul qu'elle est sensibilité. Lorsque son accroissement ou sa diminution sur ces conduits, déterminent l'admission ou le rejet d'un liquide donné, ne

Je ne finirais pas, si je voulais multiplier les conséquences de ces principes dans les phénomènes de l'homme vivant, en santé ou en maladie. Mes lecteurs y suppléeront facilement, et pourront agrandir le champ de ces conséquences, dont l'ensemble forme presque toutes les grandes données de la physiologie, et les points essentiels de la théorie des maladies (1).

---

vous inquiétez point si cela s'opère en détail, comme dans des tuyaux inertes, par la dilatation ou le rétrécissement préalables de ces conduits ; tout ce qu'il importe de savoir, c'est que la sensibilité, sans avoir aucun compte à vous rendre, détermine ces conduits *à admettre le fluide qu'ils rejetaient, et à rejeter celui qu'ils admettaient.* L'urètre refuse-t-il de recevoir l'urine pendant l'érection du pénis? A quoi bon l'attribuer à ce que la sensibilité de ce canal étant augmentée, le contact d'un liquide chargé de principes irritans, agit sur lui comme styptique et provoque son occlusion? On a plutôt dit que cela se fait par le bon plaisir de la sensibilité. Les toniques, pour déterminer les vaisseaux absorbans à s'emparer du liquide des hydropisies, au lieu d'agir comme on pourrait le croire, en leur donnant la force et les dimensions appropriées à la nature et à la consistance du même liquide, font beaucoup mieux que cela : ils établissent, je ne sais trop comment, l'équilibre entre ce dernier et la sensibilité, sans s'embarrasser si le mouvement ne serait pas plus efficace que le repos que suppose presque toujours l'équilibre.

(1) En quoi consistent ces principes dont on ne craint pas d'exagérer les conséquences *dans les phénomènes de l'homme vivant, en santé ou en maladie*? Nous n'avons vu jusqu'ici que la sensibilité, ce... je ne sais quoi de placé au sommet de la vie, qui échappe à toute définition et même à la pensée, condition primitive sur laquelle s'appuient tous les actes vitaux, devoir les accomplir sans le concours d'aucune disposition organique ou matérielle. De tels principes ne pouvaient être à

On demandera sans doute pourquoi, dans la distribution des diverses sommes de sensibilité, la nature n'a doué de cette propriété qu'à des degrés inférieurs les organes du dedans, ceux de la vie intérieure, tandis que ceux du dehors en sont si abondamment pourvus? pourquoi, par conséquent, chaque organe digestif, circulatoire, respiratoire, nutritif, absorbant, ne transmet point au cerveau les impressions qu'il reçoit, lorsque tous les actes de la vie animale supposent cette transmission? La raison en est simple; c'est que tous les phénomènes qui nous mettent en rapport avec les êtres voisins, devaient être, et sont en effet sous l'influence de la volonté, tandis que tous ceux qui ne servent qu'à l'assimilation, échappent, et devaient en effet échapper à cette influence. Or, pour qu'un phénomène dépende de la volonté, il faut évidemment que

---

la portée que du petit nombre de lecteurs qui devaient *agrandir* de nos jours *le champ de leurs conséquences*, et puiser *les grandes données de la physiologie, et les points essentiels de la théorie des maladies*, dans les rêves brillans d'un jeune homme sans expérience, qui désavouerait lui-même aujourd'hui de tels écarts. Eux seuls pouvaient comprendre, que si la sensibilité opère comme par enchantement tout ce qui se passe dans l'économie pendant la santé, sur elle seule devaient s'appesantir toutes les causes morbifiques, mais de telle sorte qu'agissant toujours *en plus*, elles transforment constamment la même sensibilité en *irritation;* mot fortuné, inscrit sur tous les étendards de la réforme, qui, répété d'un ton suffisant, dispense les adeptes de tout savoir! Mânes de Vanhelmont! vos ingénieuses adsurdités ne périront pas! Voyez vos *Exorbitationes*, vos *Furores archœi* renaître de leurs cendres!

nous en ayons la conscience; pour qu'il soit soustrait à son empire, il est nécessaire que cette conscience soit nulle.

§ V. *Des deux espèces de contractilités, animale et organique.*

Le mode le plus ordinaire de mouvement dans les organes animaux (1), est la contraction. Quelques parties cependant se meuvent en se dilatant : tels sont l'iris, le corps caverneux, le mamelon, etc. ; en sorte que les deux facultés générales d'où dérive la motilité spontanée, sont la contractilité et l'extensibilité active (2), qu'il faut bien distinguer de l'extensibilité passive, dont nous parlerons bientôt : l'une tient à la vie, l'autre au seul tissu des organes. Mais trop peu de données existent encore sur la nature et le mode de mouvement qui résulte de la première, un trop petit nombre d'organes nous la présente, pour que nous y ayons égard dans ces considérations générales. La contractilité seule va donc nous occuper; je renvoie, pour l'extensibilité, à ce qu'ont écrit les médecins de Montpellier.

---

(1) Que doit-on entendre par *organes animaux*? Sont-ce les organes qui appartiennent exclusivement à l'animal, ou bien ceux qui, dans ce dernier, sont du domaine de la prétendue *vie animale*? Aucune de ces deux suppositions ne peut cadrer avec l'expression *d'organes animaux*, qui est une espèce de barbarisme.

(2) La contractilité et l'extensibilité actives produisent le mouvement spontané sans intermédiaire; or, la motilité qu'on fait dériver de ces deux facultés ne peut être intercallée entre elles et l'acte lui-même, faute de place.

La motilité spontanée, faculté inhérente aux corps vivans, nous présente, comme la sensibilité, deux grandes modifications très-différentes entr'elles, suivant que nous l'examinons dans les phénomènes de l'une ou de l'autre vie. Il est une contractilité animale, et une contractilité organique.

L'une, essentiellement soumise à l'influence de la volonté, a son principe dans le cerveau, reçoit de lui les irradiations qui la mettent en jeu, cesse d'exister dès que les organes où on l'observe ne communiquent plus avec lui par les nerfs, participe constamment à tous les états où il se trouve, a exclusivement son siége dans les muscles qu'on nomme *volontaires*, et préside à la locomotion, à la voix, aux mouvemens généraux de la tête, du thorax, de l'abdomen, etc. L'autre indépendante d'un centre commun, trouve son principe dans l'organe même qui se meut, échappe à tous les actes volontaires, et donne lieu aux phénomènes digestifs, circulatoires, sécrétoires, absorbans, nutritifs, etc. (1)

---

(1) La sensibilité, dans le précédent paragraphe, tenant lieu de tout, rendait toute disposition matérielle ou anatomique à peu près indifférente; maintenant tout a changé de face : la contractilité organique, ou la faculté motrice qui *donne lieu aux phénomènes digestifs*, *circulatoires*, *sécrétoires*, *absorbans*, *nutritifs*, et qui est tout bonnement le grand ressort de la vie, la vie effective; cette faculté, dis-je, n'a plus rien à démêler avec la sensibilité, puisqu'elle est *indépendante d'un centre commun*, *et qu'elle trouve son principe dans l'organe même qui se meut.* Nous voilà tout à coup transportés dans le système de Vanhelmont, où tous les organes, considérés comme autant d'animaux, vivent chacun à leur manière; cependant,

Toutes deux sont, comme les deux espèces de sensibilités, essentiellement distinctes dans les morts violentes qui anéantissent subitement la contractilité animale, et permettent encore à l'organique de s'exercer plus ou moins long-temps : elles le sont aussi dans les asphyxies, images si ressemblantes de la mort, et où la première est entièrement suspendue, la seconde demeurant en activité; elles le sont enfin dans les paralysies que l'on produit artificiellement, ou que la maladie amène dans un membre, et dans lesquelles tout mou-

---

cette excursion n'aura pas plus de suite que l'hypothèse qui accordait à chaque ganglion l'importance de centre nerveux indépendant, dont il n'a plus été question. C'était pourtant ici le lieu d'établir irrévocablement la présence des deux vies, et de prouver que l'organique puise dans les mêmes ganglions le principe des mouvemens qui la réalisent. Mais environné des victimes qu'il immolait à cet inconcevable préjugé, Bichat, après avoir trop souvent obtenu de tels oracles, des réponses dictées par la douleur, dut pour cette fois l'erreur au silence lui-même; l'immobilité du cœur, à la suite des expériences galvaniques pratiquées sur les nerfs cardiaques, détermina l'étrange conclusion de *l'indépendance de chaque organe;* hérésie physiologique démentie, non-seulement par des résultats inverses obtenus des mêmes expériences par M. de Humboldt, mais encore par les démonstrations de Legallois.

Ainsi s'évanouit, avec le songe des deux vies, la distinction des deux contractilités fondée sur une erreur de logique bien évidente; car, de ce que la contractilité s'exerce sous l'influence de la volonté d'une part, et hors de la même influence de l'autre, il résulte bien qu'il y a des contractions volontaires et des contractions involontaires, c'est-à-dire des actes qui peuvent être opérés diversement par le fait de la même faculté dans ces deux catégories; mais on ne peut jamais en induire deux facultés contractiles.

vement volontaire cesse, les mouvemens organiques restant intacts.

L'une et l'autre espèces de contractilités se lient à l'espèce correspondante de sensibilité; elles en sont, pour ainsi dire, une suite. Les sensations des objets extérieurs mettent en action la contractilité animale. Avant que la contractilité organique du cœur ne s'exerce, sa sensibilité a été préliminairement excitée par l'abord du sang (1).

(2) Cependant l'enchaînement n'est pas le même

---

(1) La sensibilité, ou l'excitation déterminée par l'abord du sang, a dû nécessairement précéder, en effet, non la contractilité (qui n'est que, 1°. la contexture matérielle, propre à déterminer dans une partie quelconque, le degré de susceptibilité de se contracter; 2°. l'influence vitale, en vertu de laquelle toute partie se contracte à raison de la même contexture), mais les contractions du cœur. Cependant, si la contractilité organique est la suite de la sensibilité de même espèce et se lie avec elle, par cela même elle ne peut être *indépendante d'un centre commun*, et avoir *son principe dans l'organe qui se meut*, à moins de supposer que la sensibilité dont elle est *la suite*, et à laquelle elle *se lie*, ne soit indépendante comme elle. Mais l'abandon dans lequel on a laissé les ganglions comme centres nerveux, ne permet plus d'arranger les choses sur ce pied là; c'est dommage : car, au point où nous en sommes parvenus, on pouvait tout oser, puisqu'on ne prouve rien de ce qu'on avance. Il fallait attribuer à un ganglion déterminé, la sensibilité d'un organe également déterminé, et lier avec elle la contractilité du même organe, qu'on s'obstine à considérer comme une faculté distincte. Alors seulement on eût pu concevoir, jusqu'à un certain point, l'indépendance de la contractilité dans tout organe qui se meut.

(2) Ici je m'incline, et confesse que tout le reste de ce paragraphe est au-dessus de mon intelligence. J'ai cru néanmoins y comprendre ceci : que dans la vie organique, l'acte contrac-

dans les deux espèces de facultés. La sensibilité animale peut isolément s'exercer, sans que la contractilité analogue entre nécessairement pour cela en exercice ; il y a un rapport général entre la sensation et la locomotion ; mais ce rapport n'est pas direct et actuel ; au contraire, la contractilité organique ne se sépare jamais de la sensibilité de même espèce. La réaction des conduits excréteurs est immédiatement liée à l'action qu'exercent sur eux les fluides sécrétés : la contraction du cœur succède d'une manière nécessaire à l'abord du sang. Aussi tous les auteurs n'ont-ils point isolé ces deux choses dans leurs considérations, et même dans leur langage. Irritabilité désigne en même temps et la sensation excitée sur l'organe par le contact d'un corps, et la contraction de l'organe réagissant sur ce corps.

La raison de cette différence dans le rapport des deux espèces de sensibilités et de contractilités est très-simple : il n'y a dans la vie organique aucun in-

---

tile suit de toute nécessité l'acte sensitif. Il est bien vrai que dans tout organe placé hors de la sphère de la conscience, le premier de ces actes est le seul fait qui dépose de la présence de la sensibilité, le seul signe par lequel cette dernière se manifeste à nos sens ; mais doit-on, du défaut de cette manifestation, toujours conclure à la non existence de l'acte sensitif? Par cela seul que celui-ci s'opère, dans l'état ordinaire, à l'insçu de la conscience de l'individu, il doit pouvoir échapper à l'œil du sacrificateur dans l'inspection des viscères des animaux. Telle est cependant la confiance de l'Aruspice dans le résultat de ses recherches, qu'il ne tient pour vrai que ce qu'il aperçoit, sans songer que les raffinemens de la cruauté ont dû annuler certains phénomènes, et en exagérer un plus grand nombre.

termédiaire dans l'exercice des deux facultés; le même organe est le terme où aboutit la sensation, et le principe d'où part la contraction. Dans la vie animale, au contraire, il y a entre ces deux actes des fonctions moyennes, celles des nerfs et du cerveau, fonctions qui peuvent, en s'interrompant, interrompre le rapport.

C'est à la même cause qu'il faut rapporter l'observation suivante; savoir, qu'il existe toujours dans la vie organique une proportion rigoureuse entre la sensation et la contraction, tandis que dans la vie animale l'une peut être exaltée ou diminuée, sans que l'autre s'en ressente.

I VI. *Subdivision de la contractilité organique en deux variétés.*

La contractilité animale est toujours à peu près la même, quelle que soit la partie où elle se manifeste; mais il existe dans la contractilité organique deux modifications essentielles, qui sembleraient y indiquer une différence de nature, quoiqu'il n'y ait que diversité dans l'apparence extérieure: tantôt, en effet, elle se manifeste d'une manière apparente; d'autres fois, quoique très-réelle, elle est absolument impossible à apprécier par l'inspection.

La contractilité organique sensible s'observe dans le cœur, l'estomac, les intestins, la vessie, etc.; elle s'exerce sur les masses considérables de fluides animaux.

La contractilité organique insensible est celle en vertu de laquelle les conduits excréteurs réagissent sur leurs fluides respectifs, les organes sécrétoires sur le sang qui y aborde, les parties où s'opère la nutrition sur leurs sucs nourriciers, les lymphatiques sur les substances qui excitent leurs extrémités ouvertes, etc. Partout où les fluides sont disséminés en petites masses, où ils sont très-divisés, là se développe cette seconde espèce de contractilité (1).

On peut donner de toutes deux une idée assez précise, en comparant l'une à l'attraction qui s'exerce sur les grands agrégats de matière, l'autre à l'affinité chimique dont les phénomènes se passent dans les molécules des diverses substances. Barthez, pour faire sentir la différence qui les sépare, prend la comparaison d'une montre dont l'aiguille à secondes parcourt d'une manière très-apparente la circonférence, et dont l'aiguille à heures se meut aussi quoiqu'on ne distingue pas sa marche (2).

(1) *Sensible* et *insensible*, pouvant se rapporter également à la faculté de sentir dans les animaux, et aux qualités percevables dans les choses, ont par là même deux significations bien différentes, et l'on pouvait éviter toute équivoque, en substituant à ces deux mots ceux d'*apparente* et de *non apparente*, que l'auteur vient d'indiquer lui-même. Quoi qu'il en soit, peut-on dire de deux facultés contractiles, qui ne peuvent être que des possibilités de se contracter, des actes en espérances et ne sont rien dans le fait, que l'une soit sensible ou apparente, et l'autre insensible ou non apparente? Ces adjectifs indiquent assez eux-mêmes, qu'ils ne peuvent convenir qu'aux choses qui ont une existence actuelle et partant réelle, c'est-à-dire aux contractions.

(2) La comparaison proposée par Barthez, moins ambitieuse, n'embrasse que l'acte contractile lui-même; celle de Bichat, au contraire, planant au-dessus du phénomène, remonte à la cause ou plutôt à la possibilité du même acte. Elle est fort ingénieuse; je ferai remarquer seulement qu'elle remet en scène les applications de la physique à la physiologie, qui en avaient été formellement bannies.

La contractilité organique sensible répond à peu près à ce qu'on nomme *irritabilité*; la contractilité organique insensible, à ce qu'on appelle *tonicité*. Mais ces deux mots semblent supposer, dans les propriétés qu'ils indiquent, une diversité de nature, tandis que cette diversité n'existe que dans l'apparence extérieure. Aussi je préfère d'employer pour toutes deux un terme commun, *contractilité organique*, qui désigne leur caractère général, celui d'appartenir à la vie intérieure, d'être indépendantes de la volonté, et d'ajouter à ce terme commun un adjectif qui exprime l'attribut particulier à chacune (1).

(1) Quoi! toujours cette contractilité dont nous n'avons que faire! Ne sommes-nous pas depuis long-temps convenus, qu'à quelques exceptions près, toute partie qui se meut spontanément ne le fait qu'en se contractant! et n'est-il pas fastidieux d'entendre invoquer sans cesse la contractilité, quand il s'agit des contractions! N'est-ce pas nous dire qu'un organe se contracte, parce qu'il a la possibilité de le faire? C'est comme si, à propos de l'aiguille à secondes et de l'aiguille à heures de Barthez, nous nommions les mouvemens de chacune d'elles : *mobilité sensible* et *mobilité insensible*. Eh! oui sans doute, le mouvement suppose la mobilité! Mais qu'est la mobilité sans le mouvement? rien, puisque la possibilité d'être précède nécessairement ce qui sera, et qu'elle ne peut avoir d'autre réalité que l'existence de ce qui est. Or, je le demande, pourquoi dirions-nous plutôt, *contractilité* pour *contraction*, que *mobilité* pour *mouvement*. Nous allons voir que l'histoire de ce contre-sens se lie à l'histoire d'un autre contre-sens attaché au mot *sensibilité* qui est si souvent accolé, dans le langage physiologique, à celui de *contractilité*.

Ce n'a pu être qu'après avoir éprouvé des effets sensitifs qu'on a dit pour la première fois, qu'il y avait sensibilité, faculté

On aurait, en effet, des idées bien inexactes de ces deux modes de mouvemens, si on les considérait

---

de sentir, c'est-à-dire permanence de la condition vitale par laquelle nous avons éprouvé ces effets ; permanence qui n'a pu être démontrée que par des effets sensitifs ultérieurs, qu'on a nommés *sensations* toutes les fois qu'il a été permis de le faire. Lorsque l'œil, par exemple, est exposé à une lumière trop vive, et que les muscles sourcilier et palpébral se contractent pour en modérer les effets, on dit alors qu'il y a *sensation* aiguë de la part de l'œil, et par suite *contraction* musculaire ; ces deux mots expriment donc complètement ce qui vient de se passer. Cependant nous savons que le sang rapporté au cœur par les deux veines caves et la veine coronaire, agissant sur cet organe d'une manière analogue à celle de la lumière sur l'œil, produit sur lui..... qne produit-il ? Une excitation sensitive, sans doute, qui le détermine à se contracter ; mais ici nous ne pouvons lui donner le nom de *sensation*, qui présente à l'esprit l'idée de conscience, tandis que l'acte s'opère à l'insçu de cette dernière ; comment faire ?..... C'est fort embarrassant.... Eh bien ! puisque le nom de *sensation* ne peut convenir à cet acte, donnons-lui celui qui est réservé à l'abstraction que représente la faculté sensitive elle-même ; et voilà le mot *sensibilité* qui va désormais exprimer indifféremment ce qui est en réalité et ce qui n'est qu'en probabilités. Mais comme dans une telle confusion il n'y aurait plus moyen de s'entendre, stipulons : que toutes les fois qu'un phénomène sensitif ou l'équivalent d'une sensation se manifestera sur un organe placé en dehors de la conscience, il portera le nom de *sensibilité*. Il faut ensuite considérer que les principaux résultats de ce phénomène sont des contractions apparentes ou non apparentes du même organe, et que leur existence est si intimement liée à l'acte que nous avons nommé *sensibilité*, qu'il serait impossible de les obtenir séparément. Pour conformer notre langage à leur identité, faisons subir à *contraction* le sort que vient d'éprouver le mot *sensation*, parce que à côté de *sensibilité*

comme tenant à des principes différens. L'un n'est que l'extrême de l'autre; tous deux s'enchaînent par des gradations insensibles. Entre la contractilité obscure, mais réelle, nécessaire à la nutrition des ongles, des poils, etc., et celle que nous présentent les mouvemens des intestins, de l'estomac, etc., il est des nuances infinies qui servent de transition : tels sont les mouvemens du dartos, des artères, de certaines parties de l'organe cutané, etc.

La circulation est très-propre à nous donner une idée de cette enchaînement graduel des deux espèces de contractilité organique : c'est en effet celle qui est sensible, qui préside, dans le cœur et les gros vaisseaux, à cette fonction; peu à peu elle devient moins apparente, à mesure que le diamètre du système vasculaire diminue; enfin elle est insensible dans les capillaires, où la tonicité seule s'observe (1).

Considérer, avec la plupart des auteurs, l'irritabi-

---

qui l'a remplacé, le mot mal-sonnant de *contraction* qui se termine en *on*, serait de plus une inconséquence; car, si nous avons cru devoir nous contenter du pouvoir d'agir ou d'accomplir le fait à l'égard de la seule cause déterminante des contractions, nous n'avons plus le droit d'exiger le fait lui-même que ces dernières supposent. Voilà comment on dit journellement que la projection du sang artériel est opérée par la sensibilité et la contractilité du cœur.

(1) Pour admettre ces deux espèces de contractilités dans les artères, il faudrait que leurs contractions fussent bien démontrées; en attendant qu'elles le soient, nous dirons : que le mouvement imprimé par le cœur au liquide circulant s'affaiblit, comme tout autre mouvement, en raison directe du quarré des distances.

lité comme une propriété exclusivement inhérente aux muscles, comme étant un de leurs caractères distinctifs de ceux des autres organes, exprimer cette propriété par un mot qui indique ce siége exclusif, c'est, je crois, ne pas la concevoir telle que la nature l'a distribuée à nos parties.

Les muscles occupent sans doute, sous ce rapport, le premier rang dans l'échelle des solides animés, ils ont le maximum de contractilité organique : mais tout organe qui vit réagit comme eux, quoique d'une manière moins apparente, sur l'excitant qu'on y applique artificiellement, ou sur le fluide qui y aborde dans l'état naturel, pour y porter la matière des sécrétions, de la nutrition, de l'exhalation ou de l'absorption.

Rien de plus incertain, par conséquent, que la règle communément adoptée pour prononcer sur la nature musculaire ou non musculaire d'une partie ; règle qui consiste à examiner si elle se contracte sous l'action des irritans naturels ou artificiels.

Voilà comment on admet une tunique charnue dans les artères, quoique tout, dans leur organisation, soit étranger à celle des muscles ; comment on prononce que la matrice est charnue, quoiqu'une foule de différences la distingue de ces sortes de substances ; comment on a admis une texture musculeuse dans le dartos, l'iris, etc., quoique rien de semblable ne s'y observe.

La faculté de se contracter sous l'action des irritans est, comme celle de sentir, inégalement répartie dans les organes ; ils en jouissent à des dégrés différens : ce n'est pas la concevoir, que de la considérer comme exclusivement propre à certains. Elle n'a point son siége unique dans la fibrine des muscles, comme quelques-uns l'ont pensé. Vivre est la seule condition qui soit nécessaire aux fibres pour en jouir. Leur tissu particulier n'influe que sur la somme qu'ils en reçoivent; il paraît qu'à telle texture organique est attribuée, si je puis parler ainsi, telle dose de contractilité; à telle autre texture, telle autre dose, etc.; en sorte que, pour employer les expressions qui m'ont servi en traitant de la sensibilité, expressions impropres, il est vrai, mais seules capables de rendre mon idée, les différences dans la contractilité organique de nos diverses parties ne portent que sur la quantité et non sur la nature de cette propriété : voilà en quoi consistent uniquement les nombreuses variétés de cette propriété, suivant qu'on la considère dans les muscles, les ligamens, les nerfs, les os, etc.

Si un mode spécial de contraction devait être exprimé dans les muscles par un mot particulier, ce ne serait pas sans doute la contractilité organique, mais bien celle des muscles volontaires, puisqu'eux seuls, entre toutes nos parties, se meuvent sous l'influence du cerveau. Mais cette propriété est étrangère à leur tissu, et ne leur vient que de cet organe; car, là où ils cessent de communiquer directement avec lui par les nerfs, ils cessent aussi d'être à mouvement volontaire (1).

(1) On entend, par propriétés d'une chose, ce qui appartient essentiellement à cette chose; or, si la contractilité est étrangère au tissu des muscles, elle n'est donc pas leur propriété; si elle leur vient de l'organe cérébral, elle est la propriété de

Ceci nous mène à examiner les limites placées entre l'une et l'autre espèce de contractilité. Nous avons vu que celles qui distinguent les deux modes de sensibilité ne paraissent tenir qu'à la proportion plus ou moins grande de cette force ; qu'à telle dose cette propriété est, si je puis m'exprimer ainsi, animale, à telle autre plus faible, organique, et que souvent, par la simple augmentation ou diminution d'intensité, elles empruntent, tour à tour et réciproquement, leurs caractères respectifs. Nous avons vu un phénomène presque analogue dans les deux subdivisions de la contractilité organique.

Il n'en est pas ainsi des deux grandes divisions de la contractilité considérée en général. L'organique ne peut jamais se transformer en animale; quelle que soit son exaltation, son accroissement d'énergie, elle reste constamment de même nature. L'estomac, les intestins prennent souvent une susceptibilité pour la contraction, telle que le moindre contact les fait soulever et y détermine de violens mouvemens; or, ces mouvemens conservent toujours alors leur type, leur caractère primitif; jamais le cerveau n'en règle les secousses irrégulières, comme dans l'accroissement de sensibilité organique, il perçoit les impressions qui auparavant n'arrivaient point à lui.

D'où naît cette différence dans les phénomènes de la sensibilité et de la contractilité? Je ne puis résoudre cette question d'une manière précise et rigoureuse.

---

ce dernier autant qu'elle puisse l'être ; c'est-à-dire qu'elle l sera jusqu'à ce que la mort vienne l'exproprier lui-même.

§ VII. *Extensibilité et contractilité de tissu* (1).

Après avoir présenté quelques réflexions générales sur les forces qui tiennent à la vie d'une manière im-

---

(1) Que faut-il entendre par propriétés des corps en général et par propriétés de tissus dans les corps organisés ?

Nous avons défini la vie : LE MOUVEMENT. La gravitation, principe vital de tout ce que renferme l'espace, en coordonne tous les objets, détermine le lieu que chaque chose occupe et la distance qui la sépare des autres. Voilà la vie qui a commencé avec la matière et qui doit durer autant qu'elle, puisque le seul fait de sa présence lui suffit. Tout corps y participe à raison de la masse qu'il présente ; mais à masses égales, sa participation au résultat général diffère suivant la forme qu'affecte la même matière dans lui. La forme d'un corps est donc ce qu'il importe de connaître ; résultat de l'ensemble des conditions qui caractérisent son existence isolée, elle est le corps lui-même.

En possession de tout, la matière a des propriétés absolues qui l'accompagnent sous toutes les formes ; mais docile aux diverses modifications sur lesquelles la nature des corps se fonde, elle acquiert des propriétés différentes dans chacune de ces modifications ; les premières qui représentent les phénomènes universels, la vie générale, le principe de toute vie particulière, sont, disons-nous, inséparables de la matière ; les secondes, au contraire, qui constituent l'existence corporelle, la vie propre de chaque chose, accidentelles et variables comme la forme, disparaîtront avec elle.

Les propriétés adoptées par la matière à l'occasion de la forme, résultat du mode d'agrégation de ses molécules et des dispositions particulières affectées par elles dans la texture intime des différens corps, sont l'expression de l'état dans lequel l'ensemble de ces conditions place chaque corps, considéré dans lui-même et dans ses rapports avec les corps envi-

médiate, je vais examiner les propriétés qui ne dépendent que du tissu, de l'arrangement organique des fibres de nos parties ; ce sont l'extensibilité et la contractilité de tissu.

---

ronnans. Considérées dans le corps lui-même, ces propriétés qui dérivent, dis-je, du mode d'association de ses matériaux, sont les seuls garans du maintien de sa forme actuelle ; considérées dans ses rapports avec les corps environnans, elles expriment l'influence qu'il exerce sur eux et l'action réciproque qu'ils exercent sur lui à raison de la différence des conditions qui caractérisent ces mêmes propriétés dans chacun d'eux.

Si donc nous entendons par propriétés des corps 1°. les conséquences inévitables de la forme et de la structure, 2°. les conditions nécessaires au maintien de leur état actuel ; la même définition s'applique également aux propriétés des tissus dont se composent les corps organisés et aux propriétés de la substance qui entre dans les corps bruts. Les molécules de matière uniformément distribuées dans ces derniers, n'obéissent qu'aux lois qui les fixent à une masse dont l'existence repose uniquement sur cette fixité. Les corps organisés, au contraire, dont les tissus sont soumis à la transformation continuelle d'une matière étrangère en leur propre substance ; à la séparation et au rejet d'une portion de la même substance ont une manière d'être fondée sur ce double résultat qui, diversement opéré dans eux par le mouvement, a reçu le nom de *vie*.

De sorte que la matière, dont l'ensemble constitue la vie universelle, trouve néanmoins dans les propriétés attachées aux deux formes qui se la partagent, d'une part, les conditions nécessaires à la permutation de ses molécules, c'est-à-dire la vie individuelle ; d'autre part, celles qu'exige la permanence des mêmes molécules, c'est-à-dire l'inertie individuelle. D'où il suit que, si les propriétés en vertu desquelles la matière vit partiellement sont celles des tissus dont se composent les corps organisés, aux mêmes propriétés de tissus appartient rigoureusement la dénomination de *propriétés vitales*, comme à

Ces deux propriétés se succèdent, s'enchaînent réciproquement, et sont dans une dépendance mutuelle, comme dans les phénomènes vitaux, les sensibilités et contractilités organiques ou animales.

L'extensibilité de tissu ou la faculté de s'allonger, de se distendre au-delà de son état ordinaire, par une impulsion étrangère (ce qui la distingue de l'ex-

---

celles en vertu desquelles dans les corps bruts elle ne vit pas, doit appartenir également la dénomination de *propriétés d'inertie* (*a*).

Vivre est donc, pour les corps organisés, subir les conséquences des rapports que leur conformation établit entre eux et les choses environnantes; rapports qui consistent dans une action réciproque dont le résultat nécessaire est le mouvement. Dans le végétal comme dans l'animal, ce mouvement a principalement pour objet la progression d'un liquide qui, chargé des matériaux nécessaires à l'accroissement, au renouvellement partiel de leur propre substance et à la reproduction de l'espèce, les transporte partout où ils doivent s'assimiler, s'empare ensuite des molécules, qu'une partie de ces matériaux remplace, pour les transmettre au dehors.

Dans tout corps organisé, le fait de la vie repose donc sur le fait de la conformation, et ce n'est qu'en vertu des propriétés déterminées par cette dernière dans les tissus, que le projectile nutritif est admis, élaboré, transformé par eux, et qu'il leur imprime, à son tour, cette érection particulière qui distingue la matière vivante. Or, ces propriétés constituent, dans les mêmes tissus, l'ensemble des conditions matérielles indispensables au mode suivant lequel chaque corps organisé jouit de la vie.

(*a*) Je m'empresse de dire que le mot *inertie* n'est employé que pour exprimer l'absence des conditions matérielles qui, dans les corps organisés, déterminent la vie; comme on dit *corps inertes* par opposition à *corps vivans*.

tensibilité de l'iris, des corps caverneux, etc.), appartient, d'une manière sensible, à un grand nombre d'organes. Les muscles extenseurs prennent une longueur remarquable dans les fortes tensions des membres; la peau se prête pour envelopper les tumeurs qui la soulèvent; les aponévroses se distendent quand un fluide s'accumule au-dessous d'elles, comme on le voit dans l'hydropisie ascite, dans la grossesse, etc. Les membranes muqueuses des intestins, de la vessie, de la vésicule, etc., les membranes séreuses de la plupart des cavités, présentent un phénomène analogue dans la plénitude de leurs cavités respectives; les membranes fibreuses, les os eux-mêmes en sont aussi susceptibles; ainsi, dans l'hydrocéphale, la dure-mère, le péricrâne et les os du crâne, dans les spina-ventosa et le pédarthrocacé, le périoste, les extrémités ou le milieu des os longs éprouvent-ils une semblable distension. Le rein, le cerveau, le foie, dans les abcès qui se développent à leur intérieur, la rate et le poumon, lorsqu'une grande quantité de sang en pénètre le tissu, les ligamens dans les hydropisies articulaires, tous les organes, en un mot, dans mille circonstances diverses, nous offrent des preuves sans nombre de cette propriété qui est inhérente à leur tissu, et non précisément à leur vie; car tant que ce tissu reste intact, l'extensibilité subsiste, lors même que depuis long-temps la vie les a abandonnés. La décomposition, la putréfaction, et tout ce qui altère le tissu organique, est le seul terme de l'exercice de cette propriété, dans laquelle les organes sont toujours passifs, et soumis à une influence mécanique de la part des différens corps qui agissent sur eux.

Il est pour les divers organes une échelle d'extensibilité : au haut se placent ceux qui jouissent de plus de mollesse dans l'arrangement de leurs fibres, comme les muscles, la peau, le tissu cellulaire, etc. ; au bas se trouvent ceux que caractérise une grande densité, comme les os, les cartilages, les tendons, les ongles, etc. (1).

Prenons garde cependant de nous en laisser imposer par certaines apparences, sur l'extensibilité de nos parties. Ainsi les membranes séreuses, sujettes, au premier coup d'œil, à d'énormes distensions, s'agrandissent cependant beaucoup moins par elles-mêmes que par le développement de leurs plis, comme je l'ai prouvé ailleurs très-longuement. Ainsi le déplacement de la peau qui abandonne les parties voisines pour venir recouvrir certaines tumeurs, pourrait-il faire croire à une extensibilité plus grande que celle dont elle est susceptible, etc.

A l'extensibilité de tissu répond un mode particulier de contractilité, dont on peut désigner le caractère par le même mot, ou par cette expression, *contractilité par défaut d'extension*. En effet, pour qu'elle entre en exercice dans un organe, il suffit que l'extensibilité cesse d'y être en action.

---

(1) Si l'on devait juger de l'extensibilité par la mollesse des tissus, le cerveau, ses prolongemens et la plupart des parenchymes occuperaient, sous ce rapport, le premier rang ; et certes, il est bien douteux que leur substance, toute molle qu'elle est, supportât un degré d'extension supérieur à celui que les os du crâne eux-mêmes éprouvent dans l'hydrocéphale.

Dans l'état ordinaire, la plupart de nos organes sont entretenus à un certain degré de tension, par différentes causes : les muscles locomoteurs par leurs antagonistes ; les muscles creux par les substances diverses qu'ils renferment ; les vaisseaux par les fluides qui y circulent ; la peau d'une partie par celle des parties voisines ; les parois alvéolaires par les dents qu'elles contiennent, etc. Or, si ces causes cessent, la contraction survient : coupez un muscle long, l'antagoniste se raccourcit ; videz un muscle creux, il se resserre ; empêchez l'artère de recevoir le sang, elle devient ligament ; incisez la peau, les bords de l'incision se séparent, entraînés par la rétraction des parties cutanées voisines ; arrachez une dent, l'alvéole s'oblitère, etc.

Dans ces cas, c'est la cessation de l'extension naturelle qui détermine la contraction ; dans d'autres, c'est la cessation d'une extension contre nature. Ainsi voit-on se resserrer le bas-ventre après l'accouchement ou la ponction ; le sinus maxillaire, après l'extirpation d'un fongus ; le tissu cellulaire, après l'ouverture d'un dépôt ; la tunique vaginale, après l'opération de l'hydrocèle ; la peau du scrotum, après l'amputation d'un testicule volumineux qui la distendait ; les poches anévrismales, après l'évacuation du fluide, etc.

Ce mode de contractilité est parfaitement indépendant de la vie ; il ne tient, comme l'extensibilité, qu'au tissu, à l'arrangement organique des parties ; il reçoit bien des forces vitales un accroissement d'énergie : ainsi la rétraction d'un muscle coupé après la mort est-elle bien moindre que celle d'un muscle divisé pendant la vie : ainsi l'écartement de la peau varie-t-il aussi dans ces deux circonstances; mais quoique moins prononcée, la contractilité subsiste toujours; elle n'a de terme, comme l'extensibilité, que dans la désorganisation des parties par la décomposition, la putréfaction, etc., et non dans l'anéantissement de leurs forces vitales.

La plupart des auteurs ont confondu les phénomènes de cette contractilité avec ceux de la contractilité organique insensible, ou de la tonicité : tels sont Haller, Blumenbach, Barthez, etc., qui ont rapporté au même principe le retour sur elles-mêmes des parties abdominales distendues, l'écartement de la peau ou d'un muscle divisé, et la contraction du dartos par le froid, la crispation des parties par certains poisons, par les styptiques, etc. Les premiers de ces phénomènes sont dus à la contractilité par défaut d'extension, qui ne suppose jamais d'irritans appliqués sur les parties; les seconds à la tonicité qui, ne s'exerce jamais que par leur influence.

Je n'ai pas non plus assez distingué ces deux modes de contractions dans mon ouvrage sur les membranes; mais on doit évidemment établir entr'eux des limites tranchantes.

Une application rendra ceci beaucoup plus sensible. Prenons pour cela un organe où se rencontrent toutes les espèces de contractilités dont j'ai parlé jusqu'ici, un muscle volontaire, par exemple; en y distinguant ces espèces avec précision, nous pourrons en donner une idée claire et distincte.

Ce muscle entre en action, 1°. par l'influence des nerfs qu'il reçoit du cerveau : c'est la contractilité animale; 2°. par l'excitation d'un agent chimique ou physique appliqué sur lui, excitation qui y détermine artificiellement un mouvement de totalité analogue à celui qui est naturel au cœur et aux autres muscles involontaires : c'est la contractilité organique sensible, l'irritabilité ; 3°. par l'abord des fluides qui en pénètrent toutes les parties pour y porter la matière de la nutrition et qui y développent un mouvement d'oscillation partiel dans chaque fibre, dans chaque molécule, mouvement nécessaire à cette fonction, comme dans les glandes il est indispensable à la sécrétion, dans les lymphatiques à l'absorption, etc. : c'est la contractilité organique insensible ou la tonicité; 4°. par la section transversale de son corps, qui détermine la rétraction des bouts divisés vers leur point d'insertion : c'est la contractilité de tissu, ou la contractilité par défaut d'extension.

Chacune de ces espèces peut isolément cesser dans un muscle ; coupez les nerfs qui vont s'y rendre, plus de contractilité animale ; mais les deux modes de contractilités organiques subsisteront. Imprégnez ensuite le muscle d'opium, en y laissant pénétrer les vaisseaux, il cessera de se mouvoir en totalité sous l'impression des irritans; il perdra son irritabilité ; mais les mouvemens toniques y resteront encore, déterminés par l'abord du sang. Tuez enfin l'animal, ou plutôt, en le laissant vivre, liez tous les vaisseaux qui vont se rendre au membre, le muscle perdra aussi ses forces toniques, et alors restera seule la contractilité de tissu, qui ne cessera que lorsque la gangrène, suite de l'interruption de l'action vitale, surviendra dans le membre.

Cet exemple servira facilement à faire apprécier les

différentes espèces de contractilités dans les organes où ces espèces sont assemblées en moins grand nombre que dans les muscles volontaires, comme dans le cœur, les intestins, où il y a contractilité organique sensible, organique insensible et de tissu, l'animale étant de moins; dans les organes blancs, les tendons, les aponévroses, les os, etc., où les contractilités animale et organique sensible manquent, l'organique insensible et celle de tissu restant seules.

En général, ces deux dernières sont inhérentes à toute espèce d'organes, les deux premières n'appartenant qu'à quelques-uns en particulier. Donc on doit choisir la tonicité ou contractilité organique insensible pour le caractère général de toutes les parties qui vivent, et la contractilité de tissu, pour attribut commun à toutes les parties vivantes ou mortes qui sont organiquement tissues.

Au reste, cette dernière contractilité a, comme l'extensibilité, etc., à laquelle elle est toujours proportionnée, ses degrés divers, son échelle d'intensité : les muscles, la peau, le tissu cellulaire, etc., d'une part; les tendons, les aponévroses, les os, de l'autre, forment sous ce rapport les extrêmes.

D'après tout ce qui a été dit dans cet article, il est aisé de voir que dans la contractilité de tout organe il y a deux choses à considérer; savoir, la contractilité ou la faculté, et la cause qui met en jeu cette faculté. La contractilité est toujours la même, elle tient à l'organe, elle lui est inhérente; mais la cause qui en détermine l'exercice varie singulièrement, et de là les diverses espèces de contractions animales, organiques, et par défaut d'extension; en sorte que ces mots devraient en effet être joints plutôt à celui de contraction, qui exprime l'action, qu'à celui de contractilité, qui en indique le principe.

§ VIII. *Résumé des propriétés des corps vivans.*

Nous pouvons, je crois, offrir le résumé de cet article sur les propriétés des corps vivans, dans le tableau suivant, qui présentera sous le même coup d'œil toutes ces propriétés. (1)

	CLASSES.	GENRES.	ESPÈCES.	VARIÉTÉS.
PROPRIÉTÉS.	Ire. Vitales.	Ire. Sensibilité.	Ire. Animale.	
			IIe. Organique.	
		IIe. Contractilité.	Ire. Animale.	
			IIe. Organique.	Ire. Sensible.
				IIe. Insensible.
	IIe. De tissu.	Ire. Extensibilité.		
		IIe. Contractilité.		

Je n'ai pas fait entrer dans ce tableau le mode de mouvement de l'iris, des corps caverneux, etc., mou-

(1) Nous avons déjà dit que de tout ce qui est inhérent à la manière d'être des tissus, rien ne mérite le nom de *propriétés vitales* que leur extensibilité et leur contractilité ; car les

vement qui précède l'abord du sang, et qui n'est point déterminé par lui, la dilatation du cœur, et, en un mot, cette espèce d'extensibilité active et vitale dont certaines parties paraissent susceptibles : c'est que j'avoue qu'en reconnaissant la réalité de cette modification du mouvement vital, je n'ai point encore d'idées claires et précises sur les rapports qui l'unissent aux autres espèces de motilité, ni sur les différences qui l'en distinguent.

Des propriétés que je viens d'exposer découlent

---

excitations sensitives et les contractions déterminées par elles, loin d'être des propriétés vitales, sont les deux élémens dont se composent tous les actes de la vie ; les mouvemens qui la constituent ne peuvent donc être effectués que par une matière extensible et contractile comme les tissus.

Si je devais tracer un tableau de tous les matériaux employés à celui de Bichat, il serait ainsi conçu :

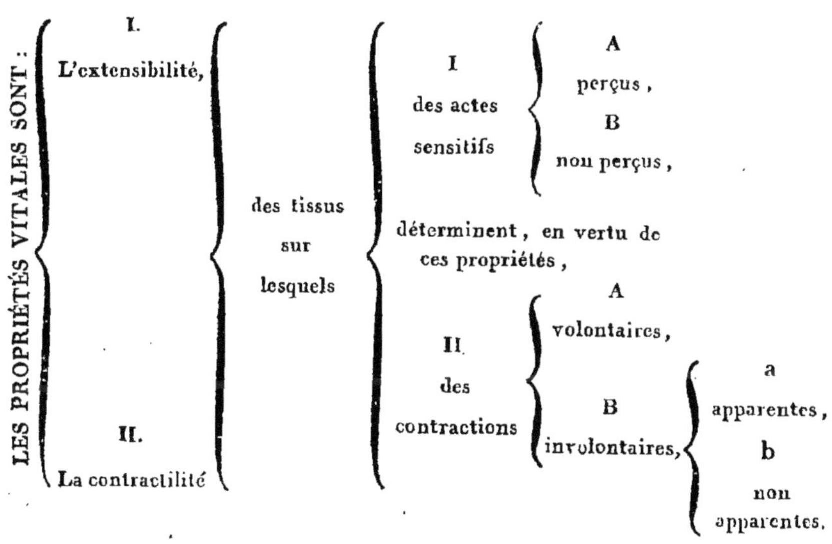

toutes les fonctions, tous les phénomènes que nous offre l'économie animale : il n'en est aucun que l'on ne puisse, en dernière analyse, y rapporter, comme dans tous les phénomènes physiques nous rencontrons toujours les mêmes principes, les mêmes causes, savoir, l'attraction, l'élasticité, etc.

Partout où les propriétés vitales sont en activité, il y a un dégagement et une perte de calorique propres à l'animal, qui lui composent une température indépendante de celle du milieu où il vit. Le mot *caloricité* est impropre à exprimer ce phénomène, qui est un effet général des deux grandes facultés vitales en exercice, qui ne dérive nullement d'une faculté spéciale, distincte de celles-là (1). On ne dit pas *digestibilité, respirabilité, sécrétionabilité, exhalabilité*, etc., parce que la digestion, la respiration, la sécrétion, l'exhalation sont des résultats de fonctions qui dérivent des lois communes : disons-en autant de la production de la chaleur.

---

(1) Pourquoi n'exprimeriez-vous point ce phénomène par un terme abstrait aussi-bien que les actes sensitifs et contractiles? Lorsqu'on s'est assuré qu'une partie sent et se contracte, le matériel de la sensibilité et de la contractilité n'est pas plus démontré que celui de la caloricité ne l'est par la présence de la chaleur. La chaleur, nous dit-on, ne résulte pas d'une faculté spéciale, mais de l'exercice des deux grandes facultés. Si je voulais soutenir, au contraire, que sans la chaleur il n'y aurait, dans les animaux à sang chaud, ni sensibilité ni contractilité, par quels argumens pourrait-on me combattre ? Me prouverait-on la primogéniture, la prééminence de ces deux facultés sur la chaleur? Concluons donc que le grand phénomène de la vie résulte de la simultanéité de diverses causes auxquelles on ne peut assigner ni rang ni part.

C'est aussi sous ce rapport que la force digestive de Grimaud présente une idée inexacte. L'assimilation des substances hétérogènes à nos organes est un des grands produits de la sensibilité et de la mobilité, et non d'une force propre. Telles sont encore les forces de formation de Blumenbach, de situation fixe de Barthez, et les principes divers admis par une foule d'auteurs qui ont attribué à des fonctions, à des résultats, des dénominations qui indiquent des lois, des propriétés vitales, etc.

La vie propre de chaque organe se compose des modifications diverses que subissent dans chacune, et la sensibilité et la mobilité vitales, modifications qui en entraînent inévitablement dans la circulation et la température de l'organe. Chacun, au milieu de la sensibilité, de la mobilité, de la température, de la circulation générales, a un mode particulier de sentir, de se mouvoir, une chaleur indépendante de celle du corps, une circulation capillaire qui, soustraite à l'empire du cœur, ne reçoit que l'influence de l'action tonique de la partie. Mais passons sur un point de physiologie, si souvent discuté, et assez approfondi par d'autres auteurs.

Je ne présente, au reste, ce que je viens de dire des forces vitales, que comme un aperçu sur les modifications diverses qu'elles éprouvent dans les deux vies, que comme quelques idées détachées qui formeront bientôt la base d'un travail plus étendu.

Je n'ai point indiqué non plus les diverses divisions des forces de la vie, adoptées par les auteurs; le lecteur les trouvera dans leurs ouvrages, et saisira aisément la différence qui les distingue de celle qui se présente.

J'observe seulement que si ces divisions eussent été claires et précises, si les mots *sensibilité*, *irritabilité*, *tonicité*, etc., eussent offert à tous le même sens, nous trouverions de moins dans les écrits de Haller, de Lecat, de Wyth, de Haen, de tous les médecins de Montpellier, etc., une foule de disputes stériles pour la science, et fatigantes pour ceux qui l'étudient.

ARTICLE HUITIÈME.

De l'origine et du développement de la vie animale.

S'IL est une circonstance qui établisse une ligne réelle de démarcation entre les deux vies, c'est sans doute le mode et l'époque de leur origine. L'une, l'organique, est en activité dès les premiers instans de l'existence; l'autre, l'animale, n'entre en exercice qu'après la naissance, lorsque les objets extérieurs offrent à l'individu qu'ils entourent, des moyens de rapport, de relation: car, sans excitans externes, cette vie est condamnée à une inaction nécessaire, comme sans les fluides de l'économie, qui sont les excitans internes de la vie organique, celle-ci s'éteindrait. Mais ceci mérite une discussion plus approfondie.

Voyons d'abord comment la vie animale, primitivement nulle, naît ensuite, et se développe.

§ 1. *Le premier ordre des fonctions de la vie animale est nul chez le fœtus.*

L'instant où le fœtus commence à exister est presque le même que celui où il est conçu (1); mais cette existence, dont chaque jour agrandit la sphère, n'est point la même que celle dont il jouira quand il aura vu la lumière.

On a comparé à un sommeil profond l'état où il se trouve; cette comparaison est infidèle; dans le sommeil, la vie animale n'est qu'en partie suspendue; chez lui, elle est entièrement anéantie, ou plutôt elle n'a pas commencé. Nous avons vu, en effet, qu'elle consiste dans l'exercice simultané ou distinct des fonctions du pouls, des nerfs, du cerveau, des organes locomoteurs et vocaux : or, tout est alors inactif dans ces fonctions diverses (2).

---

(1) Qu'est-ce que cela veut dire? Soit qu'on adopte ou non le système des ovaires, c'est-à-dire la préexistence du germe à l'acte qui donne la vie, l'existence ne peut jamais être postérieure à la conception. Qu'on fasse, si l'on veut, d'*existence* le synonyme de *vie*, alors, dans l'hypothèse des ovaires, l'existence réelle était antérieure à l'existence métaphorique ; dans le cas contraire, être conçu, c'est commencer à exister et à vivre.

(2) En supposant que l'expression de *fonctions du pouls* eût quelque valeur, elle ne pourrait signifier que la circulation, qui appartient elle-même à la vie organique ; or, nous dites-vous, c'est par les seuls actes de cette dernière que le fœtus est animé. Cependant vous voulez que ces fonctions du pouls soient inactives comme celles de la vie animale. Peut-être n'entendez-vous

Toute sensation suppose et l'action des corps extérieurs sur le nôtre et la perception de cette action, perception qui se fait en vertu de la sensibilité, laquelle est ici de deux sortes, ou plutôt transmet deux espèces d'actions, les unes générales, les autres particulières.

La faculté de percevoir des impressions générales, considérée en exercice, forme le tact, qui, très-distinct du toucher, a pour objet de nous avertir de la présence des corps, de leurs qualités chaudes ou froides, sèches ou humides, dures ou molles, etc., et autres attributs communs. Percevoir les modifications particulières des corps est l'apanage des sens, dont chacun se trouve en rapport avec une espèce de ces modifications.

Le fœtus a-t-il des sensations générales? Pour le décider, voyons quelles impressions peuvent, chez lui, exercer le tact. Il est soumis à une température habituelle, il nage dans un fluide, il heurte, en nageant, contre les parois de la matrice : voilà trois sources de sensations générales.

Remarquons d'abord que les deux premières sont presque nulles; qu'il ne peut avoir la conscience, ni du milieu où il se nourrit, ni de la chaleur qui le pénètre. Toute sensation suppose, en effet, une comparaison entre l'état actuel et l'état passé. Le froid ne nous est sensible que parce que nous avons éprouvé une chaleur antécédente; si l'atmosphère était à un

---

par *fonctions du pouls* que l'action immédiate du sang artériel sur le cerveau; mais rien ne prouve que cette action soit moindre avant qu'après la naissance.

degré invariable de température, nous ne distinguerions point ce degré : le Lapon trouve le bien-être sous un ciel où le nègre trouverait la douleur et la mort s'il s'y était subitement transporté. Ce n'est pas dans le temps des solstices, mais dans celui des équinoxes, que les sensations de chaleur et de froid sont plus vives, parce qu'alors leurs variétés, plus nombreuses, font naître des comparaisons plus fréquentes entre ce que nous sentons et ce que nous avons senti précédemment.

Il en est des eaux de l'amnios comme de la chaleur; le fœtus n'en éprouve pas l'influence, parce que le contact d'un autre milieu ne lui est pas connu. Avant le bain, l'air ne nous est pas sensible : en sortant de l'eau, l'impression en est pénible; pourquoi? c'est qu'alors il nous affecte, par la seule raison qu'il y a eu une interruption dans son action sur l'organe cutané.

Le choc des parois de la matrice est-il une cause d'excitation plus réelle que les eaux de l'amnios ou la chaleur? Il semble qu'oui au premier coup d'œil, parce que le fœtus n'étant soumis que par intervalles à cet excitant, la sensation qui en naît doit être plus vive. Mais remarquons que la densité de la matrice, surtout dans la grossesse, n'étant pas très-supérieure à celle des eaux, l'impression doit être moindre. En effet, plus les corps se rapprochent par leur consistance du milieu où nous vivons, moins leur action est puissante sur nous. L'eau réduite en vapeur, dans le brouillard ordinaire, n'affecte que légèrement le tact : mais à mesure qu'elle se condense dans l'atmosphère, et que le brouillard, en s'épaississant, s'éloigne de la densité de l'air, il est la cause d'une affection plus vive.

L'air, pour l'animal qui respire, est donc vraiment le terme de comparaison général auquel il rapporte, sans s'en douter, toutes les sensations du tact. Plongez la main dans le gaz acide carbonique, le tact ne vous apprendra pas à le distinguer de l'air, parce que leur densité est à peu près la même.

La vivacité des sensations est en raison directe de la différence de la densité de l'air avec celle des corps, objets de sensation. De même, la mesure des sensations du fœtus est l'excès de densité de la matrice sur celle des eaux; cet excès n'étant pas très-considérable, les sensations doivent être obtuses. C'est ainsi que ce qui nous paraît d'une grande densité doit moins vivement affecter les poissons, à raison du milieu où ils vivent.

Cette assertion, relative au fœtus, deviendra plus générale si nous y ajoutons celle-ci, savoir, que les membranes muqueuses, siége du tact interne, comme la peau l'est du tact extérieur, n'ont point encore chez lui commencé leurs fonctions. Après la naissance, continuellement en contact avec des corps étrangers au nôtre, elles trouvent dans ces corps des causes d'irritation qui, renouvelées sans cesse, en deviennent plus puissantes pour les organes. Mais chez le fœtus, point de succession dans ces causes; c'est toujours la même urine, le même méconium, le même mucus qui exercent leur action sur la vessie, les intestins, la membrane pituitaire, etc.

Concluons de tout cela, que les sensations générales du fœtus sont faibles, presque nulles, quoiqu'il soit environné de la plupart des causes qui dans la suite doivent les lui procurer. Les sensations particulières ne sont pas chez lui plus actives; mais cela tient vraiment à l'absence des excitans.

L'œil, que ferme la membrane pupillaire, la narine, dont le développement est à peine ébauché, ne seraient point susceptibles de recevoir d'impressions, en supposant que la lumière ou les odeurs pussent agir sur eux. Appliquée contre le palais, la langue n'est en contact avec aucun corps qui puisse y produire un sentiment de saveur; le fût-elle avec les eaux de l'amnios, l'effet en serait nul, parce que, comme nous l'avons dit, il y a nullité de sensation là où il n'y a pas variété d'impression. Notre salive est savoureuse pour un autre; elle est insipide pour nous.

L'ouïe n'est réveillée par aucun son; tout est calme, tout repose en paix pour le petit individu.

Voilà donc déjà, si je puis m'exprimer ainsi, quatre portes fermées chez lui aux sensations particulières, et qui ne s'ouvriront, pour les lui transmettre, que quand il aura vu le jour. Mais observons que la nullité d'action de ces sens entraîne presque inévitablement celle du toucher.

Ce sens est en effet spécialement destiné à confirmer les notions acquises par les autres, à les rectifier même; car souvent ils sont des agens de l'illusion, tandis que lui ne l'est jamais que de la vérité. Aussi, en lui attribuant cet usage, la nature le soumit-elle directement à la volonté, tandis que la lumière, les odeurs, les sons, viennent souvent malgré nous frapper leurs organes respectifs.

L'exercice des autres sens précède celui-ci, et même

le détermine. Si un homme naissait privé de la vue, de l'odorat et du goût, conçoit-on comment le toucher pourrait avoir lieu chez lui?

Le fœtus ressemble à cet homme-là : il a de quoi exercer le toucher dans ses mains déjà très-développées; et sur quoi l'exercer, dans les parois de la matrice? Et cependant il est dans une nullité constante d'action, parce que ne voyant, ne sentant, ne goûtant, n'entendant rien, il n'est porté par rien à toucher. Ses membres sont pour lui ce que sont pour l'arbre ses branches et ses rameaux, qui ne lui rapportent point l'impression des corps qu'ils touchent, et auxquels ils s'entrelacent.

J'observe, en passant, une grande différence entre le tact et le toucher, autrefois confondus par les physiologistes, c'est que la volonté dirige toujours les impressions du second, tandis que celles du premier, qui nous donne les sensations générales de chaud, de froid, du sec, de l'humide, etc., sont constamment hors de son influence.

Nous pouvons donc, en général, établir que la portion de vie animale qui constitue les sensations, est encore presque nulle chez le fœtus.

Cette nullité dans l'action des sens en suppose une dans celle des nerfs qui s'y rendent, et du cerveau dont ils partent; car transmettre est la fonction des uns, percevoir, celle de l'autre. Or, sans objets de transmission et de perception, ces deux actes ne sauraient avoir lieu.

De la perception dérivent immédiatement la mémoire et l'imagination; de l'une de ces trois facultés, le jugement; de celui-ci, la volonté.

Toute cette série de facultés qui se succèdent et s'enchaînent n'a donc point encore commencé chez le fœtus, par là même qu'il n'a point encore eu de sensations. Le cerveau est dans l'attente de l'acte; il a tout ce qu'il faut pour agir, ce n'est pas l'excitabilité, c'est l'excitation qui lui manque.

Il résulte de là que toute la première division de la vie animale, celle qui a rapport à l'action des corps extérieurs sur le nôtre, est à peine ébauchée dans le fœtus : voyons s'il en est de même de la seconde division, ou de celle qui est relative à la réaction de notre corps sur les autres.

§ II. *La locomotion existe chez le fœtus, mais elle appartient chez lui à la vie organique.*

A voir, dans les animaux, l'étroite connexion qu'il y a entre ces deux divisions, entre les sensations et toutes les fonctions qui en dépendent d'une part, la locomotion et la voix d'une autre part, on est porté à croire que les unes sont constamment en rapport direct des autres, que le mouvement volontaire croît ou diminue toujours, à mesure que le sentiment de ce qui entoure l'animal croît ou diminue en lui. Car le sentiment fournissant les matériaux de la volonté, là où il n'existe pas, elle, et par conséquent les mouvemens qui en dépendent, ne sauraient se rencontrer. D'inductions en inductions, on arriverait ainsi à prouver que les muscles volontaires doivent être inactifs chez le fœtus, et que, par conséquent, toute espèce de mouvement dans le tronc ou les membres ne saurait exister chez lui.

Cependant il se meut; souvent même de fortes

secousses sont le résultat de ses mouvemens. S'il ne produit point de sons, ce n'est pas que les muscles du larynx restent passifs; c'est que le milieu nécessaire à cette fonction lui manque. Comment allier l'inertie de la première partie de la vie animale avec l'activité de la seconde? le voici.

Nous avons vu, en parlant des passions, que les muscles locomoteurs, c'est-à-dire ceux des membres du tronc, ceux, en un mot, différens du cœur, de l'estomac, etc., étaient mis en action de deux manières, 1°. par la volonté, 2°. par les sympathies. Ce dernier mode d'action a lieu quand, à l'occasion de l'affection d'un organe intérieur, le cerveau s'affecte aussi et détermine des mouvemens alors involontaires dans les muscles locomoteurs : ainsi une passion porte son influence sur le foie; le cerveau, excité sympathiquement, excite les muscles volontaires; alors c'est dans le foie qu'existe vraiment le principe de leurs mouvemens, lesquels, dans ce cas, sont de la classe de ceux de la vie organique; en sorte que ces muscles, quoique toujours mis en jeu par le cerveau, peuvent cependant appartenir tour à tour dans leurs fonctions, et à l'une et à l'autre vie.

Il est facile, d'après cela, de concevoir la locomotion du fœtus; elle n'est point chez lui, comme elle sera chez l'adulte, une portion de la vie animale; son exercice ne suppose point de volonté préexistante qui la dirige et en règle les actes; elle en est un effet purement sympathique, et qui a son principe dans la vie organique (1).

(1) Mais pendant les premiers jours qui s'écoulent depuis la

Tous les phénomènes de cette vie se succèdent alors, comme nous allons le voir, avec une extrême rapidité; mille mouvemens divers s'enchaînent sans cesse dans les organes circulatoires et nutritifs; tout y est dans une action très-énergique : or, cette activité de la vie organique suppose de fréquentes influences exercées par les organes internes sur le cerveau, et par conséquent de nombreuses réactions exercées par celui-ci sur les muscles qui se meuvent alors sympathiquement.

Le cerveau est d'autant plus susceptible de s'affecter par ces sortes d'influences, qu'il est alors plus developpé à proportion des autres organes, et qu'il est passif du côté des sensations.

On conçoit donc à présent ce que sont les mouvemens du fœtus. Ils appartiennent à la même classe que plusieurs de ceux de l'adulte, qu'on n'a point encore assez distingués; ils sont les mêmes que ceux produits

---

naissance, peut-on dire qu'une volonté préexistante *dirige et règle* les mouvemens que le fœtus exécutait avec une égale précision dans les eaux de l'amnios? que la voix elle-même soit alors le produit de la volonté? La faculté de vouloir procède, sans doute, du jugement, et voilà pourquoi les actes que nous nommons volontaires n'ont pas toujours la volonté pour guide. Quelle est, en effet, dans ce voyageur méditatif qui, du matin au soir, tend et fléchit les membres abdominaux, environ soixante fois à la minute; quelle est, dis-je, l'influence de la volonté sur chacun de ses mouvemens, lorsqu'il a, pour ainsi dire, oublié qu'il marche? Est-ce encore un phénomène sympathique déterminé par la vie nutritive? Convenons aussi que les faits se montrent par trop indociles à s'ajuster aux cadres qu'un système leur a préparés d'avance.

par les passions sur les muscles volontaires; ils ressemblent à ceux d'un homme qui dort, et qui, sans qu'aucun rêve agite le cerveau, se meut avec plus ou moins de force. Par exemple, rien de plus commun que de violens mouvemens dans le sommeil qui succède à une digestion pénible : c'est l'estomac qui, étant dans une vive action, agit sur le cerveau, lequel met en activité les muscles locomoteurs.

A cet égard, distinguons bien deux espèces de locomotions dans le sommeil : l'une, pour ainsi dire volontaire, produite par les rêves, est une dépendance de la vie animale; l'autre, effet de l'influence des organes internes, a son principe dans la vie organique, à laquelle elle appartient; c'est précisément celle du fœtus.

Je pourrais trouver divers autres exemples de mouvemens involontaires, et par conséquent organiques, exécutés dans l'adulte par les muscles volontaires, et propres par conséquent à donner une idée de ceux du fœtus; mais ceux-là suffisent. Remarquons seulement que les mouvemens organiques, ainsi que l'affection sympathique du cerveau, qui en est la source, disposent peu à peu cet organe et les muscles, l'un à la perception des sensations, l'autre aux mouvemens de la vie animale, qui commenceront après la naissance. Voyez, du reste, sur ce point, les Mémoires judicieux de M. Cabanis.

D'après ce qui a été dit dans cet article, nous pouvons, je crois, conclure avec assurance, que dans le fœtus la vie animale est nulle, que tous les actes attachés à cet âge sont dans la dépendance de l'organique. Le fœtus n'a, pour ainsi dire, rien dans ses phénomènes de ce qui caractérise spécialement l'animal ; son existence est la même que celle du végétal ; sa destruction ne porte que sur un être vivant, et non sur un être animé. Aussi, dans la cruelle alternative de le sacrifier ou d'exposer la mère à une mort presque certaine, le choix ne doit pas être douteux.

Le crime de détruire son semblable est plus relatif à la vie animale qu'à l'organique. C'est l'être qui sent, qui réfléchit, qui veut, qui exécute des actes volontaires, et non l'être qui respire, se nourrit, digère, qui est le siége de la circulation, des sécrétions, etc., que nous regrettons, et dont la mort violente est entourée des images horribles sous lesquelles l'homicide se peint à notre esprit. A mesure que dans la série des animaux, les fonctions intellectuelles décroissent, le sentiment pénible que nous cause la vue de leur destruction s'éteint et s'affaiblit peu à peu ; il devient nul lorsque nous arrivons aux végétaux, à qui la vie organique reste seule.

Si le coup qui termine, par un assassinat, l'existence de l'homme, ne détruisait en lui que cette vie, et que, laissant subsister l'autre, il n'altérât en rien toutes les facultés qui établissent nos rapports avec les êtres voisins, ce coup serait vu d'un œil indifférent ; il n'exciterait ni la pitié pour celui qui en est la victime, ni l'horreur pour celui qui en est l'instrument (1).

Un coup, une chute, une attaque d'apoplexie, sans altérer sensiblement les fonctions vitales, peuvent déterminer la stupidité, c'est-à-dire un état équivalent à la suppression de la vie animale, puisque les actes qui étaient auparavant soumis à la volonté ne s'opèrent plus que d'une manière automatique.

Pourquoi une large blessure, d'où s'écoule beaucoup de sang, inspire-t-elle l'effroi? ce n'est pas parce qu'elle arrête la circulation, mais parce que la défaillance, qui en est bientôt la suite, rompt subitement tous les liens qui attachent notre existence à tout ce qui nous entoure, à tout ce qui est hors de nous.

§ III. *Développement de la vie animale; éducation de ses organes.*

Un nouveau mode d'existence commence pour l'enfant lorsqu'il sort du sein de sa mère. Diverses fonctions s'ajoutent à la vie organique, dont l'ensemble devient plus compliqué, et dont les résultats se multiplient. La vie animale entre en exercice, établit entre le petit individu et les corps voisins, des rapports jusque là inconnus. Alors tout prend chez lui une manière d'être différente; mais dans cette époque remarquable des deux vies, où l'une s'accroît presque du double (1), et où l'autre commence, toutes deux prennent un caractère distinct, et l'agrandissement de

---

Cependant si, comme on nous le dit, l'horreur qu'inspire l'homicide ne se rapporte qu'à la vie animale, pourquoi n'éprouvons-nous alors que de la pitié? Ne faudrait-il pas aussi, pour compléter la preuve, démontrer que le coup meurtrier qui dans ce cas viendrait terminer l'autre vie, fût vu d'un œil indifférent?

(1) Mais puisque la vie organique déterminait, selon vous, les mouvemens du fœtus en agissant sur le cerveau par la seule énergie de ses fonctions, expliquez-nous donc pourquoi la même vie cesse d'exercer une telle influence, précisément lorsqu'elle s'est *accrue presque du double*?

la première ne suit point les mêmes lois que le développement de la seconde.

Nous remarquerons bientôt que les organes de la vie interne atteignent tout à coup la perfection; que dès l'instant où ils agissent, ils le font avec autant de précision que pendant tout le reste de leur activité. Au contraire, les organes de la vie externe ont besoin d'une espèce d'éducation; ils ne parviennent que peu à peu à ce degré de perfection que leur jeu doit dans la suite nous offrir. Cette importante différence mérite un examen approfondi : commençons par l'apprécier dans la vie animale.

Parcourez les diverses fonctions de cette vie qui, à la naissance, sort toute entière du néant où elle était plongée; vous observerez dans leur développement une marche lente, graduée; vous verrez que c'est insensiblement, et par une véritable éducation, que les organes parviennent à s'exercer avec justesse.

Les sensations, d'abord confuses, ne tracent à l'enfant que des images générales; l'œil n'a que le sentiment de lumière, l'oreille que celui du son, le goût que celui de saveur, le nez que celui d'odeur; rien encore n'est distinct dans ces affections générales des sens. Mais l'habitude émousse insensiblement ces premières impressions ; alors naissent les sensations particulières ; les grandes différences des couleurs, des sons, des odeurs, des saveurs, sont perçues ; peu à peu les différences secondaires le sont aussi; enfin, au bout d'un certain temps, l'enfant a appris par l'exercice, à voir, à entendre, à goûter, à sentir et à toucher.

Tel l'homme qui sort d'une obscurité profonde où il a été long-temps retenu, est-il frappé d'abord seulement par la lumière, et n'arrive-t-il que par gradation à distinguer les objets qui la réfléchissent. Tel, comme je l'ai dit, celui devant lequel se déploie pour la première fois le magique spectacle de nos ballets, n'aperçoit-il au premier coup-d'œil qu'un tout qui le charme, et ne parvient-il que peu à peu à isoler les jouissances que lui procurent en même temps la danse, la musique, les décorations, etc.

Il en est de l'éducation du cerveau comme de celle des sens; tous les actes dépendans de son action n'acquièrent que graduellement le degré de précision auquel ils sont destinés : la perception, la mémoire, l'imagination, facultés que les sensations précèdent et déterminent toujours, croissent et s'étendent à mesure que des excitans nouveaux viennent à en déterminer l'exercice. Le jugement, dont elles sont la triple base, n'associe d'abord qu'irrégulièrement des notions elles-mêmes irrégulières; bientôt plus de clarté distingue ses actes; enfin ils deviennent rigoureux et précis.

La voix, la locomotion présentent le même phénomène; les cris des jeunes animaux ne présentent d'abord qu'un son informe et qui ne porte aucun caractère ; l'âge les modifie peu à peu, et ce n'est qu'après des exercices fréquemment répétés qu'ils affectent les consonnances particulières à chaque espèce, et auxquelles les individus de même espèce ne se trompent jamais, surtout dans la saison des amours. Je ne parle pas de la parole; elle est trop évidemment le fruit de l'éducation (1).

---

(1) Vous ne parlez pas, dites-vous, de la parole? Cependant ce que vous appelez éducation de la voix ne peut s'appliquer

Voyez l'animal nouveau né dans ses mouvemens multipliés ; ses muscles sont dans une continuelle action. Comme tout est nouveau pour lui, tout l'excite, tout le fait mouvoir ; il veut toucher tout ; mais la progression, la station même n'ont point encore lieu dans ces contractions sans nombre des organes musculaires locomoteurs : il faut que l'habitude lui ait appris l'art de coordonner telle ou telle contraction avec telle ou telle autre, pour produire tel ou tel mouvement, ou pour prendre telle ou telle attitude (1). Jusque là il vacille, chancelle et tombe à chaque instant.

Sans doute que l'inclinaison du bassin dans le fœtus humain, la disposition de ses fémurs, le défaut de courbure de sa colonne vertébrale, etc., le rendent peu propre à la station aussitôt après la naissance ; mais à cette

---

rigoureusement qu'à l'étude des langues ou de la musique ; car l'intensité des cris dans le jeune animal comme dans l'adulte dépend uniquement de la contexture du larynx, du calibre et de la longueur de la trachée-artère. Si l'âge modifie la voix, c'est en apportant dans ces orgarnes des changemens qui régissent de telles modifications ; leur fréquent exercice n'a donc sur eux d'autre influence que celle que nous avons signalée à l'occasion des mouvemens volontaires en général (*Voy*. la note 1, page 40.)

(1) L'accroissement des forces qui résulte d'un plus long séjour dans l'atmosphère, de la répétition des mêmes actes et de l'augmentation graduelle de la nutrition, en donnant plus d'assurance à la progression et à la station, enseigne ce que vous appelez l'*art de coordonner des contractions*. Tout l'art est renfermé dans la puissance qui n'a qu'à se manifester pour coordonner, en effet, tous les agens d'exécution, sans artifice ni calcul de la part du jeune animal.

cause se joint certainement le défaut d'exercice. Qui ne sait que si on laisse long-temps un membre immobile, il perd l'habitude de se mouvoir ; et que lorsque l'on veut ensuite s'en servir, il faut qu'une espèce d'éducation nouvelle apprenne aux muscles la justesse des mouvemens, qu'ils n'exécutent d'abord qu'avec irrégularité ? L'homme qui se serait condamné au silence pendant un long espace de temps, éprouverait certainement le même embarras lorsqu'il voudrait le rompre, etc.

Concluons donc de ces diverses considérations, que nous devons apprendre à vivre hors de nous, que la vie extérieure se perfectionne chaque jour, et qu'elle a besoin d'une espèce d'apprentissage, dont la nature s'est chargée pour la vie intérieure (1).

§ IV. *Influence de la société sur l'éducation des organes de la vie animale.*

La société exerce sur cette espèce d'éducation des organes de la vie animale, une influence remarquable;

(1) On apprend une infinité de choses à l'homme ; on dresse un chien et un cheval ; mais cet enseignement, en assujettissant les actes volontaires à certaines règles, nous apprend-il à vivre hors de nous, c'est-à-dire à distinguer dans les objets qui nous entourent les qualités qui décident du penchant ou de l'aversion, de l'appétit ou du dégoût, et à régler nos mouvemens sur la nature de ces impressions? Voilà cependant, je crois, ce qu'on peut appeler, dans l'universalité des animaux, vivre hors de soi ; et la nature est ici, comme dans la vie intérieure, chargée de tout l'*apprentissage*.

elle agrandit la sphère d'action des uns, rétrécit celle des autres, modifie celle de tous.

Je dis d'abord que la société donne presque constamment à certains organes externes une perfection qui ne leur est pas naturelle, et qui les distingue spécialement des autres. Telle est, en effet, dans nos usages actuels, la nature de nos occupations, que celle à laquelle nous nous livrons habituellement exerce presque toujours un de ces organes plus particulièrement que tous les autres. L'oreille chez le musicien, le palais chez le cuisinier, le cerveau chez le philosophe, les muscles chez le danseur, le larynx chez le chanteur, etc., ont, outre l'éducation générale de la vie extérieure, une éducation particulière, que le fréquent exercice perfectionne singulièrement.

On pourrait même, sous ce rapport, diviser en trois classes les occupations humaines. La première comprendrait celles qui mettent les sens spécialement en jeu : tels sont la peinture, la musique, la sculpture, les arts du parfumeur, du cuisinier, et tous ceux, en un mot, dont les résultats charment la vue, l'ouïe, etc. Dans la seconde se rangeraient les occupations où le cerveau est le plus exercé : telles sont la poésie, qui appartient à l'imagination; les sciences de nomenclature, qui sont du ressort de la mémoire; les hautes sciences, que le jugement a en partage d'une manière plus spéciale. Les occupations qui, comme la danse, l'équitation, tous les arts mécaniques, mettent en jeu les muscles locomoteurs, formeraient la troisième classe.

Chaque occupation de l'homme met donc presque toujours en activité permanente un organe particulier : or, l'habitude d'agir perfectionne l'action : l'oreille du musicien entend dans une harmonie, la vue du peintre distingue dans un tableau, ce que le vulgaire laisse échapper; souvent même cette perfection d'action s'accompagne, dans l'organe plus exercé, d'un excès de nutrition. On le voit dans les muscles des bras chez les boulangers, dans ceux des membres inférieurs chez les danseurs, dans ceux de la face chez les histrions, etc., etc. (1).

J'ai dit, en second lieu, que la société rétrécit la sphère d'action de plusieurs organes externes.

En effet, par là même que dans nos habitudes sociales, un organe est toujours plus occupé, les autres sont plus inactifs: or, l'habitude de ne pas agir les rouille, comme on le dit; ils semblent perdre en aptitude ce que gagne celui qui s'exerce fréquemment. L'observation de la société prouve à chaque instant cette vérité.

Voyez ce savant qui, dans ses abstraites méditations, exerce sans cesse ses sens internes, et qui, passant sa

---

(1) Tous ces exemples viennent à l'appui de ce que nous avons dit (note 1, p. 40). En effet : la perfection dans les actes n'est point accompagnée, mais bien déterminée par l'excès de nutrition; elle en est la conséquence et non la cause, car nos premiers essais dans une profession quelconque sont presque toujours fatigans et mal assurés; les tentatives subséquentes le deviennent d'autant moins qu'elles ont été plus souvent répétées; c'est-à-dire qu'à mesure que l'excitation produite par le plus fréquent exercice dans les organes affectés à un genre de travail, a dirigé sur eux une nourriture plus abondante, leurs actes se sont perfectionnés dans la proportion de l'accroissement de leurs forces; dès lors, c'est la vie organique qui fait tous les frais de l'*apprentissage*.

vie dans le silence du cabinet, condamne à l'inaction les externes et les organes locomoteurs ; voyez-le s'adonnant par hasard à un exercice du corps, vous rirez de sa maladresse et de son air emprunté. Ses sublimes conceptions vous étonnaient ; la pesanteur de ses mouvemens vous amusera.

Examinez, au contraire, ce danseur qui, par ses pas légers, semble retracer à nos yeux tout ce que dans la fable les ris et les grâces offrent de séduisant à notre imagination ; vous croiriez que de profondes méditations d'esprit ont amené cette heureuse harmonie de mouvemens : causez avec lui, vous trouverez l'homme le moins surprenant sous ces dehors qui vous ont surpris.

L'esprit observateur qui analyse les hommes en société, fait à tout instant de semblables remarques. Vous ne verrez presque jamais coïncider la perfection d'action des organes locomoteurs avec celle du cerveau ni des sens; et réciproquement, il est très-rare que ceux-ci étant très-habiles à leurs fonctions respectives, les autres soient très-aptes aux leurs.

§ V. *Lois de l'éducation des organes de la vie animale.*

Il est donc manifeste que la société intervertit en partie l'ordre naturel de l'éducation de la vie animale, qu'elle distribue irrégulièrement à ses divers organes une perfection dont ils jouiraient sans elle dans une proportion plus uniforme, quoique cependant toujours inégale.

Une somme déterminée de force a été répartie en général à cette vie : or, cette somme doit rester toujours la même, soit que sa distribution ait lieu également, soit qu'elle se fasse avec inégalité; par conséquent, l'activité d'un organe suppose nécessairement l'inaction des autres.

Cette vérité nous mène naturellement à ce principe fondamental de l'éducation sociale, savoir, qu'on ne doit jamais appliquer l'homme à plusieurs études à la fois, si l'on veut qu'il réussisse dans chacune. Les philosophes ont déjà souvent répété cette maxime; mais je doute que les raisons morales sur lesquelles ils l'ont fondée, vaillent cette belle observation physiologique qui la démontre jusqu'à l'évidence, savoir, que pour augmenter les forces d'un organe, il faut les diminuer dans les autres. C'est pourquoi je ne crois pas inutile de m'arrêter encore à cette observation, et de l'appuyer par un grand nombre de faits.

L'ouïe, et surtout le toucher, acquièrent chez l'aveugle une perfection que nous croirions fabuleuse, si l'observation journalière n'en constatait la réalité. Le sourd et muet a dans la vue une justesse étrangère à ceux dont tous les sens sont très-développés. L'habitude de n'établir que peu de rapports entre les corps extérieurs et les sens, affaiblit ceux-ci chez les extasiés, et donne au cerveau une force de contemplation telle, qu'il semble que chez eux tout dorme, hors ce viscère, dans la vie animale.

Mais qu'est-il besoin de chercher dans des faits extraordinaires une loi dont l'animal en santé nous présente à chaque instant l'application?

Considérez dans la série des animaux la perfection relative de chaque organe, vous verrez que quand l'un excelle, les autres sont moins parfaits. L'aigle a l'œil perçant n'a qu'un odorat obscur; le chien, que distingue la finesse de ce dernier sens, a le premier à un moindre degré; c'est l'ouïe qui domine chez la chouette, le lièvre, etc.; la chauve-souris est remarquable par la précision de son toucher; l'action du cerveau prédomine chez les singes; la vigueur de locomotion chez les carnassiers, etc., etc.

Chaque espèce a donc une division de sa vie animale qui excelle sur les autres, celles-ci étant à proportion moins développées : vous n'en trouverez aucune où la perfection d'un organe ne semble s'être acquise aux dépens de celle des autres.

L'homme a, en général, abstraction faite de toute autre considération, l'ouïe plus marquée que les autres sens, et qu'il ne doit en effet l'avoir dans l'ordre naturel, parce que la parole, qui exerce sans cesse l'oreille, est pour elle une cause permanente d'activité, et par là de perfection.

Ce n'est pas seulement dans la vie animale que cette loi est remarquable; la vie organique y est presque constamment soumise dans tous ses phénomènes. L'affection d'un rein double la sécrétion de l'autre. A l'affaissement d'une des parotides, dans le traitement des fistules salivaires, succède dans l'autre une énergie d'action qui fait qu'elle remplit seule les fonctions de toutes deux.

Voyez ce qui arrive à la suite de la digestion; chaque système est alors successivement le siége d'une exaltation des forces vitales, qui abandonnent les autres en même proportion. Aussitôt après l'entrée des alimens dans l'estomac, l'action de tous les viscères gastriques augmente; les forces, concentrées sur l'épigastre, abandonnent les organes de la vie externe. De là, comme l'ont observé divers auteurs, les lassitudes, la faiblesse des sens à recevoir les impressions externes, la tendance au sommeil, la facilité des tégumens à se refroidir, etc. (1).

La digestion gastrique étant achevée, la vasculaire lui succède ; le chyle est introduit dans le système circulatoire pour y subir l'influence de ce système et de celui de la respiration : tous deux alors deviennent un foyer d'action plus prononcée; les forces s'y transportent, le pouls s'élève, les mouvemens du thorax se précipitent, etc.

C'est ensuite le système glanduleux, puis le système nutritif, qui jouissent d'une supériorité marquée dans l'état des forces vitales. Enfin, lorsqu'elles se sont ainsi successivement déployées sur tous, elles reviennent aux organes de la vie animale ; les sens reprennent leur activité, les fonctions du cerveau leur énergie, les

---

(1) Rien de tout cela ne peut s'appliquer qu'à l'intempérance et à l'hypocondrie ; les convives du Tourangeau dînent et digèrent bien différemment.

> Le dîner vient ; la délicate chère !
> L'oiseau du phase et le coq de bruyère,
> De vingt ragoûts l'apprêt délicieux,
> Charment le nez, le palais et les yeux.
> Du vin d'Aï la mousse pétillante,
> Et du Tokai la liqueur jaunissante,
> En chatouillant les fibres des cerveaux,
> Y porte un feu qui s'exhale en bons mots,
> Aussi brillans que la liqueur légère
> Qui monte, saute et mousse au bord du verre.
> Le dîner fait, on digère, on raisonne,
> On conte, on rit, on médit du prochain, etc.

muscles leur vigueur. Quiconque a réfléchi sur ce qu'il éprouve à la suite d'un repas un peu copieux, se convaincra facilement de la vérité de cette remarque.

L'ensemble des fonctions représente alors une espèce de cercle dont une moitié appartient à la vie organique, et l'autre moitié à la vie animale. Les forces vitales semblent successivement parcourir ces deux moitiés : quand elles se trouvent dans l'une, l'autre reste peu active, à peu près comme tout paraît alternativemnet languir et se ranimer dans les deux portions du globe, suivant que le soleil leur accorde ou leur refuse ses rayons bienfaisans (1).

Voulez-vous d'autres preuves de cette inégalité de répartition des forces ? examinez la nutrition ; toujours dans un organe elle est plus active, parce qu'il vit plus que les autres. Dans le fœtus, le cerveau et les nerfs, les membres inférieurs après la naissance, les parties génitales et les mamelles à la puberté, etc., semblent croître aux dépens des autres parties où la nutrition est moins prononcée.

Voyez toutes les maladies, les inflammations, les spasmes, les hémorragies spontanées : si une partie

---

(1) On nous disait naguère qu'une somme déterminée de forces ayant été départie à la vie animale, cette somme devait rester dans cette vie toujours la même. Maintenant, ce n'est plu scela; les mêmes forces, après avoir parcouru le demi-cercle qu'on suppose représenté par la vie animale, passent dans le demi-cercle représenté par la vie organique; et remarquez bien que lorsque l'un des segmens de ce cercle est ainsi favorisé, l'autre languit à l'égal de la portion du globe que le soleil a cessé d'éclairer. Y a-t-il un mot de vrai dans tout cela ?

devient le siége d'une action plus énergique, la vie et les forces diminuent dans les autres. Qui ne sait que la pratique de la médecine est en partie fondée sur ce principe qui dirige l'usage des ventouses, du moxa, des vésicatoires, des rubéfians, etc., etc. (1)?

D'après cette foule de considérations, nous pouvons donc établir comme une loi fondamentale de la distribution des forces, que quand elles s'accroissent dans une partie, elles diminuent dans le reste de l'économie vivante ; que la somme n'en augmente jamais, que seulement elles se transportent successivement d'un organe à l'autre (2). Avec cette donnée générale, il

---

(1) Savez-vous pourquoi, dans une gastrite, l'estomac ne digère plus, tandis que le poumon, exempt de maladie, respire librement ? C'est parce que le premier de ces organes s'est méchamment emparé de la vie et des forces du second pour n'en faire aucun usage. Ce n'est pas tout : lorsqu'en pareil cas on applique des ventouses, le moxa, des vésicatoires ou des rubéfians, vous croiriez peut-être que c'est pour dégorger la partie malade ou pour déplacer une irritation qui comprime dans elle les forces et la vie ? Point du tout : on se propose, au contraire, de transporter ces dernières d'un organe qui n'a cessé de concourir à la vie que parce qu'il a trop de forces et de vie, dans un autre qui coopère efficacement à la vie, quoique le premier l'ait dépouillé de forces et de vie. Voilà ce qu'on est convenu de nommer *la saine physiologie* et *la médecine physiologique*.

(2) Voyons cependant cet homme de lettres épuisé par des veilles consacrées aux travaux du cabinet : ses digestions sont pénibles, le moindre exercice le fatigue, le sommeil fuit sa paupière ; il perd la mémoire, et sa tête affaiblie ne peut s'appesantir sur aucun objet. Le médecin ordonne, pour tout remède, un long voyage, au retour duquel les forces digestives

est facile de dire pourquoi l'homme ne peut en même temps perfectionner toutes les parties de la vie animale, et exceller par conséquent dans toutes les sciences à la fois.

L'universalité des connaissances, dans le même individu, est une chimère; elle répugne aux lois de l'organisation, et si l'histoire nous offre quelques génies extraordinaires, jetant un éclat égal dans plusieurs sciences, ce sont autant d'exceptions à ces lois. Qui sommes-nous, pour oser poursuivre sur plusieurs points la perfection, qui le plus souvent nous échappe sur un seul?

S'il était permis d'unir ensemble plusieurs occupations, ce seraient sans doute celles qui ont le plus d'analogie par les organes qu'elles mettent en jeu, comme celles qui se rapportent aux sens, celles qui exercent le cerveau, celles qui font agir les muscles, etc.

En nous restreignant ainsi dans un cercle plus étroit, nous pourrions plus facilement exceller dans plusieurs parties; mais ici encore le secret d'être supérieur dans une, c'est d'être médiocre dans les autres.

Prenons pour exemple les sciences qui mettent en exercice les fonctions du cerveau. Nous avons vu que ces fonctions se rapportent spécialement à la mémoire, qui préside aux nomenclatures; à l'imagination, qui a la

---

et musculaires augmentées ont, avec la santé, ramené toute l'énergie des fonctions vitales et intellectuelles.

Or, puisque la somme des forces n'augmente jamais, et qu'elles ne font que passer d'un organe dans l'autre, où s'étaient-elles donc réfugiées chez ce malade avant son départ, c'est-à-dire lorsque toute la machine était faible?

poésie sous son empire ; à l'attention, qui est spécialement en jeu dans les calculs ; au jugement, dont le domaine embrasse la science du raisonnement : or, chacune de ces diverses facultés, ou de ces diverses opérations, ne se développe, ne s'étend qu'aux dépens des autres.

Pourquoi l'habitude de réciter les beautés de Corneille n'agrandit-elle pas l'âme de l'acteur, ne lui donne-t-elle pas une énergie de conception au-dessus de celle du vulgaire? Cela tient, sans doute, aux dispositions naturelles ; mais cela dépend aussi de ce que, chez lui, la mémoire et la faculté d'imiter s'exercent spécialement, et que les autres facultés du cerveau se dépouillent, pour ainsi dire, afin d'enrichir celles-ci.

Quand je vois un homme vouloir en même temps briller par l'adresse de sa main dans les opérations de chirurgie, par la profondeur de son jugement dans la pratique de la médecine, par l'étendue de sa mémoire dans la botanique, par la force de son attention dans les contemplations métaphysiques, etc., il me semble voir un médecin qui, pour guérir une maladie, pour expulser, suivant l'antique expression, l'humeur morbifique, voudrait en même temps augmenter toutes les sécrétions, par l'usage simultané des sialagogues, des diurétiques, des sudorifiques, des emménagogues, des excitans de la bile, du suc pancréatique, des sucs muqueux, etc. (1).

---

(1) Voulez-vous pratiquer avec succès les opérations chirurgicales ? gardez-vous bien de cultiver votre mémoire et votre jugement, parce que vous ne pourriez agrandir l'une et l'autre

La moindre connaissance des lois de l'économie ne suffirait-elle pas pour dire à ce médecin, qu'une glande ne verse plus de fluide que parce que les autres en versent moins, qu'un de ces médicamens nuit à l'autre; qu'exiger trop de la nature, c'est être sûr souvent de n'en rien obtenir? Dites-en autant à cet homme qui veut que ses muscles, son cerveau, ses sens, acquièrent une perfection simultanée, qui prétend doubler, tripler même sa vie de relation, quand la nature a voulu que nous puissions seulement détacher de quelques-uns de ses organes quelques degrés de forces pour les ajouter aux autres, mais jamais accroître la somme totale de ces forces.

Voulez-vous qu'un organe devienne supérieur aux

---

qu'aux dépens de l'adresse de la main, seule qualité nécessaire au chirurgien. Qu'est-il besoin, en effet, de mémoire pour apprendre l'anatomie, la pathologie externe et la médecine opératoire? Faut-il du jugement pour balancer les avantages et les inconvéniens d'une opération et pour la pratiquer à temps utile? On vous l'a déjà dit: *le secret d'être supérieur dans une partie, c'est d'être médiocre dans les autres;* ainsi, par exemple, si vous étudiez la botanique, apprenez seulement à débiter les nomenclatures de cette science comme l'acteur récite les beautés de Corneille; et vous verrez *les autres facultés du cerveau se dépouiller pour enrichir la mémoire*. Lors donc que vous aurez un malade, appelez d'abord le médecin qui s'est élevé jusqu'au séjour des dieux pour y puiser les grandes vues médicales, c'est-à-dire l'homme aux contemplations métaphysiques, qui ne tardera pas à s'adjoindre l'homme au profond jugement dans la pratique de la médecine; et comme les contemplations et la profondeur du jugement excluent l'adresse de la main et la mémoire, on appellera le chirurgien s'il faut une opération, et le botaniste s'il faut de la tisane.

autres? condamnez ceux-ci à l'inaction. On châtre les hommes pour changer leur voix; comment la barbare idée de les aveugler pour les rendre musiciens n'est-elle pas aussi venue, puisqu'on sait que les aveugles n'étant point distraits par l'exercice de la vue, donnent plus d'attention à celui de l'ouïe? Un enfant qu'on destinerait à la musique, et dont on éloignerait tout ce qui peut affecter la vue, l'odorat, le toucher, pour ne le frapper que par des sons harmonieux, ferait sans doute, toutes choses égales d'ailleurs, de bien plus rapides progrès.

Il est donc vrai de dire que notre supériorité dans tel art ou telle science, se mesure presque toujours par notre infériorité dans les autres, et que cette maxime générale, consacrée par un vieux proverbe, que la plupart des philosophes anciens ont établie, mais que beaucoup de philosophes modernes voudraient renverser, a pour fondement une des grandes lois de l'économie animale, et sera toujours aussi immuable que la base sur laquelle elle appuie (1).

§ VI. *Durée de l'éducation des organes de la vie animale.*

L'éducation des organes de la vie animale se prolonge pendant un temps, sur lequel trop de circonstances influent pour pouvoir le déterminer ; mais ce

(1) Philosophes anciens et modernes, et vous-même, Bichat, n'avez-vous pas démenti le vieux proverbe et renversé cette prétendue loi de l'économie animale qui vous condamnaient à la médiocrité !

qu'il y a de remarquable dans cette éducation, c'est que chaque âge semble être consacré à perfectionner certains organes en particulier.

Dans l'enfance, les sens sont spécialement éduqués; tout semble se rapporter au développement de leurs fonctions. Environné de corps nouveaux pour lui, le petit individu cherche à les connaître tous; il tient, si je puis m'exprimer ainsi, dans une érection continuelle les organes qui établissent des rapports entre lui et ce qui l'avoisine : aussi tout ce qui est relatif à la sensibilité se trouve chez lui très-prononcé. Le système nerveux, comparé au musculaire, est proportionnellement plus considérable que dans tous les âges suivans, tandis que par la suite la plupart des autres systèmes prédominent sur celui-ci. On sait que pour bien voir les nerfs, on choisit toujours des enfans.

A l'éducation des sens se lie nécessairement le perfectionnement des fonctions du cerveau qui ont rapport à la perception.

A mesure que la somme des sensations s'agrandit, la mémoire et l'imagination commencent à entrer en activité. L'âge qui suit l'enfance est celui de l'éducation des parties du cerveau qui y ont rapport : alors il y a, d'un côté, assez de sensations antécédentes pour que l'une puisse s'exercer à nous les retracer, et que l'autre y trouve le type des sensations illusoires qu'elle nous présente. D'un autre côté, le peu d'activité du jugement, à cette époque, favorise l'énergie d'action de ces deux facultés : alors aussi la révolution qu'amène la puberté, les goûts nouveaux qu'elle enfante, les désirs qu'elle crée, étendent la sphère de la seconde.

Lorsque la perception, la mémoire et l'imagination

ont été perfectionnées, que leur éducation est finie, celle du jugement commence, ou plutôt devient plus active; car dès qu'il a des matériaux, le jugement s'exerce. A cette époque les fonctions des sens, une partie de celles du cerveau n'ont plus rien à acquérir : toutes les forces se concentrent pour le perfectionnement de celui-ci.

D'après ces considérations, il est manifeste que la première portion de la vie animale, ou celle par laquelle les corps extérieurs agissent sur nous, et par laquelle nous réfléchissons cette action, a dans chaque âge une division qui se forme et s'agrandit; que le premier âge est celui de l'éducation des sens; que le second préside au perfectionnement de l'imagination, de la mémoire; que le troisième a rapport au développement du jugement.

Ne faisons donc jamais coïncider avec l'âge où les sens sont en activité, l'étude des sciences qui exigent l'exercice du jugement : suivons, dans notre éducation artificielle, les mêmes lois qui président à l'éducation naturelle des organes extérieurs. Appliquons l'enfant au dessin, à la musique, etc.; l'adolescent aux sciences de nomenclature, aux beaux-arts, que l'imagination a sous son empire; l'adulte aux sciences exactes, à celles dont le raisonnement enchaîne les faits. L'étude de la logique et des mathématiques terminait l'ancienne éducation : c'était un avantage parmi ses imperfections.

Quant à la seconde portion de la vie animale, ou celle par laquelle l'animal réagit sur les corps extérieurs, l'enfance est caractérisée par le nombre, la fréquence et la faiblesse des mouvemens, l'âge adulte par leur vigueur, l'adolescence par une disposition mixte. La voix ne suit point ces proportions; elle est soumise à des influences qui naissent surtout des organes génitaux.

Je ne m'arrête point aux modifications diverses qui naissent, pour la vie animale, des climats, des saisons, du sexe, etc. Tant d'auteurs ont traité ces questions, que je pourrais difficilement ajouter à ce qu'ils ont dit.

En parlant des lois de l'éducation dans les organes de la vie externe, j'ai supposé ces organes en état d'intégrité complète, ayant ce qu'il faut pour se perfectionner, jouissant de toute la force de tissu qui est nécessaire; mais si leur texture originaire est faible, délicate, irrégulière; si quelques vices de conformation s'y observent, alors ces lois ne sauraient y trouver qu'une application imparfaite.

C'est ainsi que l'habitude de juger ne rectifie point le jugement, si le cerveau, mal constitué, présente, dans ses deux hémisphères, une inégalité de force et de conformation : c'est ainsi que l'exercice fréquent du larynx, des muscles locomoteurs, etc., ne peut jamais suppléer à l'irrégularité d'action que produit en eux une irrégularité d'organisation, etc., etc. (1).

---

(1) Voyez les notes de l'art. 3.

ARTICLE NEUVIÈME.

De l'origine et du développement de la vie organique.

Nous venons de voir la vie animale, inactive dans le fœtus, ne se développer qu'à la naissance, et suivre dans son développement des lois toutes particulières : la vie organique, au contraire, est en action presqu'à l'instant où le fœtus est conçu ; c'est elle qui commence l'existence. Dès que l'organisation est apparente, le cœur pousse dans toutes les parties le sang qui y porte les matériaux de la nutrition et de l'accroissement ; il est le premier formé, le premier en action ; et comme tous les phénomènes organiques sont sous sa dépendance, de même que le cerveau a sous la sienne tous ceux de la vie animale, on conçoit comment les fonctions internes sont tout de suite mises en jeu.

§ I. *Du mode de la vie organique chez le fœtus.*

Cependant la vie organique du fœtus n'est point la même que celle dont jouira l'adulte. Recherchons en quoi consiste la différence, considérée d'une manière générale. Nous avons dit que cette vie résulte de deux grands ordres de fonctions, dont les unes, la digestion, la circulation, la respiration, la nutrition, assimilent sans cesse à l'animal les substances qui le nourrissent ; les autres, l'exhalation, les sécrétions, l'absorption, lui enlèvent les substances devenues hétérogènes, en sorte que cette vie est un cercle habituel de création et de destruction : dans le fœtus, ce cercle se rétrécit singulièrement.

D'abord les fonctions qui assimilent sont beaucoup moins nombreuses. Les molécules ne se trouvent point soumises, avant d'arriver à l'organe qu'elles doivent réparer, à un aussi grand nombre d'actions; elles pénètrent dans le fœtus, déjà élaborées par la digestion, la circulation et la respiration de la mère. Au lieu de traverser l'appareil des organes digestifs, qui paraissent presqu'entièrement inactifs à cet âge, elles entrent tout de suite dans le système circulatoire; le chemin qu'elles y parcourent est moindre. Il ne faut point qu'elles aillent successivement se présenter à l'influence de la respiration, et sous ce rapport, le fœtus des mammifères a, dans son organisation préliminaire, une assez grande analogie avec les reptiles adultes, chez lesquels une assez petite portion de sang passe en sortant du cœur, dans les vaisseaux du poumon (*).

Les molécules nourricières passent donc presque di-

(*) Je suis persuadé que la théorie encore très-obscure du fœtus pourrait être éclairée par celle des animaux qui ont une organisation approchant un peu de la sienne. Par exemple, dans la grenouille, où peu de sang traverse le poumon, le cœur est un organe simple, à oreillette et ventricule uniques : il y a communication ou plutôt continuité entre les deux systèmes, veineux et artériel, tandis que dans les mammifères, les vaisseaux où circule le sang rouge ne communiquent point avec ceux qui charrient le sang noir, si ce n'est peut-être par les capillaires.

Dans le fœtus le trou botal et le canal artériel rendent aussi très-manifestement continues les artères et les veines; chez lui le cœur est également un organe simple, ne formant, malgré

rectement du système circulatoire dans celui de la nutrition. Le travail général de l'assimilation est par conséquent bien plus simple, bien moins compliqué à cet âge que dans le suivant.

D'un autre côté, les fonctions qui décomposent habituellement nos organes, celles qui transmettent au dehors les substances devenues étrangères, nuisibles même à leur tissu, après en avoir formé partie, sont à cet âge dans une inactivité presque complète. L'exhalation pulmonaire, la sueur, la transpiration, n'ont point encore commencé dans leurs organes respectifs. Toutes les sécrétions, celles de la bile, de l'urine, de la salive, ne fournissent qu'une quantité de fluides très-petite en proportion de celle qu'elles doivent donner par la suite; en sorte que la portion de sang qu'elles, ainsi que les exhalations, dépenseront dans l'adulte, refluent presqu'entièrement dans le système de la nutrition (1).

---

ses cloisons, qu'une même cavité, tandis qu'il est double après la naissance. Les deux espèces de sang se mêlent à cet âge, comme chez les reptiles, etc. Or, je prouverai plus bas que dans l'enfant qui a respiré, ce mélange serait bientôt mortel, que le sang noir, circulant dans les artères, asphyxie très-promptement l'animal. D'où naît donc cette différence? on ne peut l'étudier dans le fœtus; il faudra peut-être la chercher dans les grenouilles, les salamandres et autres reptiles qui peuvent, par leur organisation, être long-temps privés d'air sans périr, phénomène qui les rapproche encore des mammifères vivant dans le sein de leur mère. Ces recherches très-importantes laisseront incomplète, tant qu'elles nous manqueront, l'histoire de la respiration.

(1) Cela n'est point exact. Vous nous avez dit avec raison que les molécules nutritives pénétraient dans le fœtus, déjà

La vie organique du fœtus est donc remarquable, d'un côté, par une extrême promptitude dans l'assimilation, promptitude qui dépend de ce que les fonctions concourant à ce travail général sont en très-petit nombre; de l'autre, par une extrême lenteur dans la désassimilation, lenteur qui dérive du peu d'action des diverses fonctions qui sont les agens de ce grand phénomène.

Il est facile, d'après les considérations précédentes, de concevoir la rapidité remarquable qui caractérise l'accroissement du fœtus, rapidité qui est en disproportion manifeste avec celle des autres âges. En effet, tandis que tout active la progression de la matière nutritive vers les parties qu'elle doit réparer, tout semble, en même temps, forcer cette matière, qui n'a presque pas d'émonctoires, à séjourner dans les parties.

Ajoutons à la grande simplicité de l'assimilation dans le fœtus, la grande activité des organes qui y concourent, activité qui dépend de la somme plus considérable de forces vitales qu'ils ont alors en partage. Toutes celles de l'économie semblent en effet se concentrer sur les deux systèmes, circulatoire et nutritif; ceux de la digestion, de la respiration, des sécrétions, de l'exhalation, n'étant que dans un exercice

---

élaborées par la digestion, la circulation et la respiration de la mère. D'après cela, la portion de sang qui dans l'adulte sera dépensée aux sécrétions et aux exhalations n'existe presque point dans le fœtus. De plus, il est bien douteux que des matériaux excrémentiels pussent avoir une grande part à l'acte nutritif.

obscur, n'en jouissent qu'à un faible degré : ce qui est de moins dans ceux-ci est de plus dans les premiers (1).

Si nous observons maintenant que les organes de la vie animale, condamnés à une inaction nécessaire, ne sont le siége que d'une très-petite portion de forces vitales, dont le surplus reflue alors sur la vie organique, il sera facile de concevoir que la presque totalité des forces qui, dans la suite, doivent se déployer généralement sur tous les systèmes, se trouve alors concentrée sur ceux qui servent à nourrir, à composer les parties diverses du fœtus, et que par conséquent, tout se rapportant chez lui à la nutrition et à l'accroissement, ces fonctions doivent être marquées à cet âge par une énergie étrangère à tous les autres.

§ II. *Développement de la vie organique après la naissance.*

Sorti du sein de sa mère, le fœtus éprouve dans sa vie organique un accroissement remarquable : cette

---

(1) L'analogie de la matière assimilable transmise de la mère au fœtus est telle, surtout pendant les premiers mois de la gestation, que pour s'identifier au nouvel être, elle n'a presque point de changemens à subir. C'est donc, en effet, la grande simplicité de l'assimilation et non la somme plus considérable de forces vitales que les organes affectés à la nutrition auraient alors en partage, qui explique la rapidité de l'accroissement du fœtus, sans qu'il soit nécessaire de recourir à l'imputation des forces d'organes qui ont à peine une existence sur ceux de la nutrition. Dès-lors, les forces vitales de la mère ont évi-

vie se complique davantage ; son étendue devient presque double; plusieurs fonctions qui n'existaient pas auparavant y sont alors ajoutées; celles qui existaient s'agrandissent. Or, dans cette révolution remarquable, on observe une loi toute opposée à celle qui préside au développement de la vie animale.

Les organes internes qui entrent alors en exercice, ou qui accroissent beaucoup leur action, n'ont besoin d'aucune éducation; ils atteignent tout à coup une perfection à laquelle ceux de la vie animale ne parviennent que par l'habitude d'agir souvent. Un coup d'œil rapide sur le développement de cette vie, suffira pour nous en convaincre.

A la naissance, la digestion, la respiration, etc., une grande partie des exhalations et des absorptions commencent tout à coup à s'exercer : or, après les premières inspirations et expirations, après l'élaboration dans l'estomac, du premier lait sucé par l'enfant, après que les exhalans du poumon et de la peau ont rejeté quelques portions de leurs fluides respectifs, les organes respiratoires, digestifs, exhalans, jouent avec une facilité égale à celle qu'ils auront toujours.

Alors toutes les glandes qui dormaient, pour ainsi dire, qui ne versaient qu'une quantité très-petite de

---

demment la meilleure part à ce phénomène, car celles du fœtus sont tellement dépendantes des siennes, qu'il nous serait impossible de dire en quoi elles n'en dépendent pas. Voyons plutôt, avant d'exagérer leur énergie, les sages précautions prises par la nature pour garantir son ouvrage de l'action des corps extérieurs, en le couvrant d'une égide d'enveloppes presque impénétrable.

fluide, sont réveillées de leur assoupissement au moyen de l'excitation portée par différens corps à l'extrémité de leurs conduits excréteurs. Le passage du lait à l'extrémité des canaux de Sténon et de Warthon, du chyme au bout du cholédoque et du pancréatique, le contact de l'air sur l'orifice de l'urètre, etc., éveillent les glandes salivaires, le foie, le pancréas, le rein, etc. L'air sur la surface interne de la trachée-artère et des narines, les alimens sur celle des voies digestives, etc., agacent, dans ces différentes parties, les glandes muqueuses qui entrent en action.

Alors aussi commencent les excrétions qui jusque là avaient été suspendues pour le peu de fluide séparé par les glandes. Or, observez ces divers phénomènes, et vous les verrez s'exécuter tout de suite avec précision; vous verrez les divers organes qui y concourent, n'avoir besoin d'aucune espèce d'éducation.

Pourquoi cette différence dans le développement des deux vies? Je ne le rechercherai pas (1); j'observerai seulement que par la même raison qu'à l'époque de leur développement, les organes de la vie interne

(1) Laissez en paix s'établir un faux principe, et vous ne pourrez plus en maîtriser les conséquences. C'est ainsi que Bichat, tout préoccupé des deux vies sorties de son cerveau, s'extasie sur la différence du développement de chacune d'elles; et qu'après avoir exagéré l'influence de l'éducation sur les organes soumis à la volonté, il admire, tout de bon, comment une suite non interrompue de tubes, liés entre eux par des organes sécréteurs, savent se laisser pénétrer du liquide qu'ils doivent transmettre, sans avoir été soumis à un enseignement préalable.

ne se perfectionnent point par l'exercice et l'habitude, qu'ils atteignent, en entrant en activité, le degré de précision qu'ils auront toujours, chacun n'est point par la suite susceptible d'acquérir sur les autres un degré de supériorité, comme nous l'avons observé dans la vie animale.

Cependant rien de plus commun que la prédominance d'un système de la vie organique sur les autres systèmes; tantôt c'est l'appareil vasculaire, tantôt le pulmonaire, souvent l'ensemble des organes gastriques, le foie surtout, qui sont supérieurs aux autres pour leur action, et qui impriment même par là un caractère particulier au tempérament de l'individu. Mais ceci tient à une autre cause : c'est de l'organisation primitive, de la structure des parties, de leur conformation, que naît cette supériorité; elle n'est point le produit de l'exercice, comme dans la vie animale. Le fœtus dans le sein de sa mère, l'enfant en voyant le jour, présentent ce phénomène à un degré aussi réel, quoique moins apparent que dans les âges suivans.

De même l'affaiblissement d'un système des fonctions internes tient toujours, ou à la constitution originaire, ou à quelques vices causés accidentellement par une affection morbifique, qui use les ressorts organiques de ce système, ceux des autres restant intacts.

Telle est donc la grande différence des deux vies de l'animal, par rapport à l'inégalité de perfection des divers systèmes de fonctions dont chacune résulte; savoir, que dans l'une la prédominance ou l'infériorité d'un système, relativement aux autres, tient presque toujours à l'activité ou à l'inertie plus grandes de ce système, à l'habitude d'agir ou de ne pas agir; que dans l'autre, au contraire, cette prédominance ou cette infériorité sont immédiatement liées à la texture des organes, et jamais à leur éducation.

Voilà pourquoi le tempérament physique et le caractère moral ne sont point susceptibles de changer par l'éducation qui modifie si prodigieusement les actes de la vie animale; car, comme nous l'avons vu, tous deux appartiennent à la vie organique.

Le caractère est, si je puis m'exprimer ainsi, la physionomie des passions; le tempérament est celle des fonctions internes : or les unes et les autres étant toujours les mêmes, ayant une direction que l'habitude et l'exercice ne dérangent jamais, il est manifeste que le tempérament et le caractère doivent être aussi soustraits à l'empire de l'éducation. Elle peut modérer l'influence du second, perfectionner assez le jugement et la réflexion, pour rendre leur empire supérieur au sien, fortifier la vie animale, afin qu'elle résiste aux impulsions de l'organique. Mais vouloir par elle dénaturer le caractère, adoucir ou exalter les passions dont il est l'expression habituelle, agrandir ou resserrer leur sphère, c'est une entreprise analogue à celle d'un médecin qui essaierait d'élever ou d'abaisser de quelques degrés, et pour toute la vie, la force de contraction ordinaire au cœur dans l'état de santé, de précipiter ou de ralentir habituellement le mouvement naturel aux artères, et qui est nécessaire à leur action, etc.

Nous observerions à ce médecin, que la circulation, la respiration, etc., ne sont point sous le domaine de la volonté, qu'elles ne peuvent être modifiées par l'homme, sans passer à l'état maladif, etc. Faisons la même observation à ceux qui croient qu'on change le caractère, et par là même les passions, puisque celles-ci sont un produit de l'action de tous les organes internes, ou qu'elles y ont au moins spécialement leur siége (1).

ARTICLE DIXIÈME.

De la fin naturelle des deux vies.

Nous venons de voir les deux vies de l'animal commençant à des époques assez éloignées l'une de l'autre, se développant suivant des lois qui sont absolument inverses. Je vais les montrer maintenant se terminant

(1) Qu'on nous dise que la différence qui distingue les hommes dans leurs rapports avec leurs semblables dépende, jusqu'à un certain point, de celle qui résulte de la variété de proportions entre les parties qui constituent le corps humain; rien n'est plus vraisemblable : mais de ce que les conditions du tempérament se rapportent à la vie organique, faut-il en conclure que le caractère ou la physionomie des opérations de l'âme lui appartiennent également? Si l'on devait raisonner ainsi, nous pourrions placer dans le cœur le siége de l'intelligence, puisque le sang envoyé par cet organe détermine la vie du cerveau et par conséquent l'exercice de ses fonctions. Au surplus, en adoptant *physionomie des passions* pour définition du caractère nous dirons qu'il est bien difficile de distinguer dans ces dernières la part du tempérament. Le tempérament, qui dirige les appétits physiques, doit influencer sans doute les pen-

aussi d'une manière différente, cessant leurs fonctions dans des temps très-distincts, et présentant, lorsqu'elles finissent, des caractères aussi séparés que pendant toute la durée de leur activité. Je n'aurai égard ici qu'à la mort naturelle; toutes celles qui tiennent à des causes accidentelles seront l'objet de la seconde partie de cet ouvrage.

§ I. *La vie animale cesse la première dans la mort naturelle.*

La mort naturelle est remarquable, parce qu'elle termine presqu'entièrement la vie animale, long-temps avant que l'organique ne finisse.

Voyez l'homme qui s'éteint à la fin d'une longue vieillesse : il meurt en détail; ses fonctions extérieures finissent les unes après les autres; tous ses sens se ferment successivement; les causes ordinaires des sensations passent sur eux sans les affecter.

La vue s'obscurcit, se trouble, et cesse enfin de transmettre l'image des objets : c'est la cécité sénile. Les

---

chans moraux; mais les circonstances dans lesquelles le sort nous a placés décident le plus souvent des uns et des autres sans consulter le tempérament, parce qu'ils naissent avec les occasions de les satisfaire; l'éducation qui pourrait les modifier serait celle qui maîtriserait ces mêmes occasions. Ainsi, le conseil renouvelé de quelques livres de morale mystique *de fortifier la vie animale afin qu'elle résiste aux impulsions de l'organique* est vide de sens, et le serait même quand, par les *macérations* et le *nénuphar*, on diminuerait les forces vitales, et par conséquent le jugement et la réflexion.

sons frappent d'abord confusément l'oreille, bientôt elle y devient entièrement insensible ; l'enveloppe cutanée, racornie, endurcie, privée en partie des vaisseaux qui se sont oblitérés, n'est plus le siége que d'un tact obscur et peu distinct. D'ailleurs l'habitude de sentir y a émoussé le sentiment. Tous les organes dépendant de la peau s'affaiblissent et meurent ; les cheveux, la barbe blanchissent. Privés des sucs qui les nourrissaient, un grand nombre de poils tombent. Les odeurs ne font sur le nez qu'une faible impression.

Le goût se soutient un peu, parce que, lié à la vie organique autant qu'à l'animale, ce sens est nécessaire aux fonctions intérieures : aussi, lorsque toutes les sensations agréables fuient le vieillard, quand leur absence a déjà brisé en partie les liens qui l'attachent aux corps environnans, celle-ci lui reste encore : elle est le dernier fil auquel est suspendu le bonheur d'exister.

Ainsi, isolé au milieu de la nature, privé déjà en partie des fonctions des organes sensitifs, le vieillard voit bientôt s'éteindre aussi celle du cerveau. Chez lui presque plus de perception, par là même que presque rien du côté des sens n'en détermine l'exercice ; l'imagination s'émousse et bientôt devient nulle.

La mémoire des choses présentes se détruit ; le vieillard oublie en un instant ce qu'on vient de lui dire, parce que ses sens externes, affaiblis, et déjà pour ainsi dire morts, ne lui confirment point ce que son esprit lui apprend. Les idées fuient, quand des images tracées par les sens n'en retiennent pas l'empreinte. Au contraire, le souvenir du passé reste encore dans ce dernier âge. Ce que le vieillard sait d'autrefois, ce sont ses sens qui le lui ont appris, ou du moins qui le lui ont confirmé.

Il diffère de l'enfant en ce que celui-ci ne juge que d'après les sensations qu'il éprouve, et que lui ne le fait que d'après celles qu'il a éprouvées (1).

Le résultat de ces deux états est le même, car le jugement est également incertain, soit que les sensations actuelles, soit que les sensations passées lui servent exclusivement d'appui; sa justesse tient essentiellement à leur comparaison. Qui ne sait, par exemple, que dans les jugemens fondés sur la vision, l'impression actuelle nous tromperait souvent, si l'impression passée ne rectifiait l'erreur? D'un autre côté, n'observe-tion pas que bientôt les sensations antécédentes deviennent confuses, si des sensations nouvelles et analogues ne regravent les traits du tableau qu'elles ont laissé en nous?

Le présent et le passé sont donc également nécessaires dans nos sensations, pour la perfection du jugement qui en résulte. Que l'un ou l'autre manque, plus de comparaison entr'eux, plus de précision par conséquent dans le jugement.

---

(1) L'enfant et le vieillard jugent des choses actuelles par les sensations qu'elles leur font éprouver; c'est-à-dire que la différence des sensations détermine seule la différence du jugement. Si le vieillard *laudator temporis acti*, déplore le présent, qui fait le bonheur du jeune âge, et

Ne jouissant de rien, blâme ceux qui jouissent,

ce n'est donc point parce qu'il juge les choses actuelles d'après les sensations d'autrefois.

Voilà comment le premier et le dernier âges sont également remarquables par leur incertitude; comment on s'exprime avec beaucoup de vérité, quand on dit que les vieillards tombent en enfance : ces deux périodes de la vie se touchent par l'irrégularité du jugement, ils ne diffèrent que par le principe de cette irrégularité.

De même que l'interruption des fonctions du cerveau est dans le vieillard une suite de l'anéantissement presqu'entier de celles du système sensitif externe, de même l'affaiblissement de la locomotion et de la voix succède inévitablement à l'inaction du cerveau. Cet organe réagit, en effet, sur les muscles, dans la même proportion que les sens agissent sur lui.

Les mouvemens du vieillard sont lents et rares ; il ne sort qu'avec peine de l'attitude où il se trouve. Assis près du feu qui le réchauffe, il y passe les jours concentré en lui-même ; étranger à ce qui l'entoure, privé de désirs, de passions, de sensations, parlant peu, parce qu'il n'est déterminé par rien à rompre le silence, heureux de sentir qu'il existe encore, quand tous les autres sentimens se sont déjà presque évanouis pour lui.

Ajouterai-je à cette cause de l'inaction des vieillards, la rigidité de leurs muscles, la diminution de contractilité dans ces organes? Sans doute cela y influe spécialement; mais ce n'est pas là la raison principale, puisque le cœur, les fibres musculaires des intestins contractent aussi cette rigidité, et sont privés cependant bien moins vite que les muscles volontaires de la faculté de se mouvoir. Ce n'est pas la faculté que ceux-ci perdent, c'est la cause qui en détermine l'exercice, je veux dire l'action cérébrale.

S'il était possible de composer un homme, d'une part

avec les organes des sens et le cerveau du vieillard, de l'autre avec les muscles d'un adolescent, les mouvemens volontaires chez cet homme là ne seraient guère développés, parce qu'il ne suffit pas qu'un muscle puisse se contracter, il faut que sa puissance soit mise en action; or, quelle cause déterminera ici cette action?

Il est facile de voir, d'après ce que nous venons de dire, que les fonctions externes s'éteignent peu à peu chez le vieillard, que la vie animale a déjà presqu'entièrement cessé lorsque l'organique est encore en activité. Sous ce rapport, l'état de l'animal que la mort naturelle va anéantir, se rapproche de celui où il se trouvait dans le sein de sa mère, et même de celui du végétal, qui ne vit qu'au dedans, et pour qui toute la nature est en silence.

Si on se rappelle maintenant que le sommeil retranche plus d'un tiers de sa durée à la vie animale; si l'on ajoute cet intervalle d'action à son absence complète dans les neuf premiers mois, et à l'inactivité presqu'entière à laquelle elle se trouve réduite dans les derniers temps de l'existence, il sera facile de voir combien est grande la disproportion de sa durée avec celle de la vie organique qui s'exerce d'une manière continue.

Mais pourquoi, lorsque nous avons cessé d'être au dehors, existons-nous encore au dedans, puisque les sens ou la locomotion, etc., sont destinés surtout à nous mettre en rapport avec les corps qui doivent nous nourrir? Pourquoi ces fonctions s'affaiblissent-elles dans une disproportion plus grande que les internes? Pourquoi n'y a-t-il pas un rapport exact entre leur cessation?

Je ne puis entièrement résoudre cette question. J'observe seulement que la société influe spécialement sur cette différence.

L'homme, au milieu de ses semblables, se sert beaucoup de sa vie animale, dont les ressorts sont habituellement plus fatigués que ceux de la vie organique. Tout est usé dans cette vie sous l'influence sociale; la vue, par les lumières artificielles; l'ouïe, par des sons trop répétés, surtout par la parole, qui manque aux animaux, dont les communications entr'eux, au moyen de l'oreille, sont bien moins nombreuses; l'odorat, par des odeurs dépravées; le goût, par des saveurs qui ne sont point dans la nature; le toucher et le tact, par les vêtemens; le cerveau, par la réflexion, etc.; tout le système nerveux, par mille affections que la société donne seule, ou du moins qu'elle multiplie.

Nous vivons donc au dehors avec excès, si je puis me servir de ce terme; nous abusons de la vie animale; elle est circonscrite par la nature dans des limites que nous avons trop agrandies pour sa durée. Aussi n'est-il pas étonnant qu'elle finisse promptement. En effet, nous avons vu les forces vitales divisées en deux ordres, l'un appartenant à cette vie, l'autre à l'organique. On peut comparer ces deux ordres à deux lumières qui brûlent en même temps, et qui n'ont pour aliment qu'une quantité déterminée de matériaux. Si l'une est plus excitée que l'autre, si plus de vent l'agite, il faut bien qu'elle s'éteigne plus vite (1).

---

(1) L'homme SE SERT beaucoup, il est vrai, de sa vie animale, mais il SE SERT beaucoup plus encore du cœur, du pou-

Cette influence sociale sur les deux vies est, jusqu'à un certain point, avantageuse à l'homme, qu'elle dégage peu à peu des liens qui l'attachent à ce qui l'entoure, et pour qui elle rend ainsi moins cruel l'instant qui vient rompre ces liens.

L'idée de notre heure suprême n'est pénible que parce qu'elle termine notre vie animale, que parce qu'elle fait cesser toutes les fonctions qui nous mettent en rapport avec ce qui nous entoure. C'est la privation de ces fonctions qui sème l'épouvante et l'effroi sur les bords de notre tombe.

Ce n'est pas la douleur que nous redoutons : combien n'est-il pas de mourans pour qui le don de l'existence serait précieux, quoiqu'il s'achèterait par une suite non interrompue de souffrances! Voyez l'animal qui vit peu au dehors, qui n'a de relations que pour

---

mon, des vaisseaux de toute espèce, en un mot, de sa vie organique, qui n'a point, comme la première, des intermittences, évaluées d'abord à la moitié et maintenant au tiers de sa durée. En supposant donc que les bouts de bougie qui représentent les deux vies se composent d'une égale quantité de combustible, je soutiens que si l'un des deux reste le tiers ou la moitié du temps couvert d'un éteignoir, celui-là doit nécessairement durer bien plus long-temps que l'autre. Lorsqu'ils brûlent simultanément, Borée lui-même ne saurait détruire cette inégalité, parce que le vent qui souffle ne peut agiter la flamme de l'un sans agiter celle de l'autre; c'est-à-dire, pour parler sans métaphore, que la vie animale ne peut éprouver de sur-excitation sans la communiquer en partie au cœur, au poumon, à la vie organique. D'où je conclus que ce n'est point la vie animale, mais bien la vie organique qui brûle la chandelle par les deux bouts.

ses besoins matériels ; il ne frissonne point en voyant l'instant où il va cesser d'être.

S'il était possible de supposer un homme dont la mort ne portant que sur toutes les fonctions internes, comme la circulation, la digestion, les sécrétions, etc., laissât subsister l'ensemble de la vie animale, cet homme verrait d'un œil indifférent s'approcher le terme de sa vie organique, parce qu'il sentirait que le bien de l'existence ne lui est point attaché, et qu'il sera en état, après ce genre de mort, de sentir et d'éprouver presque tout ce qui auparavant faisait son bonheur (1).

Si la vie animale donc vient à cesser par gradation; si chacun des nœuds qui nous enchaînent au plaisir de vivre se rompt peu à peu, ce plaisir nous échappera sans que nous nous en apercevions, et déjà l'homme en aura oublié le prix lorsque la mort viendra le frapper.

C'est ce que nous remarquons dans le vieillard qui arrive, par la perte successive et partielle de ses fonctions externes, à la perte totale de son existence. Sa destruction se rapproche de celle du végétal, qui, faute de relations, n'ayant pas la conscience de sa vie, ne saurait avoir celle de sa mort.

§ II. *La vie organique ne finit pas dans la mort naturelle comme dans la mort accidentelle.*

La vie organique, restée au vieillard après la perte presque totale de la vie animale, se termine chez lui

---

(1) Le titre que porte ce paragraphe semblait nous promettre (d'après le système des lois inverses établi dans l'exorde qui le précède) la démonstration d'un genre de mort dans lequel la

d'une manière toute différente de celle que nous offre sa fin dans les morts violentes et subites. Celles-ci ont véritablement deux périodes : la première est marquée par la cessation soudaine de la respiration et de la circulation, double fonction qui finit presque toujours alors en même temps que la vie animale ; la seconde, plus lente dans ses phénomènes, nous montre le terme des autres fonctions organiques, amené d'une manière lente et graduée.

Les sucs digestifs dissolvent encore dans l'estomac les alimens qui s'y trouvent, et sur lesquels ses parois, assez long-temps irritables, peuvent aussi agir. Les expériences des médecins anglais et italiens sur l'absorption, expériences que j'ai toutes répétées, ont prouvé que cette fonction restait souvent en activité après la mort générale, sinon aussi long-temps que quelques-uns l'ont assuré, au moins pendant un intervalle très-marqué. Qui ne sait que les excrétions de l'urine, des matières fécales, effet de l'irritabilité conservée dans la vessie et dans le rectum, se font plusieurs heures après les morts subites?

La nutrition est encore manifeste dans les cheveux et les ongles ; elle le serait sans doute dans toutes les autres parties, ainsi que les sécrétions, si nous pouvions observer les mouvemens insensibles dont ces deux fonctions résultent. Le cœur étant enlevé dans les grenouilles, on peut observer encore la circulation capillaire, sous la seule influence des forces toniques. La

---

vie organique eût cessé la première ; mais par malheur, nous sommes réduits à nous contenter d'une supposition.

chaleur animale se conserve dans la plupart des morts subites, dans les asphyxies en particulier, bien au-delà du terme nécessaire à un corps non vivant, pour perdre celle qui est developpée à l'instant où cesse la vie générale (1).

Je pourrais ajouter à ces observations une foule d'autres faits qui établiraient comme elles, que la vie organique finit dans les morts subites d'une manière lente et graduée; que ces morts frappent d'abord l'harmonie des fonctions internes, qu'elles atteignent aussi tout à coup la circulation générale et la respiration, mais qu'elles ne portent sur les autres qu'une influence successive : c'est d'abord l'ensemble; ce sont ensuite les détails de la vie organique, qui se terminent dans ces genres de morts.

Au contraire, dans celle qu'amène la vieillesse, l'ensemble des fonctions ne cesse que parce que chacune s'est successivement éteinte. Les forces abandonnent peu à peu chaque organe : la digestion languit, les sécrétions et l'absorption finissent, la circulation capillaire s'embarrasse : dépourvue des forces toniques qui y président habituellement, elle s'arrête. Enfin la mort vient aussi suspendre dans les gros vaisseaux la circulation générale. C'est le cœur qui finit le dernier ses

---

(1) Le sens de cette phrase est inintelligible. On doit supposer que Bichat a voulu dire « que la chaleur animale se con» serve dans les morts subites, dans les asphyxies en particulier, » bien au-delà du terme nécessaire à un corps non vivant, « pour perdre *une chaleur égale* à celle qui est développée » *dans l'animal*, à l'instant où cesse la vie générale. »

contractions : il est, comme l'on dit, l'*ultimum moriens.*

Voici donc la grande différence qui distingue la mort de vieillesse d'avec celle qui est l'effet d'un coup subit ; c'est que dans l'une, la vie commence à s'éteindre dans toutes les parties, et cesse ensuite dans le cœur : la mort exerce son empire de la circonférence au centre. Dans l'autre, la vie s'éteint dans le cœur, et ensuite dans toutes les parties : c'est du centre à la circonférence que la mort enchaîne ses phénomènes.

FIN DE LA PREMIÈRE PARTIE.

SECONDE PARTIE.

ARTICLE PREMIER.

Considérations générales sur la mort.

J'AI exposé, dans la première partie de cet ouvrage, les deux grandes divisions de la vie générale : les différences notables qui distinguent l'animal vivant au dehors pour ce qui l'entoure, de l'animal existant au dedans pour lui-même ; les caractères exclusivement propres à chacune des deux vies secondaires, animale et organique, les lois particulières suivant lesquelles toutes deux commencent, se développent et s'éteignent dans l'ordre naturel.

Je vais m'occuper, dans cette seconde partie, à rechercher comment elles finissent accidentellement, comment la mort vient en arrêter le cours avant le terme que la nature a fixé pour leur durée.

Telle est, en effet, l'influence exercée sur elles par la société, que nous arrivons rarement à ce terme. Presque tous les animaux l'atteignent, tandis que la cessation de notre être, qu'amène la seule vieillesse, est devenue une espèce de phénomène (1). La mort

(1) De toutes les lois qui régissent les hommes en société, la plus impérieuse est celle qui leur prescrit de se soustraire

qui survient accidentellement, mérite donc de fixer particulièrement notre attention. Or, elle arrive ainsi de deux manières différentes : tantôt elle est le résultat subit d'un grand trouble excité dans l'économie; tantôt les maladies la font succéder à la vie, d'une manière lente et graduée.

Il est, en général, assez facile de rechercher suivant quelles lois se terminent les fonctions à la suite d'un coup violent et subit, comme, par exemple, dans l'apoplexie, les grandes hémorragies, la commotion, l'asphyxie, etc., parce que tous les organes, étant alors parfaitement intacts, cessent d'agir par des causes directement opposées à celles qui les entre-

---

aux agressions des autres animaux et de leurs semblables. Or, l'influence de cette loi sur la vie est nécessairement d'écarter les causes accidentelles qui peuvent la terminer d'une manière violente et subite, et de prolonger l'existence de l'homme jusqu'au terme fixé par la nature ; c'est-à-dire par les circonstances matérielles dont se composent la constitution et le tempérament de chaque individu. Car la vie n'étant que la conséquence des rapports établis par la conformation, entre les corps vivans et les choses environnantes, ou la scène qui se passe entre leurs propriétés respectives, ces circonstances, dis-je, livrées à elles-mêmes, déterminent seules de toute nécessité, le genre et l'époque de la mort; mort naturelle qui frappe indistinctement l'enfant, l'adolescent, l'adulte et le vieillard! C'est ce qu'on appelle vulgairement *mourir de sa belle mort ;* et certes, ce n'est point là la fin ordinaire des autres animaux, comme Bichat nous l'assure, puisque les morts violentes et accidentelles les moissonnent dans une telle proportion, qu'à peine avons-nous quelques données positives sur l'âge auquel leurs différentes espèces peuvent parvenir.

tiennent ordinairement en exercice (1). Or, comme celles-ci sont en partie découvertes, leur connaissance conduit à celle des autres, d'une manière presque nécessaire; d'ailleurs nous pouvons imiter sur les animaux ce genre de mort, et analyser, par conséquent, dans nos expériences, ces phénomènes divers.

Il est, au contraire, rarement en notre pouvoir de produire artificiellement, dans les espèces différentes de la nôtre, des maladies semblables à celles qui nous affligent. Nous aurions cette faculté, que la science y gagnerait peu : les lois vitales sont, en effet, tellement modifiées, changées, je dirais presque dénaturées par les affections morbifiques, que nous ne pouvons plus alors partir des phénomènes connus de l'animal vivant, pour rechercher ceux de l'animal qui meurt. Il serait nécessaire pour cela, de savoir ce qu'est cet état intermédiaire à la santé et à la mort, où toutes les fonctions éprouvent un changement si remarquable, changement qui, varié à l'infini, produit les innombrables variétés des maladies. Or, quel médecin peut, d'après les données actuelles de son art, percer le voile épais qui cache ici les opérations

---

(1) Que la mort résulte d'un coup violent et subit, ou d'une maladie plus ou moins longue; que les organes soient ou ne soient point altérés, il est impossible de concevoir qu'ils cessent d'agir autrement que par *des causes directement opposées à celles qui les entretiennent ordinairement en exercice;* toute la différence qu'il y a, c'est que, dans le premier cas, les phénomènes se succédant plus rapidement que dans le second, nous pouvons mieux en suivre les progrès.

de la nature ? quel esprit judicieux osera dépasser sur ce point les limites de la stricte observation ?

Nous aurons donc plus égard, dans ces recherches, au premier qu'au second genre de mort. Celui-ci ne nous occupera qu'accessoirement : il faudroit d'ailleurs, pour bien en analyser les causes, une expérience médicale encore étrangère à mon âge, et que donne seule l'habitude d'avoir vu beaucoup de malades.

La première remarque que fait naître l'observation des espèces diverses de morts subites, c'est que, dans toutes, la vie organique peut, jusqu'à un certain point, subsister, l'animale étant éteinte ; que celle-ci, au contraire, est dans une telle dépendance de l'autre, que jamais elle ne dure après son interruption. L'individu que frappent l'apoplexie, la commotion, etc., vit encore quelquefois plusieurs jours au dedans, tandis qu'il cesse tout à coup d'exister au dehors : la mort commence ici par la vie animale. Si elle porte, au contraire, sa première influence sur quelques fonctions organiques essentielles, comme sur la circulation dans les plaies, les ruptures anévrismales du cœur, etc., sur la respiration dans les asphyxies, etc... alors ces fonctions finissent presque subitement, il est vrai, mais aussi la vie animale est également anéantie tout à coup ; et même, dans ce cas, une partie de la vie organique subsiste, comme nous l'avons vu, plus ou moins long-temps, pour ne s'éteindre que par gradation.

Vous ne verrez jamais un animal à sang rouge et chaud vivre encore au dehors, lorsque déjà il n'est plus au dedans : en sorte que la cessation des phénomènes organiques est toujours un sûr indice de la mort générale. On ne peut même prononcer sur la réalité de celle-ci, que d'après cette donnée, l'interruption des phénomènes externes étant un signe presque constamment infidèle.

A quoi tient cette différence dans la manière dont se terminent accidentellement les deux vies (1)? Elle dépend du mode d'influence qu'elles exercent l'une sur l'autre, de l'espèce de lien qui les unit; car, quoiqu'une foule de caractères les distingue, leurs fonctions principales s'enchaînent cependant d'une manière réciproque.

Ce mode d'influence, ce lien des deux vies, paraissent spécialement exister entre le cerveau d'une part, pour l'animale, le poumon ou le cœur d'une autre part pour l'organique (2). L'action de l'un de

(1) Que dirait-on d'un mécanicien qui se demanderait sérieusement pourquoi les aiguilles d'une horloge ne continuent pas leurs mouvemens de rotation sur le cadran lorsque le balancier reste immobile? Cette question équivaudrait cependant à celle que se fait ici le législateur des physiologistes modernes, sur la terminaison de ses deux vies.

(2) Dans la scène qui se passe entre ces trois organes, le cerveau, dont les émanations s'étendent partout, joue incontestablement le premier rôle, celui d'imprimer à la matière vivante, au poumon et au cœur eux-mêmes, la plus essentielle des conditions vitales : le principe du mouvement spontané; c'est-à-dire qu'il détermine la vie organique avant de présider à l'animale, et que dans un moribond, lorsque la puissance du cerveau, comme centre de cette dernière, s'est évanouie, la vie organique lui doit encore sa persévérance. Il serait donc absurde de soutenir que, dans ce triple concours à la vie, l'organe cérébral n'eût d'autre mission que de représenter la prétendue vie animale pour l'unir à l'organique.

ces trois organes est essentiellement nécessaire à celle des deux autres. Quand l'un cesse entièrement d'agir, les autres ne sauraient continuer à être en activité ; et comme ils sont les trois centres où viennent aboutir tous les phénomènes secondaires des deux vies, ces phénomènes s'interrompent inévitablement aussi, et la mort générale arrive.

Les physiologistes ont connu de tout temps l'importance de ce triple foyer : presque tous nomment fonctions vitales celles qui y ont leur siége, parce que la vie leur est immédiatement enchaînée, tandis qu'elle n'a que des rapports plus éloignés avec ce qu'ils appellent fonctions naturelles et animales.

Je crois que, d'après ce qui a été dit jusqu'ici, on trouvera la division que j'ai adoptée préférable à celle-ci; mais elle n'en mérite pas moins de fixer notre attention sous le point de vue qui nous occupe (1).

Toute espèce de mort subite commence en effet par l'interruption de la circulation, de la respiration ou de l'action du cerveau.

L'une de ces trois fonctions cesse d'abord. Toutes les autres finissent ensuite successivement; en sorte que pour exposer avec précision les phénomènes de ces genres de morts, il faut les considérer sous ces trois rapports essentiels : tel est aussi l'ordre que nous suivrons.

---

(1) Comment accorderions-nous la préférence à votre division, lorsque vous-même, en abordant les faits les plus décisifs, vous recourez à celle de vos devanciers?

Les morts subites qui ont leur principe dans le cœur, vont premièrement nous occuper; puis celles qui commencent par le poumon et le cerveau fixeront notre attention. Dans chacune, je dirai d'abord comment, un de ces trois organes étant affecté, les deux autres meurent; je démontrerai ensuite par quel mécanisme la mort de toutes les parties dérive de celle de l'organe affecté. Enfin, je déterminerai, d'après les principes que j'aurai exposés, la nature des différentes espèces de maladies qui frappent le cœur, le poumon ou le cerveau.

ARTICLE SECOND.

De l'influence que la mort du cœur exerce sur celle du cerveau.

J'AURAI manifestement fixé quel est ce mode d'influence, si j'établis comment l'action du cœur entretient celle du cerveau; car ici la cause de la mort n'est que l'absence de celle de la vie (1) : celle-ci étant connue, l'autre le deviendra donc par-là même. Or, le cœur ne peut agir sur le cerveau que de deux ma-

(1) Ici! pourquoi donc cette restriction? et dans quel cas y a-t-il vie en l'absence des causes qui la déterminent? Mais lorsque *ensemble des fonctions qui résistent à la mort*, la vie semble n'être que parce que son contraire n'est pas, la mort, puissance formidable à laquelle, hélas! toute résistance doit céder, ne peut cesser d'être positive que par une sorte d'exception.

nières : savoir, par les nerfs, ou par les vaisseaux qui servent à les unir. Ces deux organes n'ont pas en effet d'autre moyen de communication.

Il est évident que les nerfs ne sont point les agens du rapport qui nous occupe; car le cerveau agit par leur moyen sur les diverses parties, tandis que les diverses parties n'influencent jamais le cerveau par leur intermède, si ce n'est dans les sympathies. Liez un faisceau nerveux allant à des muscles volontaires; ces muscles cessent leurs fonctions, et rien n'est altéré dans celles de la masse cérébrale (1).

Je me suis assuré, par diverses expériences, que les

---

(1) Comme la vie résulte de l'action du cerveau sur le cœur, et réciproquement du cœur sur le cerveau, il est évident que le rapport immédiat entre ces deux organes s'établit par le moyen des nerfs d'une part, et par celui des vaisseaux sanguins de l'autre; car si le cœur n'agissait sur le cerveau que par l'intermédiaire des nerfs, il n'y aurait point réciprocité d'action, mais bien action réfléchie du cerveau sur lui-même; c'est-à-dire qu'il n'y aurait point d'action immédiate de la part du cœur. Cependant on ne peut pas conclure de là que les diverses parties soumises à l'influence du cerveau n'agissent pas à leur tour sur lui : ce serait nier toutes les sensations. Les résultats de la ligature d'un faisceau nerveux ne peuvent pas non plus autoriser cette conclusion, parce que, si d'un côté les muscles auxquels ils se distribuent cessent leurs fonctions, la conséquence est de rigueur, puisque les nerfs liés leur apportaient la faculté de se contracter; et si, d'autre part, les fonctions de la masse cérébrale ne sont point troublées par la cause qui paralyse quelques muscles, cet ordre de choses est tout aussi régulier, puisque les mêmes muscles, dont les fonctions relèvent du cerveau, n'ont aucune influence sur les siennes.

phénomènes galvaniques qui se propagent si énergiquement du cerveau vers les organes où les nerfs se distribuent, qui descendent le long du nerf, si je puis m'exprimer ainsi, ne remontent presque pas en sens opposé. Armez un nerf lombaire et les muscles des membres supérieurs; faites ensuite communiquer les deux armatures : il n'y aura pas de contractions, ou au moins elles seront à peine sensibles; tandis que si, l'armature du nerf restant la même, on transporte l'autre sous les muscles des membres inférieurs, et que la communication soit établie, de violens mouvemens convulsifs se manifestent à l'instant. J'ai même observé qu'en plaçant deux plaques métalliques, l'une sous les nerfs lombaires, l'autre sous les membres supérieurs, la communication de ces deux plaques, par un troisième métal, détermine l'action des membres inférieurs alors dépourvus d'armatures, pendant que les supérieurs ou restent inactifs, ou se meuvent faiblement.

Ces expériences sont surtout applicables au cœur par rapport au cerveau. Non-seulement la section, la ligature, la compression des nerfs cardiaques sont nulles pour les fonctions du second; mais elles ne modifient même qu'indirectement les mouvemens du premier, comme nous le verrons.

Nous pouvons donc établir que les vaisseaux sont les agens exclusifs de l'influence du cœur sur la vie du cerveau.

Les vaisseaux sont, comme on le sait, de deux sortes, artériels ou veineux, à sang rouge ou à sang noir. Les premiers répondent au côté gauche, les seconds au côté droit du cœur. Or, leurs fonctions étant très-différentes, l'action de l'une des portions de cet organe sur le cerveau ne saurait être la même que celle de l'autre portion. Nous allons rechercher comment toutes deux agissent.

En nommant ces deux portions, je ne me servirai point de l'expression de *droite* et de *gauche* pour les distinguer, mais de celle de *cœur à sang rouge*, et de *cœur à sang noir*. Chacune, en effet, forme un organe isolé, distinct de celui auquel il est adossé, pouvant même ne point y être joint dans l'adulte. Il y a vraiment deux cœurs, l'un artériel, l'autre veineux. Cependant ces adjectifs conviennent peu pour les indiquer, car tous deux font système et avec les veines et avec les artères; le premier avec les veines de tout le corps et avec l'artère du poumon, le second avec les veines de cet organe et avec le gros tronc artériel dont les branches se distribuent à toutes les parties. D'un autre côté, ni l'un ni l'autre ne sont exactement à gauche ou à droite, en devant ou en arrière. D'ailleurs, cette dénomination n'est point applicable aux animaux. Celle *à sang rouge* et *à sang noir* étant empruntée des deux systèmes de sang dont chacun est le centre et l'agent d'impulsion, me paraît infiniment préférable.

§ I. *Déterminer comment la cessation des fonctions du cœur à sang rouge interrompt celles du cerveau.*

Le ventricule et l'oreillette à sang rouge influencent manifestement le cerveau par le fluide qu'y conduisent les carotides et les vertébrales. Or, ce fluide peut, en y abordant, l'exciter de deux manières; 1°. par le mouvement dont il est agité; 2°. par la nature des principes qui le constituent et qui le distinguent du sang noir.

Il est facile de prouver que le mouvement du sang, en se communiquant au cerveau, entretient son action et sa vie. Mettez en partie cet organe à découvert sur un animal, de manière à voir ses mouvemens; liez ensuite les carotides : quelquefois le mouvement cérébral s'affaiblit, et alors l'animal est étourdi; d'autres fois il continue comme à l'ordinaire, les vertébrales suppléant exactement aux artères liées, et alors rien n'est dérangé dans les fonctions principales. Toujours il y a un rapport entre l'énergie vitale et l'abaissement et l'élévation alternatifs du cerveau.

En général, l'oblitération des carotides n'est jamais subitement mortelle. Les animaux vivent sans elles, au moins pendant un certain temps. J'ai conservé en cet état, et durant plusieurs jours, des chiens qui m'ont servi ensuite à d'autres expériences : deux cependant n'ont pu survivre que six heures.

Si, à la suite des essais dont je viens de parler, une portion du crâne est enlevée dans un autre animal, et qu'on intercepte le cours du sang dans tous les vaisseaux qui vont à la tête, on voit aussitôt le mouvement encéphalique cesser, et la vie s'anéantir.

La secousse générale, née de l'abord du sang au cerveau, est donc une condition essentielle à ses fonctions. Mais appuyons cette assertion sur de nouvelles preuves.

1°. Il est une foule de compressions qui ne peuvent évidemment agir qu'en empêchant l'organe d'obéir à ces secousses. On voit souvent une collection purulente ou sanguine, une esquille osseuse, etc., interrompre toutes les fonctions relatives à la perception, à l'imagination, à la mémoire, au mouvement volontaire même. Qu'on enlève ces diverses causes de compression, à l'instant toutes les sensations renaissent. Il est donc manifeste qu'alors le cerveau n'était point désorganisé, qu'il n'était qu'affaissé, qu'il se trouvait seulement hors d'état d'être excité par le cœur.

Je ne cite point d'observations sur ces sortes de cas. Tous les auteurs qui ont traité des plaies de tête nous en offrent en foule. Je me contente de remarquer que l'on peut produire artificiellement le même effet dans les expériences sur les animaux. Tour à tour comprimé et libre, le cerveau y est tour à tour en excitement ou en collapsus, suivant que le sang le soulève et l'agite avec plus ou moins de facilité.

2°. Il est des espèces parmi les reptiles, où le cœur ne détermine aucun mouvement dans la masse cérébrale. J'ai fait souvent cette observation sur la grenouille. En enlevant la portion supérieure du crâne, le cerveau, exactement à découvert, ne laisse pas apercevoir le moindre soulèvement. Or, on peut dans cette espèce, ainsi que dans celle des salamandres, priver cet organe de tout abord du sang, sans que pour cela les fonctions cessent tout de suite, comme il arrive dans toutes les espèces à sang rouge et chaud.

Les muscles volontaires agissent; les yeux sont vifs; le tact est manifeste pendant quelque temps, après que le cœur a été enlevé, ou qu'on a lié la double branche naissant du gros vaisseau que fournit le ventricule unique du cœur de ces animaux (1). J'ai répété un très-grand nombre de fois ces deux moyens d'interrompre la circulation générale, et le même effet en est toujours résulté par rapport au cerveau.

3°. On observe en général, comme l'a remarqué un médecin, que les animaux à cou allongé, chez lesquels, par là même, le cœur plus éloigné du cerveau, peut moins vivement agiter cet organe, ont l'intelligence plus bornée, les fonctions cérébrales plus rétrécies par conséquent; qu'au contraire un cou très-court et le rapprochement du cœur et du cerveau, coïncident communément avec l'énergie de celui-ci. Les hommes dont la tête est très-loin des épaules, comparés à ceux où elle en est près, offrent quelquefois le même phénomène.

D'après tous ces faits, on peut, sans crainte d'er-

(1) Voilà sans doute le motif pour lequel on nous disait à la page 212 « Vous ne verrez jamais un animal à sang rouge et » chaud, vivre encore au dehors lorsque déjà il n'est plus au » dedans ; » mais dans les grenouilles et les salamandres, si la vue et le tact survivent pour quelques instans à l'enlèvement du cœur, cela ne prouve point que la vie animale subsiste en l'absence de la vie organique ; on pourrait tout au plus en conclure que dans ces reptiles, dont l'organisation diffère, sous tant de rapports, de la nôtre, la suppression du cœur, quoique nécessairement mortelle, n'anéantit pas aussi subitement la circulation et les autres fonctions subséquentes que dans les animaux à sang chaud ; en effet, on remarque presque toujours à la suite de l'expérience dont il s'agit, que *le sang* (comme le dit Bichat lui-même, page 241) *oscille encore long-temps dans les petits vaisseaux ;* or, cette oscillation est nécessairement un reste du mouvement circulatoire.

reur, établir la proposition suivante; savoir, que l'un des moyens par lesquels le cœur à sang rouge tient sous sa dépendance les phénomènes du cerveau, consiste dans le mouvement habituel qu'il imprime à cet organe.

Ce mouvement diffère essentiellement de celui qui, dans les autres viscères, comme le foie, la rate, etc., naît de la même cause : ceux-ci le présentent en effet d'une manière peu manifeste : il est au contraire ici très-apparent. Cela tient à ce que tous les gros troncs artériels placés à la base du cerveau, se trouvant là entre lui et les parois osseuses du crâne, éprouvent, à l'instant où ils se redressent, une résistance qui répercute tout le mouvement sur la masse encéphalique : celle-ci est soulevée par ce redressement, comme il arrive dans les diverses espèces de tumeurs, lorsqu'une artère considérable passe entre elles et un plan très-solide.

Les tumeurs situées au cou, sur la carotide, à l'endroit où elle-même appuie sur la colonne vertébrale, à l'aine, sur la crurale, quand elle traverse l'arcade osseuse du même tronc, etc., etc., nous offrent fréquemment de semblables exemples, et par là même, des motifs de bien examiner si ce n'est point un anévrisme.

Les organes, autres que le cerveau, ne reposent point par leur base sur des surfaces résistantes, analogues à celle de la partie inférieure du crâne. Aussi le mouvement des artères qui y abordent, se perdant dans le tissu cellulaire et les parties molles environnantes, est presque nul pour ces organes, comme on le voit au foie, au rein, etc., comme on l'observe encore dans les tumeurs du mésentère et dans toutes celles placées sur les artères qui n'ont au-dessous d'elles que des mucles ou des organes à tissu mou et spongieux.

L'intégrité des fonctions du cerveau est non-seulement liée au mouvement que lui communique le sang, mais encore à la somme de ce mouvement, qui doit être toujours dans un juste milieu : trop faible et trop impétueux, il est également nuisible; les expériences suivantes le prouvent.

1°. Injectez de l'eau par la carotide d'un chien; le contact de ce fluide n'est point funeste, et l'animal vit très-bien, quand cette injection a été faite avec ménagement. Mais poussez-la impétueusement; l'action cérébrale se trouble aussitôt, et souvent ne se rétablit qu'avec peine. Toujours il existe un rapport entre la force de l'impulsion et l'état du cerveau; si l'on augmente seulement un peu cette impulsion, il y a dans tous les muscles de la face, dans les yeux, etc., une agitation subite. Le calme renaît si l'impulsion est ralentie; la mort survient si elle est portée au plus haut point.

2°. D'un autre côté, si on met le cerveau à découvert, et qu'on ouvre ensuite une artère de manière à produire une hémorragie, on voit le mouvement du cerveau diminuer à mesure que le sang qui se perd s'y porte avec moins de force, et discontinuer enfin lorsque ce fluide n'est plus en quantité suffisante. Or, toujours alors l'énergie cérébrale, qui se marque par l'état des yeux, du tact, des mouvemens volontaires, etc., s'affaiblit et cesse à proportion.

Il est facile de voir, d'après cela, pourquoi la diminution du mouvement encéphalique accompagne toujours l'état de prostration et de langueur, etc., effet constant des grandes évacuations sanguines.

On concevra aussi, je crois, très-facilement, par ce qui a été dit ci-dessus, pourquoi tout le système artériel du cerveau est d'abord concentré à sa base, avant de se distribuer entre ses lobes; tandis que c'est à la convexité de sa superficie que s'observent presqu'exclusivement les gros troncs veineux. Cet organe, présentant en bas moins de surface, y est plus susceptible de recevoir l'influence du mouvement vasculaire, que sur sa convexité où ce mouvement, trop disséminé, aurait eu sur lui un effet peu marqué. D'ailleurs, c'est inférieurement qu'existent toutes les parties essentielles du cerveau. Ses lésions sont mortelles, et par conséquent ses fonctions doivent être très-importantes en cet endroit. En haut, au contraire, on ne trouble souvent que très-peu son action, en le coupant, le déchirant, etc., comme le prouvent les expériences et l'observation habituelle des plaies de tête.

Voilà pourquoi cet organe présente, d'un côté, une enveloppe presque impénétrable aux agens extérieurs, et que de l'autre côté la voûte qui le protège n'oppose point à ces agens un obstacle aussi solide. Or, il était indispensable que là, où la vie est plus active, où son énergie est plus nécessaire, il reçût du cœur et la première et la plus forte secousse.

Nous sommes, je crois, en droit de conclure, d'après tout ce qui a été dit dans ce paragraphe, que l'interruption de l'action du cœur à sang rouge fait cesser celle du cerveau, en anéantissant son mouvement (1).

Ce mouvement n'est point le seul mode d'influence du premier sur le second de ces organes; car s'il en était ainsi, ou pourrait, en injectant par les carotides un fluide acqueux au moyen d'un tuyau bifurqué, et avec une impulsion analogue à celle qui est naturelle au sang, agiter l'organe, et ranimer ainsi ses fonctions affaiblies. Poussés avec une égale force, le sang noir et le sang rouge n'auraient point alors sur lui une action différente; ce qui, comme nous le verrons, est manifestement contraire à l'expérience.

(1) Si la vie est un mouvement à la production duquel le cerveau, le cœur et le poumon doivent nécessairement concourir, il est évident que la faculté de se mouvoir spontanément, toujours présente dans le cœur et l'appareil respiratoire. ne peut émaner sans cesse du cerveau sans qu'une cause d'excitation également continuelle agisse sur ce dernier. Cette cause est le mouvement vital lui-même; c'est-à-dire que fin et moyen, la vie n'est que parce qu'elle était, et ne sera que parce qu'elle est; ce qu'on pourrait dire tout aussi-bien du mouvement qu'une savante combinaison de leviers fait exécuter à certaines machines, avec cette différence cependant, que l'origine de ce dernier est toujours connue et que le mouvement vital, transmis de génération en génération, ne peut trouver la sienne que dans les premiers individus de chaque race.

Ainsi, puisque le cerveau ne peut recevoir l'impulsion vitale que de la part des artères carotides et vertébrales, point de doute que l'interruption de l'action du ventricule gauche du cœur dont elles émanent ne fasse cesser celle de cet organe; et nous sommes loin de contester que le mouvement ne soit la cause la plus immédiate de son excitation.

Le ventricule et l'oreillette à sang rouge agissent donc aussi sur le cerveau, par la nature du fluide qu'ils y envoient. Mais comme le poumon est le foyer où se prépare le sang qui ne fait que traverser le cœur sans y éprouver d'altérations, nous renverrons l'examen de son influence sur le système céphalique, à l'article où nous traiterons des rapports de ce système avec le pulmonaire.

§ II. *Déterminer comment la cessation des fonctions du cœur à sang noir interrompt celles du cerveau.*

Il est infiniment rare que la mort générale commence par le ventricule et l'oreillette à sang noir ; ils sont, au contraire, presque toujours les derniers en action. Quand ils cessent d'agir, déjà le cerveau, le cœur à sang rouge et le poumon ont interrompu leurs phénomènes.

Cependant une plaie, une rupture anévrismale, peuvent tout à coup anéantir leurs contractions, ou du moins les rendre inutiles pour la circulation, à cause de l'écoulement du sang hors les voies de cette fonction.

Alors le cerveau devient inactif et meurt de la même manière que dans le cas précédent ; car les cavités à sang rouge cessant de recevoir ce sang, ne peuvent le pousser à la tête : plus de mouvement, par conséquent, et par là même bientôt plus de vie dans la masse encéphalique.

Il est un autre genre de mort du cerveau qui dépend de ce que le ventricule et l'oreillette à sang noir ne peuvent recevoir ce fluide : tel est le cas où toutes les jugulaires étant liées, il stagne nécessairement et même remonte dans le système veineux cérébral. Alors ce système s'engorge; le cerveau s'embarrasse; il cesse d'agir, comprimé et par le sang noir qui reflue, et par le sang rouge qui afflue dans sa substance. Mais assez d'auteurs ont fait ces expériences, et présenté leurs résultats; il est inutile de m'y arrêter.

Je vais examiner dans cet article un genre de mort dont plusieurs placent le principe dans le cœur, dans son côté à sang noir surtout, mais qui me paraît porter sur le cerveau son influence principale et même unique. Je veux parler de celui qu'on détermine par l'injection de l'air dans les veines.

On sait en général, et depuis très-long-temps, que dès qu'une quantité quelconque de ce fluide est introduite dans le système vasculaire, le mouvement du cœur se précipite, l'animal s'agite, pousse un cri douloureux, est pris de mouvemens convulsifs, tombe privé de la vie animale, vit encore organiquement pendant un certain temps, et bientôt cesse entièrement d'exister. Or, quel organe est atteint si promptement par le contact de l'air? je dis que c'est le cerveau et non le cœur, que la circulation ne s'interrompt que parce que l'action cérébrale est préliminairement anéantie. Voici les preuves de cette assertion :

1°. Le cœur bat encore quelque temps dans ce genre de mort, après que la vie animale, et par conséquent le cerveau, qui en est le centre, ont cessé d'être en activité (1).

(1) L'influence cérébrale sur les mouvemens du cœur est au-

2°. En injectant de l'air au cerveau par l'une des carotides, j'ai déterminé la mort avec les phénomènes analogues, excepté cependant l'agitation du cœur, agitation produite par le contact, sur les parois de cet organe, d'un corps qui leur est étranger, et qui les excite par là même avec force (1).

3°. Morgagni cite diverses observations de morts subites dont la cause parut être évidemment la réplétion des vaisseaux sanguins du cerveau, par l'air qui s'y était spontanément développé, et qui avait, dit-il, comprimé par sa raréfaction l'origine des nerfs. Je ne crois pas que cette compression puisse être le résultat de la petite quantité d'air qui, étant poussée par la carotide, suffit pour faire périr l'animal. Aussi je doute que cette compression fût réelle dans l'ob-

---

jourd'hui tellement démontrée, qu'on ne peut plus dire que cet organe continue ses fonctions lorsque le cerveau a cessé les siennes. L'absence des actes de la vie animale n'est donc pas une preuve irrécusable de la mort du cerveau.

(1) Si l'air injecté ne devenait mortel qu'en agissant sur le cerveau, l'insufflation opérée dans une des carotides produirait bien plus promptement la mort que la même insufflation dans une veine, non-seulement parce que les carotides sont peu distantes du cerveau, mais encore parce qu'introduite dans une veine, la bulle d'air devant subir, comme le sang, l'impulsion du ventricule droit et se diviser avec ce liquide, presque à l'infini, dans le système capillaire du poumon, ne parvient au ventricule gauche qu'avec des modifications incalculables; et qu'ensuite, l'air divisé et réparti dans une certaine quantité de sang que le même ventricule envoie également aux divers embranchemens de l'aorte, ne peut arriver au cerveau que dans une proportion déterminée par le calibre des carotides internes et des vertébrales.

servation de Morgani ; mais ces observations n'en sont pas moins importantes. Quelle que soit la manière dont il tue, l'air est mortel en arrivant au cerveau, et c'est là le point essentiel. Qu'importe le comment ? le fait seul nous intéresse.

4°. Toutes les fois qu'un animal périt par l'insufflation de l'air dans une de ses veines, je me suis assuré que tout le côté à sang rouge du cœur est plein, comme celui à sang noir, d'un sang écumeux, mêlé de bulles d'air; que les carotides et les vaisseaux du cerveau en contiennent aussi de semblable, et que par conséquent il a dû agir sur cet organe de la même manière que dans les deux espèces d'apoplexies, artificielle et spontanée, que nous venons de rapporter.

5°. Si l'on pousse de l'air dans une des divisions de la veine porte, du côté du foie, il ne peut que difficilement passer dans le système capillaire de cet organe; il oscille dans les gros troncs, ne parvient au cœur que tard, et j'ai remarqué que l'animal n'éprouve alors, qu'au bout d'un temps assez long, les accidens qui sont subits, lorsqu'on fait pénétrer ce fluide dans une des veines du grand système, parce qu'alors le cœur le transmet tout de suite au cerveau.

6°. Cette rapidité avec laquelle, dans certaines expériences, l'anéantissement de l'action cérébrale succède à l'insufflation de l'air dans les veines, pourrait faire croire, avec une foule d'auteurs, que ce phénomène arrive de la même manière qu'il se manifeste dans une plaie du cœur, dans la syncope, etc., c'est-à-dire, parce que l'action de cet organe, tout à coup suspendue par la présence de l'air qui distend ses parois, ne peut plus communiquer le mouvement au cerveau. Mais, 1°. la plus simple inspection suffit pour remarquer la permanence du mouvement du cœur; 2°. comme ces mouvemens sont prodigieusement accélérés par le contact du fluide étranger, ils poussent, à travers le poumon et le système artériel, le sang écumeux avec une extrême promptitude, et on conçoit par là cette rapidité dans les lésions cérébrales.

7°. Si le cerveau cessait d'agir par l'absence des mouvemens du cœur, la mort surviendrait, comme dans la syncope, dans les grandes hémorragies de l'aorte, des ventricules, etc., c'est-à-dire, sans mouvemens convulsifs bien marqués. Ici, au contraire, ces mouvemens sont souvent extrêmement violens un instant après l'injection, et annoncent par là même la présence d'un irritant sur le cerveau : or, cet irritant, c'est l'air qui y aborde.

Concluons de tout ce que nous venons de dire, que dans le mélange accidentel de l'air avec le sang du système veineux, c'est le cerveau qui meurt le premier, et que la mort du cœur est le résultat, l'effet et non le principe de la sienne. Du reste, j'expliquerai ailleurs comment, le premier de ces organes cessant d'agir, le second interrompt son action.

ARTICLE TROISIÈME.

De l'influence que la mort du cœur exerce sur celle des poumons.

Le poumon est le siége de deux espèces très-différentes de phénomènes. Les premiers, entièrement mécaniques, sont relatifs aux mouvemens d'élévation ou d'abaissement des côtes et du diaphragme, à la dilatation ou au resserrement des vésicules aériennes, à l'entrée ou à la sortie de l'air, effet de ces mouvemens. Les seconds, purement chimiques, se rapportent aux altérations diverses qu'éprouve l'air, aux changemens de composition du sang, etc.

Ces deux espèces de phénomènes sont dans une dépendance mutuelle. L'instant où les uns s'interrompent est toujours voisin de celui où les autres cessent de se développer. Sans les chimiques, les mécaniques manquant de matériaux, ne sauraient s'exercer. Au défaut de ces derniers, le sang cessant, comme nous le verrons, d'être un excitant pour le cerveau, celui-ci ne pourrait porter son influence sur les intercostaux et le diaphragme; ces muscles deviendraient inactifs, et par là même les phénomènes mécaniques seraient anéantis.

La mort du cœur ne termine pas de la même manière ces deux espèces de phénomènes. Suivant qu'elle naît d'une lésion du côté à sang noir ou des gros troncs veineux, d'une affection du côté à sang rouge ou des grosses artères, elle frappe différemment le poumon (1).

§ I. *Déterminer comment le cœur à sang noir cessant d'agir, l'action du poumon est interrompue.*

Le cœur à sang noir n'a visiblement aucune influence sur les phénomènes mécaniques du poumon; mais il concourt essentiellement à produire les chimiques, en envoyant à cet organe le fluide qui doit puiser dans l'air de nouveaux principes, et lui communiquer ceux qui le surchargent.

Lors donc que le ventricule et l'oreillette du système à sang noir, ou quelques-uns des gros vaisseaux veineux qui concourent à former ce système, interrompent leurs fonctions, comme il arrive par une plaie, par une ligature faite dans les expériences, etc., etc.,

---

(1) On sait que dans ce genre de mort le cœur se contracte encore pendant un certain temps, lors même qu'il n'y aborde plus de sang; ce n'est donc point la mort de cet organe qui détermine alors celle du poumon; c'est plutôt parce que ses mouvemens sont dans l'impuissance d'alimenter dans le cerveau le principe en vertu duquel le diaphragme, les muscles intercostaux et lui-même se contractent. Mais le sort en est jeté: et quoiqu'il soit bien démontré que la vie ne puisse résulter que de l'action combinée du cerveau, du cœur et du poumon, et que les actes isolés de chacun d'eux (en supposant leur possibilité) fussent complètement nuls pour la produire, il faut, à tout prix, que ces trois organes meurent séparément, comme on nous a fait dormir en détail d'un bras, d'une jambe ou d'un œil.

alors les phénomènes chimiques sont tout à coup anéantis; mais l'air entre encore dans le poumon par la dilatation et le resserrement de la poitrine.

Cependant rien n'arrive au ventricule à sang rouge : si un peu de sang y pénètre pendant quelques instans, il est noir, n'ayant subi aucune altération. Sa quantité est insuffisante pour produire le mouvement cérébral, qui cesse alors faute d'agent d'impulsion. Les fonctions du cerveau sont par là même suspendues, d'après ce qui a été dit ci-dessus : par conséquent plus d'action sur les intercostaux ni sur le diaphragme, qui restent en repos, et laissent sans exercice les phénomènes mécaniques.

Voilà donc comment arrive la mort du poumon, lorsque le cœur à sang noir meurt lui-même. Elle succède d'une manière inverse à la mort du cœur à sang rouge.

§ II. *Déterminer comment le cœur à sang rouge cessant d'agir, l'action du poumon est interrompue.*

Lorsqu'une plaie intéresse le ventricule ou l'oreillette à sang rouge, l'aorte ou ses grosses divisions; lorsqu'une ligature est appliquée artificiellement à celles-ci, lorsqu'un anévrisme dont elles sont le siége se rompt, etc., le poumon cesse ses fonctions dans l'ordre suivant.

1°. Plus d'impulsion reçue par le cerveau; 2°. plus de mouvement de cet organe; 3°. plus d'action exercée sur les muscles; 4°. plus de contraction des intercostaux et du diaphragme; 5°. plus de phénomènes mécaniques.

Or, sans ceux-ci, les chimiques ne peuvent avoir lieu; ils s'interrompent dans le cas précédent faute de sang: c'est le défaut d'air qui les arrête dans celui-ci; car ces deux choses leur sont également nécessaires; sans l'une, l'autre est inutile pour eux.

Telle est donc la différence de la mort du poumon à la suite des lésions du cœur, que si c'est le côté à sang noir qui est affecté, les phénomènes chimiques cessent d'abord, puis les mécaniques finissent; que si l'affection existe au contraire dans le côté à sang rouge, les premiers terminent, et les derniers commencent la mort. Comme la circulation est très-rapide, un très-court intervalle existe dans l'interruption des uns et des autres.

ARTICLE QUATRIÈME.

De l'influence que la mort du cœur exerce sur celle de tous les organes.

Je diviserai cet article, comme les précédens, en deux sections: l'une sera consacrée à examiner comment, le cœur à sang rouge cessant d'agir, tous les organes interrompent leur action; dans l'autre, je rechercherai le mode d'influence de la mort du cœur à sang noir sur celle de toutes les parties.

§ I. *Déterminer comment la cessation des fonctions du cœur à sang rouge interrompt celles de tous les organes.*

Toutes les fonctions appartiennent ou à la vie animale, ou à l'organique. De là deux classes très-distinctes entr'elles. Comment la première classe s'interrompt-elle dans la lésion de l'oreillette ou du ventricule à sang rouge? de deux manières : d'abord, parce que le cerveau, rendu immobile, devient inerte, et ne peut ni recevoir les sensations ni exercer son influence sur les organes locomoteurs et vocaux.

Tout cet ordre de fonctions s'arrête alors comme quand la masse encéphalique a éprouvé une violente commotion qui a subitement détruit son action. Voilà comment une plaie du cœur, un anévrisme qui se rompt, etc., anéantissent tout à coup nos rapports avec les objets extérieurs.

On n'observe point ce lien entre le mouvement du cœur et les fonctions de la vie animale dans les animaux où le cerveau n'a pas besoin pour agir de recevoir du sang une secousse habituelle. Arrachez à un reptile son cœur, ou liez ses gros vaisseaux, il vivra encore long-temps pour ce qui l'entoure; la locomotion, les sensations, etc., ne s'éteindront point à l'instant, comme dans les espèces à sang rouge et chaud.

Au reste, en supposant que le cerveau n'interrompît point son action dans les lésions du cœur à sang rouge, la vie animale finirait également à une époque beaucoup plus éloignée, il est vrai, mais qui n'arriverait pas moins; car à l'exercice des fonctions de cette vie est attachée, comme cause nécessaire, l'excitation de ses organes par le sang qui y aborde : or, cette excitation tient ici, comme ailleurs, à deux causes : 1°. au mouvement; 2°. à la nature du sang. Je n'examinerai ici que le premier mode d'influence, l'autre appartenant au poumon.

Ce n'est pas seulement dans la vie animale, mais encore dans l'organique, que les parties ont besoin, pour agir, d'un mouvement habituel qui entretienne leur action : c'est une condition essentielle aux fonctions des muscles, des glandes, des vaisseaux, des membranes, etc.... Or, ce mouvement, né en partie du cœur, diffère essentiellement de celui que le sang communique au cerveau.

Ce dernier organe obéit d'une manière très-sensible, très-apparente à l'impulsion de totalité qui soulève sa masse pulpeuse, ou lui permet de s'abaisser pendant l'intermittence. Au contraire, le mouvement intérieur qui agite isolément chacune de ses parties, est très-peu marqué : ce qui dépend de ce que ses vaisseaux, divisés à l'infini, d'abord dans ses anfractuosités, puis sur la pie-mère, ne pénètrent sa substance que par des ramifications presque capillaires.

Le mouvement, déterminé dans les autres organes par l'abord du sang, offre un phénomène exactement inverse : on ne voit en eux ni abaissement ni soulèvement; ils ne sont point agités par une secousse générale, parce que, comme je l'ai dit, l'impulsion des artères se perd dans les parties molles environnantes, tandis qu'au cerveau les parties dures voisines la répercutent sur ce viscère. Au contraire, les vaisseaux s'insinuant par des troncs considérables dans presque tous les organes, ne se divisant que très-peu avant d'y arriver, leur pulsation y fait naître une agitation intestine, des oscillations partielles, des secousses propres à chacun des lobes, des feuillets ou des fibres dont ils sont l'assemblage.

Comparez la manière dont le cerveau d'une part, de l'autre le foie, la rate, les reins, les muscles, la peau, etc., etc., reçoivent le sang rouge qui les nourrit, et vous concevrez facilement cette différence.

Il était nécessaire que le cerveau fût distingué des autres organes par le mouvement de totalité que lui imprime l'abord du sang, parce que, renfermé dans une boîte osseuse, il n'est point, comme eux, en butte à mille autres causes d'agitation générale.

Remarquez, en effet, que tous les organes ont autour d'eux une foule d'agens destinés à suppléer à l'impulsion qui leur manque du côté du cœur. Dans la poitrine, l'élévation et l'abaissement alternatifs des intercostaux et du diaphragme, la dilatation et le resserrement successifs dont les poumons et le cœur sont le siége; dans l'abdomen, l'agitation non interrompue produite sur les parois abdominales par la respiration, l'état sans cesse variable de l'estomac et des intestins, de la vessie, qui sont tour à tour distendus ou concentrés sur eux-mêmes; le déplacement des viscères flottans, continuellement occasioné par les attitudes diverses que nous prenons; dans les membres, leurs flexion et extension, adduction et abduction, élévation et abaissement, qui ont lieu à chaque instant, soit pour leur totalité, soit pour leurs diverses parties, etc., etc., voilà des causes permanentes de mouvement qui équivalent bien, pour entretenir la vie des organes autres que le cerveau, à celle résultant de l'abord du sang à celui-ci.

Je ne prétends pas cependant exclure tout à fait cette dernière cause de l'excitation nécessaire à la vie des organes; elle se joint vraisemblablement à celles que je viens d'exposer; et voilà sans doute pourquoi la plupart des viscères reçoivent, ainsi que le cerveau, le sang rouge par leur surface concave, comme on le voit au rein, au foie, à la rate, aux intestins, etc. Par cette disposition, l'impulsion du cœur, moins disséminée, est plus facilement ressentie; mais ce n'est là qu'une condition accessoire à l'entretien des fonctions.

D'après tout ce qui vient d'être dit, nous sommes en droit d'ajouter une raison à celle présentée plus haut, pour établir comment, le cœur à sang rouge cessant d'agir, toutes les fonctions de la vie animale sont interrompues. Nous pouvons aussi commencer à expliquer le même phénomène dans l'organique : la raison est, en effet, commune à toutes deux. Or, voici quelle est cette raison :

1°. Le mouvement intestin, né dans chacun des organes des deux vies du mode de distribution artérielle, étant alors totalement suspendu, il n'y a plus d'excitation dans ces organes, et bientôt, par là même, plus de vie; 2° ils n'ont plus autour d'eux des causes d'agitation générale; car presque toutes ces causes tiennent à des mouvemens auxquels le cerveau préside : tels sont ceux de la respiration, de la locomotion des membres, de l'œil, des muscles soucutanés, de ceux du bas-ventre, etc. Or, comme le cerveau est en collapsus dès qu'il ne reçoit rien du cœur, tous ses mouvemens sont aussi manifestement nuls; et par là même l'excitation qui en résultait pour les organes voisins est anéantie.

Il suit de là que le cœur exerce sur les divers organes deux modes d'influence, l'un direct et sans intermédiaire, l'autre indirect et par l'entremise du cerveau; en sorte que la mort de ces organes, à la suite des lésions du premier, arrive médiatement et immédiatement (1).

Nous avons quelquefois des exemples de morts partielles analogues à cette mort générale : c'est ainsi que lorsque la circulation est tellement empêchée dans un membre, que le sang rouge ne se distribue plus aux parties qui s'y trouvent, ces parties sont frappées d'abord d'insensibilité et de paralysie, bientôt ensuite de gangrène. L'opération d'anévrisme ne nous fournit que trop d'exemples de ce phénomène, que l'on produit également dans les expériences sur des animaux vivans (2).

---

(1) Rien ne nous empêche de dire à notre tour que le cerveau exerce deux modes d'influences semblables sur les divers organes, l'un direct au moyen des nerfs, et l'autre indirect par l'entremise du cœur; c'est-à-dire que dans le cercle de la question qui nous occupe, de quelque point de la circonférence qu'on parte, on arrive infailliblement à tous les autres. On ne peut donc admettre que les organes meurent médiatement et immédiatement, comme Bichat le prétend; non-seulement parce que les deux modes d'influences du cœur ne produisent point deux degrés de vie, mais encore parce que l'effet médiat de la part du cœur est, comme nous venons de le voir, immédiat de la part du cerveau, et réciproquement.

(2) Ne confondons pas la cessation des phénomènes de la vie, dans les divers organes, par suite de la mort réelle, avec ce

Sans doute qu'ici le défaut d'action, né ordinairement des élémens qui composent le sang rouge et le distinguent du noir, influe spécialement; mais celui provenant de l'absence du mouvement intestin que ce sang communique aux parties, n'est pas moins réel.

Quant à l'interruption de la nutrition, elle ne peut être admise comme cause des symptômes qui succèdent à l'oblitération d'une grosse artère : la manière lente, graduée, insensible, dont s'opère cette fonction, ne s'accorde pas visiblement avec leur invasion subite, instantanée, surtout par rapport aux fonctions de la vie animale, qui sont anéanties dans le membre, à l'instant même où le sang n'y coule plus, comme elles le sont aussi dès que, par la section des nerfs, il est privé de l'influence de ceux-ci.

Outre les causes précédentes qui, lorsque le cœur cesse d'agir, suspendent en général toutes les fonctions animales et organiques, il en est une autre relative au plus grand nombre de ces dernières, savoir,

---

même résultat déterminé dans un membre par la gangrène. Dans le premier cas, les organes subissent les conséquences de la mort, et ne meurent point pour leur propre compte; dans le second, la suppression des actes vitaux dépend d'une cause locale qui s'oppose à la propagation de la vie dans la partie affectée; or, cette cause pouvant intercepter l'influence du cœur et du cerveau à des époques différentes, on pourrait concevoir, jusqu'à un certain point, un degré de mort par défaut de circulation et un degré de mort par défaut d'excitation sensitive, ce qui ne serait encore qu'une pure concession de mots, puisqu'il n'y a dans le fait que défaut de participation à la vie, et que la cessation complète de celle-ci peut seule caractériser la mort.

à la nutrition, à l'exhalation, à la sécrétion, et par-là même à la digestion, qui ne s'opère que par des fluides sécrétés. Cette autre cause consiste en ce que ces diverses fonctions, ne recevant plus de matériaux qui les entretiennent, finissent nécessairement. Leur terme n'arrive cependant que peu à peu, parce que ce n'est pas dans la circulation générale, mais dans la capillaire, qu'elles puisent ces matériaux : or, cette dernière circulation n'est soumise qu'à l'influence des forces contractiles insensibles de la partie où elle s'exécute ; elle s'exerce indépendamment du cœur, comme on le voit dans la plupart des reptiles, où cet organe peut être enlevé, et où, lorsqu'il manque, le sang oscille encore long-temps dans les petits vaisseaux. Il est donc manifeste que toute la portion de ce fluide qui se trouvait dans le système capillaire, à l'instant de l'interruption de la circulation générale, doit servir encore quelque temps à ces diverses fonctions, lesquelles ne finiront par conséquent que graduellement.

Voici donc, en général, comment l'anéantissement de toutes les fonctions succède à l'interruption de celles du cœur.

Dans la vie animale, c'est, 1° parce que tous ces organes cessent d'être excités au dedans par le sang, et au dehors par le mouvement des parties voisines ; 2° parce que le cerveau, manquant également de causes excitantes, ne peut communiquer avec aucun de ces organes.

Dans la vie organique, la cause de l'interruption de ses phénomènes est alors, 1° comme dans l'animal, le défaut d'excitation interne et externe des différens viscères ; 2° l'absence des matériaux nécessaires au diverses fonctions de cette vie, toutes étrangères à l'influence du cerveau.

Au reste, une foule de considérations, autres que celles exposées ci-dessus, prouvent, et la réalité de l'excitation des organes par le mouvement que leur imprime le cœur ou le système vasculaire, et la vérité de la cause que nous assignons à leur mort, lorsque cette excitation cesse. Voici quelques-unes de ces considérations :

1°. Les organes qui ne reçoivent point de sang, et que les fluides blancs pénètrent seuls, tels que les cheveux, les ongles, les poils, les cartilages, les tendons, etc., jouissent, et d'une vitalité moins prononcée, et d'une action moins énergique, que ceux où ce fluide circule soit par l'influence du cœur, soit par celle des forces contractiles insensibles de la partie même.

2°. Quand l'inflammation détermine le sang à se porter accidentellement dans les organes blancs, ces organes prennent tout à coup un surcroît de vie, une surabondance de sensibilité qui les mettent souvent, sous le rapport des forces, au niveau de ceux qui dans l'état ordinaire en sont doués au plus haut degré (1).

(1) Ce n'est point l'inflammation qui détermine le sang à se porter dans les organes blancs, puisque la présence de ce liquide forme le principal caractère de l'état inflammatoire. Je crois ensuite qu'on ne s'entend pas sur les mots *force* et *vie*, lorsqu'on prétend qu'il y a dans la partie enflammée surcroît de l'une et de l'autre. En effet, le plus haut degré de vitalité

3°. Dans les parties où le sang pénètre habituellement, si l'inflammation augmente la quantité de ce fluide, si une pulsation contre nature indique un accroissement d'impétuosité dans son cours, toujours on remarque une exaltation locale dans les phénomènes de la vie. Ce changement des forces précède, il est vrai, celui de la circulation, dans les deux cas précédens : c'est parce que la sensibilité

---

dont une partie quelconque puisse jouir, se manifeste par l'extrême précision avec laquelle elle accomplit les actes qui lui sont dévolus; or, dans l'état inflammatoire des tissus blancs, la présence du sang qui trouble l'ordre naturel de leurs fonctions, bien loin de pouvoir être considérée comme un surcroît de vie, est véritablement une tendance à la désorganisation.

Si l'on admettait que la même présence du sang témoignât en faveur des forces de la partie malade, il faudrait donc, lorsqu'en injectant un cadavre on ne réussit pas à mettre en évidence tous les vaisseaux artériels, l'attribuer au manque de forces ou au relâchement des parties non injectées, c'est-à-dire aux conditions de l'absence desquelles se compose l'obstacle. On me répondra, sans doute, selon l'usage, que les phénomènes de la vie ne ressemblent point aux phénomènes analogues obtenus sur le cadavre; je conviens qu'il doit y avoir une grande différence, mais on ne me persuadera jamais que leurs causes puissent être diamétralement opposées.

L'intromission du sang dans une partie blanche doit dépendre de l'intensité du mouvement qui le pousse vers elle, et non de la force insolite que la cause pathologique est supposée pouvoir y introduire. C'est ainsi qu'après un coup, une chûte, une piqûre, la douleur transmise au cerveau accélère bientôt les mouvemens du cœur et réalise l'adage médical *ubi stimulus ibi affluxus*. Ce n'est donc point le changement des forces dans la partie malade, mais la douleur qui détermine le sang à s'y porter.

organique a été augmentée dans la partie que le sang s'y porte d'abord en plus grande abondance; mais ensuite c'est l'accès du sang qui entretient les forces au degré contre nature où elles se sont montées; il est l'excitant continuel de ces forces. Une quantité déterminée de ce fluide était nécessaire dans l'état ordinaire, pour les soutenir dans la proportion fixée par la nature. Cette proportion étant alors doublée, triplée même, il faut bien que l'excitant soit aussi double, triple, etc; car il y a toujours ces trois choses dans l'exercice des forces vitales : la faculté, qui est inhérente à l'organe; l'excitant, qui lui est étranger, et l'excitation, qui résulte de leur contact mutuel.

4°. C'est sans doute par cette raison qu'en général les organes auxquels le sang est apporté habituellement par les artères, jouissent de la vie à un point d'autant plus marqué que la quantité de ce fluide y est plus considérable, comme on le voit par les muscles, ou encore par le gland, le corps caverneux, le mamelon, à l'instant de leur érection, etc., par la peau de la face dans les passions vives qui la colorent et en gonflent le tissu, par l'exaltation des fonctions cérébrales, lorsque c'est en dedans que le sang se dirige avec impétuosité, etc.

5°. De même que tout ce qui accroît chacun des phénomènes de la vie en particulier, détermine toujours un accroissement local de la circulation, de même, lorsque l'ensemble de ces phénomènes s'exalte, tout le système circulatoire prononce davantage son action. L'usage des spiritueux, des aromatiques, etc., à une certaine dose, est suivi momentanément d'une énergie généralement accrue et dans les forces et dans la circulation : les accès de fièvre ardente doublent, triplent même l'intensité de la vie, etc.

Je n'ai égard, dans ces considérations, qu'au mouvement que le sang communique aux organes ; je fais abstraction de l'excitation qui naît en eux de la nature de ce fluide, du contact des principes qui le rendent rouge ou noir. Je fixerai plus loin l'attention du lecteur sur cet objet.

Terminons là ces réflexions qui suffisent pour convaincre de plus en plus combien le sang, par son simple abord dans les organes, et indépendamment de la matière nutrive qu'il y porte, est nécessaire à l'activité de leur action, et combien, par conséquent, la cessation des fonctions du cœur doit influer promptement sur leur mort.

ARTICLE CINQUIÈME.

De l'influence que la mort du cœur exerce sur la mort générale.

Toutes les fois que le cœur cesse d'agir, la mort générale survient de la manière suivante : l'action cérébrale s'anéantit d'abord faute d'excitation ; par là même les sensations, la locomotion et la voix, qui sont sous l'immédiate dépendance de l'organe encéphalique, se trouvent interrompues. D'ailleurs, faute d'excitation de la part du sang, les organes de ces fonctions cesseraient d'agir, en supposant que le cerveau, resté intact, pût encore exercer sur eux son influence ordinaire. Toute la vie animale est donc subitement anéantie. L'homme, à l'instant où son cœur est mort, cesse d'exister pour ce qui l'environne.

L'interruption de la vie organique, qui a commencé par la circulation, s'opère en même temps par la respiration. Plus de phénomènes mécaniques dans le poumon dès que le cerveau a cessé d'agir, puisque le diaphragme et les intercostaux sont sous sa dépendance. Plus de phénomènes chimiques dès que le cœur ne peut recevoir ni envoyer les matériaux nécessaires à leur développement; en sorte que dans les lésions du cœur, ces derniers phénomènes sont interrompus directement et sans intermédiaire, et que les premiers cessent au contraire indirectement et par l'entremise du cœur, qui est mort préliminairement.

La mort générale se continue ensuite peu à peu d'une manière graduée, par l'interruption des sécrétions, des exhalations et de la nutrition. Cette dernière finit d'abord dans les organes qui reçoivent habituellement du sang, parce que l'excitation née de l'abord de ce fluide est nécessaire pour l'entretenir dans ces organes, et qu'elle manque alors de ce moyen. Elle ne cesse que consécutivement dans les parties blanches, parce que, moins soumises à l'influence du cœur, elles ressentent plus tard les effets de sa mort.

Dans cette terminaison successive des derniers phénomènes de la vie interne, ses forces subsistent encore quelque temps, lorsque déjà ses fonctions ont cessé : ainsi la sensibilité organique, les contractilités organiques, sensible et insensible, survivent-elles aux phénomènes digestifs, sécrétoires, nutritifs, etc.

Pourquoi les forces vitales sont-elles encore quelque temps permanentes dans la vie interne, tandis que, dans la vie externe celles qui leur correspondent, savoir, l'espèce de sensibilité et de contractilité appartenant à cette vie, se trouvent subitement éteintes? c'est que l'action de sentir et de se mouvoir organiquement, ne suppose point l'existence d'un centre commun; qu'au contraire, pour se mouvoir et agir animalement, l'influence cérébrale est nécessaire. Or, l'énergie du cerveau étant éteinte dès que le cœur n'agit plus, tout sentiment et tout mouvement externes doivent cesser à l'instant même (1).

---

(1) Nous avons dit ailleurs (note 1, page 114) que Legallois, après avoir tranché la tête d'un animal, et par le moyen d'un soufflet, établi une respiration artificielle, vit continuer les mouvemens du cœur comme auparavant, mais que ces mêmes mouvemens cessèrent aussitôt qu'il eut détruit la moelle épinière avec une aiguille introduite dans le canal rachidien, jusqu'à la première vertèbre lombaire. Certaines fonctions du cerveau peuvent donc être exercées pendant quelque temps encore par les prolongemens de cet organe. Or, puisque le cœur continue à se contracter sous la seule influence de la moelle épinière, la puissance cérébrale ainsi réfugiée, et même jusque dans les troncs nerveux, doit pouvoir présider également aux actes sensitifs analogues qui déterminent des contractions apparentes et non apparentes.

Ainsi, comme les sensations et les mouvemens volontaires, les actes qui leur correspondent dans la prétendue vie organique, supposent l'existence d'un centre commun; et si le rapport de Galien, confirmé par une multitude d'observations, nous apprend que les autruches décapitées dans le cirque par l'empereur Commode, n'en continuaient pas moins leur course jusqu'au bout de la carrière, il est évident que les actes

C'est dans l'ordre que je viens d'exposer, que s'enchaînent les phénomènes de la mort générale qui dépend d'une rupture anévrismale, d'une plaie au cœur ou aux gros vaisseaux, des polypes formés dans leurs cavités, des ligatures qu'on y applique artificiellement, de la compression trop forte que certaines tumeurs exercent sur eux, des abcès de leurs parois, etc., etc.

C'est encore de cette manière que nous mourons dans les affections vives de l'âme. Un homme expire à la nouvelle d'un événement qui le transporte de joie ou qui le plonge dans une affreuse tristesse, à la vue d'un objet qui le saisit de crainte, d'un ennemi dont la présence l'agite de fureur, d'un rival dont les succès irritent sa jalousie, etc., etc. : eh bien, c'est le cœur qui cesse d'agir le premier dans tous ces cas; c'est lui dont la mort entraîne successivement celle des autres organes; la passion a porté spécialement sur lui son influence : par là son mouvement est arrêté; bientôt toutes les parties deviennent immobiles.

Ceci nous mène à quelques considérations sur la syncope, qui présente en moins le même phénomène qu'offrent en plus ces espèces de morts subites (1).

---

volontaires, dont la dépendance d'un centre commun ne saurait être contestée, ne sont pas tous instantanément anéantis par la suppression du même centre ; qu'ils peuvent même alors nous paraître indépendans aussi-bien que ceux de la vie organique.

(1) Qu'on nous dise que la tristesse et la crainte présentent en moins les phénomènes qu'offrent en plus la joie et la colère, rien n'est plus vraisemblable ; mais qu'on n'amalgame point des causes d'exaltation vitale avec des causes de débilitation

Cullen rapporte à deux chefs généraux les causes de cette affection : les unes existent, selon lui, dans le cerveau, les autres dans le cœur. Il place parmi les premières les vives affections de l'âme, les évacuations diverses, etc. Mais il est facile de prouver que la syncope qui succède aux passions n'affecte que secondairement le cerveau, et que toujours c'est le cœur qui, s'interrompant le premier, détermine par sa mort momentanée le défaut d'action du cerveau. Les considérations suivantes laisseront, je crois, peu de doutes sur ce point.

1°. J'ai prouvé, à l'article des passions, que jamais elles ne portent sur le cerveau leur première influence; que cet organe n'est qu'accessoirement mis en action par elles; que tout ce qui a rapport à nos affections morales appartient à la vie organique, etc., etc. (1).

2°. Les syncopes que produisent les vives émotions sont analogues en tout, dans leurs phénomènes, à celles qui naissent des polypes, des hydropisies du péricarde, etc. Or, dans celles-ci, l'affection première est dans le cœur; elle doit donc l'être aussi dans les autres (2).

---

ou de syncope, pour les opposer indistinctement à celles de la syncope même. Nous demanderons ensuite sur quel fondement on affirme avec tant d'assurance que dans les morts subites occasionées par de violentes émotions, *c'est le cœur qui cesse d'agir le premier.* Ce genre de mort est, fort heureusement, trop rare pour que la nécropsie ait pu donner à Bichat le degré de certitude qu'il nous montre; c'est donc encore un des articles de foi que nous devons croire sur parole.

(1) *Voy.* les notes de l'art. 6, Ire partie.

(2) Quoi! les vives émotions que vous nous disiez tout à

3°. A l'instant où la syncope se manifeste, c'est à la région précordiale, et non dans celle du cerveau, que nous éprouvons un saisissement. Voyez l'acteur qui joue sur la scène cette mort momentanée : c'est sur le cœur, et non sur la tête, qu'il porte sa main en se laissant tomber, pour exprimer le trouble qui l'agite.

4°. A la suite des passions vives qui ont produit la syncope, ce ne sont pas des maladies du cerveau, mais bien des affections du cœur, qui se manifestent : rien de plus commun que les vices organiques de ce viscère à la suite des chagrins, etc. Les folies diverses qui sont produites par la même cause, ont le plus souvent leur foyer principal dans quelque viscère de l'épigastre profondément affecté, et le cerveau ne cesse plus que par contre-coup d'exercer régulièrement ses fonctions (1).

---

l'heure produire sur le cœur les effets inverses de la syncope, peuvent maintenant la déterminer ! Mais, de ce que vos prétendus polypes ou l'hydropisie plus réelle du péricarde produiraient cette même syncope en agissant immédiatement sur le cœur, s'en suivrait-il qu'une cause ambiante, étrangère à l'organisation, dût agir de la même manière? Non, sans doute, parce que dans le premier cas, la médiation du cerveau entre la cause flagrante et le cœur est non-seulement inutile, mais encore impossible, puisque c'est elle qui interrompt directement les mouvemens que le cœur communiquait au cerveau; au lieu que la présence d'un rival ou d'un ennemi, la nouvelle d'un événement n'atteignent le cœur qu'en raison de l'importance que le jugement leur attache.

(1) Il ne serait pas impossible qu'une douleur forte et persévérante, dans un viscère de l'épigastre, produisît la folie; mais

5°. Je prouverai plus bas que le système cérébral n'exerce aucune influence directe sur celui de la circulation; qu'il n'y a point de réciprocité entre ces deux systèmes; que les altérations du premier n'entraînent point dans le second des altérations analogues, tandis que celles du second modifient la vie du premier d'une manière nécessaire. Rompez toutes les communications nerveuses qui unissent le cœur avec le cerveau, la circulation continue comme à l'ordinaire; mais dès que les communications vasculaires qui tiennent le cerveau sous l'empire du cœur se trouvent interceptées, alors plus de phénomènes cérébraux apparens (1).

6°. Si l'influence des passions n'est pas portée au point de suspendre tout à coup le mouvement circulatoire, de produire la syncope, par conséquent, des palpitations et autres mouvemens irréguliers en naissent fréquemment. Or, c'est constamment au cœur, et jamais au cerveau que se trouve le siége de ces altérations secondaires, où il est facile de distinguer l'organe affecté, parce que lui seul est troublé, et que tous ne cessent pas alors d'agir, comme il arrive dans la syncope. Ces petits effets des passions sur le cœur servent à éclairer la nature des influences plus grandes qu'il en reçoit dans cette affection.

---

il faudrait avoir une foi bien robuste pour croire que les chagrins, c'est-à-dire le souvenir des impressions faites par des objets extérieurs sur l'organe qui a le jugement en partage, ne pût parvenir à troubler l'ordre de ses fonctions qu'après avoir profondément affecté quelqu'un des mêmes viscères.

(1) *Voy.* la note 1, page 114.

Concluons de ces diverses considérations, que le siége primitif du mal dans la syncope est toujours au cœur; que cet organe ne cesse pas alors d'agir parce que le cerveau interrompt son action, mais que celui-ci meurt parce qu'il ne reçoit point du premier le fluide qui l'excite habituellement, et que l'expression vulgaire de *mal de cœur* indique avec exactitude la nature de cette maladie.

Que la syncope dépende d'un polype, d'un anévrisme, etc., ou qu'elle soit le résultat d'une passion vive, l'affection successive des organes est toujours la même; toujours ils meurent momentanément, comme nous avons dit qu'ils périssaient réellement dans une plaie du cœur, dans une ligature de l'aorte, etc.

C'est encore de la même manière que sont produites les syncopes qui succèdent à des évacuations de sang, de pus, d'eau, etc. Le cœur, sympathiquement affecté, cesse d'agir, et tout de suite le cerveau, faute d'excitant, interrompt aussi son action.

Les syncopes nées des odeurs, des antipathies, etc., paraissent aussi offrir dans leurs phénomènes la même marche, quoique leur caractère soit plus difficile à saisir.

Il y a une grande différence entre syncope, asphyxie et apoplexie : dans la première c'est par le cœur, dans la seconde par le poumon, dans la troisième par le cerveau, que commence la mort générale.

La mort qui succède aux diverses maladies, enchaîne ordinairement ces divers phénomènes, d'abord l'un de ces trois organes aux deux autres, et ensuite aux diverses parties. La circulation, la respiration ou l'action cérébrale cessent; les autres fonctions s'interrompent après cela d'une manière nécessaire. Or, il arrive assez rarement que le cœur soit le premier qui finisse dans ces genres de mort. On l'observe cependant quelquefois : ainsi, à la suite de longues douleurs, dans les grandes suppurations, dans les pertes, dans les hydropisies, dans certaines fièvres, dans les gangrènes, etc., souvent des syncopes surviennent à différens intervalles; une plus forte se manifeste; le malade ne peut la soutenir; il y succombe, et alors, quelle que soit la partie de l'économie qui se trouve affectée, quel que soit le viscère ou l'organe malade, les phénomènes de la mort se succèdent en commençant par le cœur, et s'enchaînent de la manière que nous l'avons exposé plus haut pour les morts subites dont les lésions de cet organe sont le principe.

Dans les autres cas, le cœur finit ses fonctions après les autres parties; il est l'*ultimum moriens*.

En général, il est beaucoup plus commun dans les diverses affections morbifiques, soit chroniques, soit aiguës, que la poitrine s'embarrasse, et que la mort commence par le poumon, que par le cœur ou le cerveau.

Quand une syncope termine les différentes maladies, on observe constamment sur le cadavre, que les poumons sont dans une vacuité presqu'entière : le sang ne les engorge point. Si aucun vice organique n'existe préliminairement en eux, ils sont affaissés, n'occupent qu'une partie de la cavité pectorale, présentent la couleur qui leur est naturelle.

La raison de ce fait anatomique est simple. La circulation, qui a été tout à coup interrompue, qui ne s'est point graduellement affaiblie, n'a pas eu le temps de remplir les vaisseaux du poumon, comme cela arrive lorsque la mort générale commence par celui-ci, et même par le cerveau, comme nous le verrons. J'ai déjà un grand nombre d'observations de sujets où le poumon s'est trouvé ainsi vide, et dont j'ai appris que la fin avait été amenée par une syncope.

En général, toutes les fois que la mort a commencé par le cœur ou les gros vaisseaux, et qu'elle a été subite, on peut considérer cette vacuité des poumons comme un phénomène presqu'universel. On le remarque dans les grandes hémorragies par les plaies, dans les ruptures anévrismales, dans les morts par les passions violentes, etc. Je l'ai observé sur les cadavres de personnes suppliciées par la guillotine. Tous les animaux que l'on tue dans nos boucheries présentent cette disposition. Le poumon de veau que l'on sert sur nos tables est toujours affaissé, et jamais infiltré de sang.

On pourrait, en faisant périr lentement l'animal par le poumon, engorger cet organe, et lui donner un goût qui serait tout différent de son goût naturel, et qui se rapprocherait de celui que la rate nous présente plus communément. Les cuisiniers ont avantageusement mis à profit l'infiltration sanguine où se trouve presque constamment ce dernier viscère, pour assaisonner différens mets. A son défaut, on pourrait à volonté se procurer un poumon également infiltré, en asphyxiant peu à peu l'animal.

ARTICLE SIXIÈME.

De l'influence que la mort du poumon exerce sur celle du cœur.

Nous avons dit plus haut que les fonctions du poumon étaient de deux sortes, mécaniques et chimiques. Or, la cessation d'activité de cet organe commence tantôt par les unes, tantôt par les autres.

Une plaie qui le met à découvert de l'un et de l'autre côtés, dans une étendue considérable, et qui en détermine l'affaissement subit; la section de la moelle épinière, qui paralyse tout à coup les intercostaux et le diaphragme; une compression très-forte exercée en même temps et sur tout le thorax et sur les parois de l'abdomen, compression d'où naît une impossibilité égale, et pour la dilatation suivant le diamètre transversal, et pour celle suivant le diamètre perpendiculaire de la poitrine; l'injection subite d'une grande quantité de fluide dans cette cavité, etc. etc. : voilà des causes qui font commencer la mort du poumon par les phénomènes mécaniques. Celles qui portent sur les chimiques leur première influence sont l'asphyxie par les différens gaz, par la strangulation, par la submersion, par le vide produit d'une manière quelconque, etc.

Examinons, dans l'un et l'autre genres de mort du poumon, comment arrive celle du cœur (1).

---

(1) Mais aucune de ces causes d'empêchement des deux

§ I. *Déterminer comment le cœur cesse d'agir par l'interruption des phénomènes mécaniques du poumon.*

L'interruption de l'action du cœur ne peut succéder à celle des phénomènes mécaniques du poumon que de deux manières : 1° directement, parce que le sang trouve alors dans cet organe un obstacle mécanique réel à sa circulation ; 2° indirectement, parce que le poumon cessant d'agir mécaniquement, il ne reçoit plus l'aliment nécessaire à ses phénomènes chimiques, dont la fin détermine celle de la contraction du cœur.

Tous les physiologistes ont admis le premier mode d'interruption dans la circulation pulmonaire. Repliés sur eux-mêmes, les vaisseaux ne leur ont point paru propres à transporter le sang, à cause des nombreux frottemens qu'il y éprouve. C'est par cette explication, empruntée des phénomènes hydrauliques, qu'ils ont rendu raison de la mort qui succède à une expiration trop prolongée.

---

genres de phénomènes ne tue immédiatement le poumon, puisque si l'on parvient à lever promptement les obstacles qui ont rapport à l'organe ou à l'ambiant, la respiration se rétablit aussitôt ; lors même qu'après la section de la moelle épinière, on fait respirer l'animal avec un soufflet, le sang veineux se colore en rouge comme auparavant. Ainsi, quoique dans l'asphyxie la cause de la mort agisse sur le poumon, cet organe ne meurt réellement, dans cette circonstance comme dans toute autre, que par la cessation de l'influence nerveuse et circulatoire.

Goodwyn a prouvé que l'air restant alors dans les vésicules aériennes, en assez grande quantité, pouvait suffisamment les distendre pour permettre mécaniquement le passage de ce fluide, et qu'ainsi la permanence contre nature de l'expiration n'agit point de la manière dont on le croit communément. C'est un pas fait vers la vérité; mais on peut s'en approcher de plus près, l'atteindre même en assurant que ce n'est point seulement parce que tout l'air n'est pas chassé du poumon par l'expiration, que le sang y circule encore avec facilité, mais bien parce que les plis produits dans les vaisseaux par l'affaissement des cellules, ne peuvent être un obstacle réel à son cours. Les observations et expériences suivantes établissent, je crois, incontestablement ce fait.

1°. J'ai prouvé ailleurs que l'état de plénitude ou de vacuité de l'estomac et de tous les organes creux en général, n'apporte dans leur circulation aucun changement apparent; que par conséquent le sang traverse aussi facilement les vaisseaux repliés sur eux-mêmes, que distendus en tous sens. Pourquoi un effet tout différent naîtrait-il dans le poumon de la même disposition des parties?

2°. Il est différens vaisseaux dans l'économie, que l'on peut, alternativement et à volonté, ployer sur eux-mêmes ou étendre en tous sens : tels sont ceux du mésentère, lorsqu'on les a mis à découvert par une plaie pratiquée à l'abdomen d'un animal. Or, dans cette expérience, déjà faite pour prouver l'influence de la direction flexueuse des artères sur le mécanisme de leur pulsation, si l'on ouvre une des mésentériques, qu'on la plisse et qu'on la déploie tour à tour, le sang jaillira dans l'un et l'autre cas, avec la même facilité, et dans deux temps égaux l'artère versera une égale quantité de ce fluide. J'ai répété plusieurs fois comparativement cette double expérience sur la même artère : toujours j'en ai obtenu le résultat que j'indique. Or, ce résultat ne doit-il pas être aussi uniforme dans le poumon ? l'analogie l'indique ; l'expérience suivante le prouve.

3°. Prenez un animal quelconque, un chien, par exemple ; adaptez à sa trachée-artère mise à nu et coupée transversalement, le tube d'une seringue à injection ; retirez subitement, en faisant le vide avec celle-ci, tout l'air contenu dans le poumon ; ouvrez en même temps l'artère carotide. Il est évident que dans cette expérience, la circulation devrait subitement s'interrompre, puisque les vaisseaux pulmonaires passent tout à coup du degré d'extension ordinaire au plus grand reploiement possible, et cependant le sang continue encore quelque temps à être lancé avec force par l'artère ouverte, et par conséquent à circuler à travers le poumon affaissé sur lui-même. Il cesse ensuite peu à peu ; mais c'est par d'autres causes que nous indiquerons.

4°. On produit le même effet en ouvrant, des deux côtés, la poitrine d'un animal vivant : alors le poumon s'affaisse aussitôt, parce que l'air échauffé et raréfié contenu dans cet organe, ne peut faire équilibre avec l'air frais qui le presse au dehors (*). Or, ici aussi

(*) Comme dans les cadavres l'air du dedans et celui du dehors sont à la même température, le poumon n'éprouve, quand

la circulation n'éprouve point l'influence de ce changement subit; elle se soutient encore quelques minutes au même degré, et ne s'affaiblit ensuite que par gradation. On peut, pour plus d'exactitude, pomper avec

---

il en est plein, aucun affaissement lorsqu'on ouvre la cavité pectorale. Ordinairement un espace existe alors entre ses parois et l'organe qu'elles renferment : ce n'est point parce que nous mourons dans l'expiration ; car à mesure que le poumon se vide par elle, les côtes et les intercostaux s'appuient sur cet organe ; c'est que l'air pulmonaire, en se refroidissant, occupe moins d'espace, et que les cellules, en se resserrant peu à peu, à mesure que le refroidissement a lieu, diminuent le volume total de l'organe. Un vide se fait donc alors entre les deux portions, pectorale et pulmonaire, de la plèvre.

C'est ainsi que, dans certaines circonstances, le cerveau s'affaissant et diminuant de volume après la mort, tandis que la cavité du crâne reste la même, un vide s'établit entre ces deux parties qui nous offrent alors une disposition étrangère à celle des organes vivans. Si les sacs sans ouverture que représentent le péritoine, la tunique vaginale, etc., ne ressemblent jamais par là à ceux que forment la plèvre et l'arachnoïde ; si toujours leurs surfaces diverses sont contiguës après la mort, c'est que les parois abdominales ou la peau du scrotum, incapables de résister à l'air extérieur, s'affaissent sous sa pression, et s'appliquent aux organes intérieurs à mesure que la diminution de ceux-ci tend à former le vide.

C'est à ce vide existant dans la plèvre des cadavres, qu'il faut rapporter le phénomène suivant qu'on observe toujours lorsqu'on ouvre l'abdomen et qu'on dissèque le diaphragme. En effet, tant qu'aucune ouverture n'est pratiquée à ce muscle, il reste distendu et concave, malgré le poids des viscères pectoraux qui appuient sur lui dans la situation perpendiculaire, parce que l'air extérieur qui en presse la concavité, l'enfonce alors dans le vide de la poitrine, lequel n'existe jamais pendant

une seringue le peu d'air resté encore dans les vésicules, et le même phénomène s'observe également dans ce cas.

5°. A côté de ces considérations, plaçons, comme

---

la vie. Mais qu'on donne accès à l'air par un coup de scalpel, à l'instant cette cloison musculeuse s'affaisse, parce que l'équilibre s'établit. Si on vide avec une seringue tout l'air du poumon, la voûte diaphragmatique se prononce davantage.

Il y a donc cette différence entre l'ouverture d'un cadavre et celle d'un sujet vivant, que dans le premier le poumon était déjà affaissé, que dans le second il s'affaisse à l'instant de l'ouverture. Le retour des cellules sur elles-mêmes, lorsque l'air refroidi se condense et occupe moins d'espace, est un effet de la contractilité de tissu ou par défaut d'extension, laquelle, comme nous l'avons dit, reste encore en partie aux organes après leur mort.

D'ailleurs, si le poumon s'affaissait dans le cadavre à l'instant de l'ouverture de la poitrine, ce serait à cause de la pression exercée par l'air extérieur, pression qui expulserait à travers la trachée-artère celui contenu dans cet organe. Or, si, pour empêcher la sortie de ce fluide, vous bouchez hermétiquement le canal en y adaptant un tube dont le robinet se trouve fermé, et qu'ensuite la poitrine soit ouverte, le poumon est également affaissé : donc l'air en était déjà sorti. Faites, au contraire, la même expérience sur un animal vivant, vous empêcherez toujours l'affaissement de cet organe en prévenant l'expulsion de l'air.

Sous ce rapport, Goodwyn est parti d'un principe faux pour mesurer, sur le cadavre, la quantité d'air restant dans le poumon après chaque expiration. D'ailleurs, pour peu qu'on ait ouvert de sujets, on doit être convaincu qu'à peine trouve-t-on sur deux le poumon dans la même disposition. La manière infiniment variée dont se termine la vie, en accumulant plus ou moins de sang dans cet organe, en y retenant plus ou moins d'air, etc., lui donne un volume si variable, qu'aucune donnée

accessoires, la permanence et même la facilité de la circulation pulmonaire dans les collections aqueuse, purulente ou sanguine, soit de la plèvre, soit du péricarde, collections dont quelques-unes rétrécissent si prodigieusement les vésicules aériennes, plissent par conséquent les vaisseaux de leurs parois d'une manière si manifeste, nous aurons alors assez de données pour pouvoir évidemment conclure que la disposition flexueuse des vaisseaux ne saurait jamais y être un obstacle au passage du sang ; que par conséquent l'interruption des phénomènes mécaniques de la respiration ne fait point directement cesser l'action du cœur, mais qu'elle la suspend indirectement, parce que les phénomènes chimiques ne peuvent plus s'exercer, faute de l'aliment qui les entretient (1).

---

générale ne peut être établie. D'un autre côté, peut-on espérer d'être plus heureux sur le vivant? Non; car qui ne sait que la digestion, l'exercice, le repos, les passions, le calme de l'âme, le sommeil, la veille, le tempérament, le sexe, etc. font varier à l'infini et les forces du poumon, et la rapidité du sang qui le traverse, et la quantité d'air qui le pénètre? Tous les calculs sur la somme de ce fluide, entrant ou sortant suivant l'inspiration ou l'expiration, me paraissent des contre-sens physiologiques, en ce qu'ils assimilent la nature des forces vitales à celles des forces physiques. Ils sont aussi inutiles à la science que ceux qui avaient autrefois pour objet la force musculaire, la vitesse du sang, etc. D'ailleurs, voyez si leurs auteurs sont plus d'accord entr'eux qu'on ne l'était autrefois sur ce point tant agité.

(1) Que faut-il entendre par *phénomènes chimiques de la respiration ?*

Nous avons dit ailleurs (1, page 143) qu'en obéissant

Si donc nous parvenons à déterminer comment, lorsque ces derniers phénomènes sont anéantis, le cœur reste inactif, nous aurons résolu une double question.

---

aux lois universelles, tout corps participait à la vie générale suivant la forme affectée dans lui par la matière ; nous avons vu les molécules de cette dernière, uniformément distribuées dans les corps bruts, n'obéissant qu'aux lois qui les fixent à une masse dont l'existence repose sur cette fixité ; que les tissus des corps organisés, soumis à la transformation continuelle d'une matière étrangère en leur propre substance, à la séparation et au rejet d'une portion de la même substance avaient une manière d'être fondée sur ce double résultat qui, diversement opéré dans eux par le mouvement, a reçu le nom de vie.

Dans les végétaux où la matière vivante est étroitement unie au grand foyer vital, telle est la conséquence immédiate de l'intimité des rapports qui lient de substance à substance les racines à la terre, que l'acte par lequel le liquide nutritif passe dans les tuyaux qu'elles lui présentent, répété sans interruption, paraît être à la vie de ces corps ce que la respiration est à la vie de l'animal. En effet, les plantes ne meurent pas immédiatement dans le vide, mais l'éradication leur fait éprouver des phénomènes analogues à ceux que présente l'animal asphyxié; elle brise les nœuds qui unissaient la matière organisée à l'ensemble de la matière ; elle fait cesser la permutation des molécules.

L'animal, à son tour, substance compressible que la contractilité et l'extensibilité distinguent de toute autre ; qu'un fluide expansif, véhicule des émanations de la matière presse de toutes parts, communique, par l'intermédiaire de ce milieu, avec tout ce que le centre de gravitation qui l'entraîne lui-même rapproche : c'est dans lui qu'il trouve l'équivalent de l'implantation du végétal ; c'est par lui que la matière organisée est dans un rapport constant avec l'ensemble de la matière.

Plusieurs auteurs ont admis comme cause de la mort qui succède à une inspiration trop prolongée, la distension mécanique des vaisseaux pulmonaires par l'air raréfié, distension qui y empêche la circu-

---

Si nous jetons, en effet, nos regards sur cette vaste cavité dan laquelle toute la substance de l'animal à sang chaud vient successivement se prêter à de nouvelles combinaisons, nous verrons dans l'homme adulte, qu'en évaluant à soixante-douze le nombre des pulsations du cœur, et à deux onces la quantité de sang envoyée au poumon par chacune d'elles, nous verrons, dis-je, neuf livres de ce liquide se mettre en contact dans une minute, avec quarante-cinq pieds cubes d'air, dont trente pouces pour chacune des dix-huit inspirations qui se succèdent dans le même espace de temps.

Respirer est donc pour l'animal à sang chaud ce que communiquer par des racines avec la terre est pour le végétal ; toute la différence est que, lorsque dans ce dernier, le suc nourricier obtenu par les mêmes racines a, par un mouvement d'ascension, parcouru d'innombrables tuyaux et fourni la substance assimilable, le surplus en est, selon toute apparence exhalé, sans qu'aucune portion soit ramenée vers le point de départ ; et cette rétrocession serait ici sans objet, puisque le mouvement vital est le fait qui résulte de l'introduction d'un nouveau suc. L'animal, au contraire, qu'une même substance nutritive doit parcourir un certain nombre de fois, n'obtient d'elle l'alimentation vitale de ses diverses parties, qu'au moyen des changemens que la respiration lui fait éprouver à chaque circuit. En effet, introduits par la manducation, les matériaux assimilables, après avoir acquis, dans les divers organes qui s'en emparent successivement, la ténuité nécessaire à toute combinaison chimique, vont grossir le torrent du liquide qui, dépouillé par la nutrition et ralenti dans sa course, doit trouver dans le poumon et le cœur de nouveaux principes et le mouvement. Or, il ne peut y avoir phénomènes chimi-

lation. Cette cause n'est pas plus réelle que celle des plis à la suite de l'expiration. En effet, gonflez le poumon par une quantité d'air plus grande que celle des plus fortes inspirations; maintenez cet air dans les voies aériennes, en fermant un robinet adapté à la trachée-artère ; ouvrez ensuite la carotide : vous verrez le sang couler encore assez long-temps avec une impétuosité égale à celle qu'il affecte lorsque la respiration est parfaitement libre ; ce n'est que peu

---

ques dans l'acte par lequel le sang s'unit à ces principes, sans qu'il y ait phénomènes chimiques correspondans dans l'acte nutritif; car l'échange de molécules qui s'opère entre l'air respiré et le sang veineux a pour objet, de la part de l'air, de restituer à ce liquide les principes de coloration en rouge qu'il a déposés dans les tissus et de la part du sang, le rejet des principes de coloration en noir fournis par les mêmes tissus. Pour exprimer plus complètement ce phénomène, disons que le sang va puiser dans la veine sous-clavière gauche et le poumon, la portion de matière étrangère qui doit faire partie de l'organisation, et dans les tissus, la portion de matière organisée qui doit être expulsée.

Ainsi, nommer *oxigénation* du sang les phénomènes chimiques de la respiration, et *carbonisation* du même liquide les phénomènes chimiques de la nutrition, ce n'est donc point exprimer le fait réel que leur ensemble constitue, mais seulement le procédé par lequel la portion de matière étrangère, qu'un mouvement (dont la respiration fixe le rhythme) doit substituer à une portion de la substance des tissus, détermine de toutes parts la vie par son abord et son contact sur les mêmes tissus; c'est-à-dire que ce contact est l'application à l'économie animale des lois universelles qui régissent la matière ; que la vie est l'expression du mode suivant lequel ces mêmes lois s'appliquent à la matière organisée, à raison de sa conformation.

à peu que son cours se ralentit, tandis qu'il devrait subitement s'interrompre, si cette cause, qui agit d'une manière subite, était en effet celle qui arrête le sang dans ses vaisseaux.

§ II. *Déterminer comment le cœur cesse d'agir par l'interruption des phénomènes chimiques du poumon.*

Selon Goodwyn, la cause unique de la cessation des contractions du cœur, lorsque les phénomènes chimiques s'interrompent, est le défaut d'excitation du ventricule à sang rouge, qui ne trouve point dans le sang noir un stimulus suffisant; en sorte que, dans sa manière de considérer l'asphyxie, la mort n'arrive alors que parce que cette cavité ne peut plus rien transmettre aux divers organes. Elle survient presque comme dans une plaie du ventricule gauche, ou plutôt comme dans une ligature de l'aorte à sa sortie du péricarde. Son principe, sa source, sont exclusivement dans le cœur. Les autres parties ne meurent que faute de recevoir du sang; à peu près comme dans une machine dont on arrête le ressort principal, tous les autres cessent d'agir, non par eux-mêmes, mais parce qu'ils ne sont point mis en action.

Je crois, au contraire, que dans l'interruption des phénomènes chimiques du poumon il y a affection générale de toutes les parties, qu'alors le sang noir, poussé partout, porte sur chaque organe où il aborde l'affaiblissement et la mort; que ce n'est pas faute de recevoir du sang, mais faute d'en recevoir du rouge, que chacun cesse d'agir; qu'en un mot, tous se trouvent alors pénétrés de la cause matérielle de leur mort, savoir, du sang noir; en sorte que, comme je le dirai, on peut isolément asphyxier une partie, en y poussant cette espèce de fluide par une ouverture faite à l'artère, tandis que toutes les autres reçoivent le sang rouge du ventricule.

Je remets aux articles suivans à prouver l'effet du contact du sang noir sur toutes les autres parties; je me borne, dans celui-ci, à bien rechercher les phénomènes de ce contact sur les parois du cœur.

Le mouvement du cœur peut se ralentir et cesser sous l'influence du sang noir, de deux manières : 1°. parce que, comme l'a dit Goodwyn, le ventricule gauche n'est point excité par lui à sa surface interne; 2°. parce que, porté dans son tissu par les artères coronaires, ce fluide empêche l'action de ses fibres, agit sur elles comme sur toutes les autres parties de l'économie, en affaiblissant leur force, leur activité. Or, je crois que le sang noir peut, comme le rouge, porter à la surface interne du ventricule aortique, une excitation qui le force à se contracter. Les observations suivantes me paraissent confirmer cette assertion.

1°. Si l'asphyxie avait sur les fonctions du cœur une semblable influence, il est évident que ses phénomènes devraient toujours commencer par la cessation de l'action de cet organe, que l'anéantissement des fonctions du cerveau ne devrait être que secondaire, comme il arrive dans la syncope, où le pouls est sur-le-champ suspendu, et où, par là même, l'action cérébrale se trouve interrompue.

Cependant, asphyxiez un animal, en bouchant sa trachée-artère, en le plaçant dans le vide, en ouvrant sa poitrine, en le plongeant dans le gaz acide carbonique, etc., vous observerez constamment que la vie animale s'interrompt d'abord, que les sensations, la perception, la locomotion volontaire, la voix, se suspendent, que l'animal est mort au dehors, mais qu'au dedans le cœur bat encore quelque temps, que le pouls se soutient, etc.

Il arrive donc alors, non ce qu'on observe dans la syncope, où le cerveau et le cœur s'arrêtent en même temps, mais ce qu'on remarque dans les violentes commotions, où le second survit encore quelques instans au premier. Il suit de là que les différens organes ne cessent pas d'agir dans l'asphyxie, parce que le cœur n'y envoie plus de sang, mais parce qu'il y pousse un sang qui ne leur est point habituel.

2°. Si on bouche la trachée d'un animal, une artère quelconque étant ouverte, on voit, comme je le dirai, le sang qui en sort s'obscurcir peu à peu, et enfin devenir aussi noir que le veineux. Or, malgré ce phénomène qui se passe d'une manière très-apparente, le fluide continue encore quelque temps à jaillir avec une force égale à celle du sang rouge. Il est des chiens qui, dans cette expérience, versent par l'artère ouverte une quantité de sang noir plus que suffisante pour les faire périr d'hémorragie, si la mort n'était pas déjà amenée chez eux par l'asphyxie où ils se trouvent.

3°. On pourrait croire que quelques portions d'air respirable, restées dans les cellules aériennes tant que le sang noir continue à couler, lui communiquent encore quelques principes d'excitation : eh bien! pour s'assurer que le sang veineux passe dans le ventricule à sang rouge, tel qu'il était exactement dans celui à sang noir, pompez avec une seringue tout l'air de la trachée-artère, préliminairement mise à nu, et coupée transversalement pour y adapter le robinet; ouvrez ensuite une artère quelconque, la carotide, par exemple : dès que le sang rouge contenu dans cette artère se sera écoulé, le sang noir lui succédera presque tout à coup et sans passer, comme dans le cas précédent, par diverses nuances; alors aussi le jet reste encore très-fort pendant quelque temps; il ne s'affaiblit que peu à peu; tandis que si le sang noir n'était point un excitant du cœur, son interruption devrait être subite, ici où le sang ne peut éprouver aucune espèce d'altération dans le poumon, où il est dans l'aorte ce qu'il était dans les veines caves.

4°. Voici une autre preuve du même genre. Mettez à découvert un seul côté de la poitrine, en sciant exactement les côtes en devant et en arrière; aussitôt le poumon de ce côté s'affaisse, l'autre restant en activité. Ouvrez une des veines pulmonaires; remplissez une seringue échauffée à la température du corps, du sang noir pris dans une veine du même animal, ou dans celle d'un autre; poussez ce fluide dans l'oreillette et le ventricule à sang rouge : il est évident que son contact devrait, d'après l'opinion commune sur l'asphyxie, non pas anéantir le mouvement de ces cavités, puisqu'elles reçoivent en même temps du sang rouge de l'autre poumon, mais au moins le diminuer d'une manière sensible. Cependant je n'ai point observé ce phénomène dans quatre expériences que j'ai faites successivement; l'une m'a offert même un surcroît de battement à l'instant où j'ai poussé le piston de la seringue.

5°. Si le sang noir n'est point un excitant du cœur, tandis que le rouge en détermine la contraction, il paraît que cela ne peut dépendre que de ce qu'il est plus carboné et plus hydrogéné que lui, puisque c'est par là qu'il en diffère principalement. Or, si le cœur a cessé de battre dans un animal tué exprès par une lésion du cerveau ou du poumon, on peut, tant qu'il conserve encore son irritabilité, rétablir l'exercice de cette propriété en soufflant par l'aorte, ou par une des veines pulmonaires, soit du gaz hydrogène, soit du gaz acide carbonique, dans le ventricule et l'oreillette à sang rouge. Donc, ni le carbone, ni l'hydrogène n'agissent sur le cœur comme sédatifs.

Les expériences que j'ai faites et publiées l'an passé, sur les emphysèmes produits dans divers animaux avec ces deux gaz, ont également établi cette vérité pour les autres muscles, puisque leurs mouvemens ne cessent point dans ces expériences, et qu'après la mort, l'irritabilité se conserve comme à l'ordinaire.

Enfin il m'est également arrivé de rétablir les contractions du cœur, anéanties dans diverses morts violentes, par le contact du sang noir injecté dans le ventricule et l'oreillette à sang rouge, avec une seringue adaptée à l'une des veines pulmonaires.

Le cœur à sang rouge peut donc aussi pousser le sang noir dans toutes les parties, et voilà comment arrive, dans l'asphyxie, la coloration des différentes surfaces, coloration dont je présenterai le détail dans l'un des articles suivans.

Le simple contact du sang noir n'agit pas à la surface interne des artères d'une manière plus sédative. En effet, si, pendant que le robinet adapté à la trachée-artère est fermé, on laisse couler le sang de l'un des vaisseaux les plus éloignés du cœur, d'un de ceux du pied, par exemple, il jaillit encore quelque temps avec une force égale à celle qu'il avait lorsque le robinet était ouvert, et que par conséquent il était rouge. L'action exercée dans tout son trajet depuis le cœur sur les parois artérielles, ne diminue donc point l'énergie de ces parois. Lorsque cette énergie s'affaiblit, c'est, au moins en grande partie, par des causes différentes.

Concluons des expériences dont je viens d'exposer les résultats, et des considérations diverses qui les accompagnent, que le sang noir arrivant en masse au ventricule à sang rouge, et dans le système artériel, peut, par son seul contact, en déterminer l'action, les irriter, comme on le dit, à leur surface interne, en être un excitant; que si aucune autre cause n'arrêtait leurs fonctions, la circulation continuerait, sinon peut-être avec tout autant de force, au moins d'une manière très-sensible.

Quelles sont donc les causes qui interrompent la circulation dans le cœur à sang rouge et dans les artères, lorsque le poumon y envoie du sang noir? (car, lorsque celui-ci y a coulé quelque temps, son jet s'affaiblit peu à peu, cesse enfin presqu'entièrement; et si on ouvre alors le robinet adapté à la trachée-artère, il se rétablit bientôt avec force.)

Je crois que le sang noir agit sur le cœur ainsi que sur toutes les autres parties, comme nous verrons qu'il influence le cerveau, les muscles volontaires, les membranes, etc., tous les organes en un mot, où il se répand, c'est-à-dire en pénétrant son tissu, en affaiblissant chaque fibre en particulier : en sorte que je suis très-persuadé que s'il était possible de pousser par l'artère coronaire du sang noir, pendant que le rouge passe, comme à l'ordinaire, dans l'oreillette et le ventricule aortiques, la circulation serait presqu'aussi vite interrompue que dans les cas précédens, où le sang noir ne pénètre le tissu du cœur par les artères coronaires, qu'après avoir traversé les deux cavités à sang rouge.

C'est par son contact avec les fibres charnues, à l'extrémité du système artériel, et non par son contact sur la surface interne du cœur, que le sang noir agit. Aussi ce n'est que peu à peu, et lorsque chaque fibre en a été bien pénétrée, que sa force diminue et cesse enfin, tandis que la diminution et la cessation devraient, comme je l'ai fait observer, être presque subites dans le cas contraire.

Comment le sang noir agit-il ainsi, à l'extrémité des artères, sur les fibres des différens organes? est-ce sur ces fibres elles-mêmes, ou bien sur les nerfs qui s'y rendent, qu'il porte son influence? Je serais assez porté à admettre la dernière opinion, et à considérer la mort, par l'asphyxie, comme un effet généralement produit par le sang noir sur les nerfs qui, dans toutes les parties, accompagnent les artères où circule alors cette espèce de fluide. Car, d'après ce que nous dirons, l'affaiblissement qu'éprouve alors le cœur n'est qu'un symptôme particulier de cette maladie dans laquelle tous les autres organes sont le siége d'une semblable débilité (1).

---

(1) En prenant acte de cette profession de foi, nous prions

On pourrait demander aussi comment le sang noir agit sur les nerfs ou sur les fibres. Est-ce que les principes qu'il contient en abondance en affaiblissent directement l'action, ou bien n'interrompt-il cette action que par l'absence de ceux qui entrent dans la composition du sang rouge, etc., etc.? Là reviendraient les questions de savoir si l'oxigène est le principe de l'irritabilité, si le carbone et l'hydrogène agissent d'une manière inverse, etc., etc.

Arrêtons-nous quand nous arrivons aux limites de la rigoureuse observation; ne cherchons pas à pénétrer là où l'expérience ne peut nous éclairer. Or, je crois que nous établirons une assertion très-conforme à ces principes, les seuls, selon moi, qui doivent diriger tout esprit judicieux, en disant en général, et sans

---

le lecteur de se transporter de suite à l'art. XI de cette seconde partie, dans lequel on s'attache à prouver que la vie du cœur est indépendante de toute influence nerveuse. Comment se fait-il, en effet, que l'action délétère du sang noir atteigne le cœur et les autres organes de la vie intérieure, en agissant sur les nerfs qui s'y distribuent, lorsque la faculté qui détermine les contractions, ou pour mieux dire, la vie de ces organes, *trouve son principe dans l'organe même qui se meut* (p. 131)? N'est-ce pas en vue de prévenir le reproche que nous lui faisons que Bichat s'empresse de dire que l'affaiblissement du cœur n'est qu'un symptôme particulier de cette maladie? Mais dans la supposition qu'il vient de faire lui-même, qu'on pût injecter du sang noir dans les coronaires sans troubler autrement la circulation; s'il était prouvé que la mort survînt alors aussi promptement que dans l'asphyxie générale, on ne pourrait plus dire que la débilitation du cœur ne fût qu'un symptôme, puisque la cause débilitante n'aurait agi que sur lui.

déterminer comment, que le cœur cesse d'agir lorsque les phénomènes chimiques du poumon sont interrompus, parce que le sang noir qui pénètre ses fibres charnues n'est point propre à entretenir leur action.

D'après cette manière d'envisager les phénomènes de l'asphyxie, relativement au cœur, il est évident qu'ils doivent également porter leur influence sur l'un et sur l'autre ventricules, puisque alors le sang noir est distribué en proportion égale dans les parois charnues de ces cavités, par le système des artères coronaires. Cependant on observe constamment que le côté à sang rouge cesse le premier d'agir, que celui à sang noir se contracte encore quelque temps, qu'il est, comme on le dit, l'*ultimum moriens*.

Ce phénomène suppose-t-il un affaiblissement plus réel, une mort plus prompte dans l'une que dans l'autre des cavités du cœur? Non, car comme l'observe Haller, il est commun à tous les genres de mort des animaux à sang chaud, et n'a rien de particulier pour l'asphyxie.

Si d'ailleurs le ventricule à sang rouge mourait le premier, comme le suppose la théorie de Goodwyn, alors voici ce qui devrait arriver dans l'ouverture des cadavres asphyxiés : 1°. distension de ce ventricule et de l'oreillette correspondante, par le sang noir qu'ils n'auraient pu chasser dans l'aorte; 2°. plénitude égale des veines pulmonaires et même des poumons; 3°. engorgement consécutif de l'artère pulmonaire et des cavités à sang noir. En un mot, la congestion du sang devrait commencer dans celui de ses réservoirs qui cesse le premier son action, et se propager ensuite, de proche en proche, dans les autres.

Quiconque a ouvert des cadavres d'asphyxiés a dû se convaincre, au contraire, 1°. que les cavités à sang rouge et les veines pulmonaires ne contiennent alors qu'une quantité de sang noir très-petite, en comparaison de la quantité du même fluide qui distend les cavités opposées; 2°. que le terme où le sang s'est arrêté est principalement dans le poumon, et que c'est depuis là qu'il faut partir pour suivre sa stase dans tout le système veineux; 3°. que les artères en renferment à proportion tout autant que le ventricule qui leur correspond, et que ce n'est point par conséquent dans le ventricule plutôt qu'ailleurs, qu'a commencé la mort.

Pourquoi cette portion du cœur cesse-t-elle donc de battre avant l'autre? Haller l'a dit: c'est que celle-ci est plus long-temps excitée, contient une quantité plus grande de sang, laquelle afflue des veines et reflue du poumon. On connaît la fameuse expérience par laquelle, en vidant les cavités à sang noir, et en liant l'aorte pour retenir ce fluide dans les poches à sang rouge, il a prolongé le battement des secondes bien au-delà de celui des premières. Or, dans cette expérience, il est manifeste que c'est du sang noir qui s'accumule dans l'oreillette et le ventricule aortiques, puisque pour la faire il faut ouvrir préliminairement la poitrine, et que dès que les poumons sont à nu, l'air ne pouvant y pénétrer, ne saurait colorer ce fluide dans son passage à travers le tissu de ces organes.

Voulez-vous encore une preuve plus directe? fermez la trachée-artère par un robinet, immédiatement avant l'expérience: elle réussira également bien, et cependant le sang arrivera alors nécessairement noir dans les cavités à sang rouge. On peut d'ailleurs, en ouvrant ces cavités à la suite de cette expérience et de la précédente, s'assurer de la couleur du sang. J'ai plusieurs fois constaté ce fait remarquable.

Concluons de là que le sang noir excite, presqu'autant que le rouge, la surface interne des cavités qui contiennent ordinairement ce dernier, et que si elles cessent leur action avant celles du côté opposé, ce n'est pas parce qu'elles sont en contact avec lui, mais au contraire parce qu'elles n'en reçoivent pas une quantité suffisante, ou même quelquefois parce qu'elles en sont presqu'entièrement privées, tandis que les cavités à sang noir s'en trouvent remplies.

Je ne prétends pas, malgré ce que je viens de dire, rejeter entièrement la non-excitation de la surface interne du ventricule à sang rouge par le sang noir. Il est possible que celui-ci soit un peu moins susceptible que l'autre d'entretenir cette excitation, surtout s'il est vrai qu'il agisse sur les nerfs que l'on sait s'épanouir et à la surface interne et dans le tissu du cœur; mais je crois que les considérations précédentes réduisent à bien peu de chose cette différence d'excitation. Voici cependant une expérience où elle paraît assez manifeste. Si un robinet est adapté à la trachée-artère coupée et mise à nu, et qu'on vienne à le fermer, le sang noircit et jaillit noir pendant quelque temps avec sa force ordinaire; mais enfin le jet s'affaiblit peu à peu. Donnez alors accès à l'air : le sang redevient rouge presque tout à coup, et son jet augmente aussi très-visiblement.

Cette augmentation subite paraît d'abord ne tenir qu'au simple contact de ce fluide sur la surface interne du ventricule aortique, puisqu'il n'a pas eu le temps d'en pénétrer le tissu. Mais pour peu qu'on examine les choses attentivement, on observe bientôt qu'ici cette impétuosité d'impulsion dépend surtout de ce que l'air, entrant tout à coup dans la poitrine, détermine l'animal à de grands mouvemens d'inspiration et d'expiration, lesquels deviennent très-apparens à l'instant où le robinet est ouvert. Or, le cœur, excité à l'extérieur, et peut-être un peu comprimé par ces mouvemens, expulse alors le sang avec une force étrangère à ses contractions habituelles.

Ce que j'avance est si vrai, que lorsque l'inspiration et l'expiration reprennent leur degré accoutumé, le jet, quoiqu'aussi rouge, diminue manifestement; il n'est même plus poussé au-delà de celui qu'offrait le sang noir dans les premiers temps de son écoulement, et avant que le tissu du cœur fût pénétré de ce fluide.

D'ailleurs, l'influence des grandes expirations sur la force de projection du sang par le cœur est très-manifeste, sans toucher à la trachée-artère; ouvrez la carotide; précipitez la respiration en faisant beaucoup souffrir l'animal (car j'ai constamment observé que toute douleur subite apporte tout à coup ce changement dans l'action du diaphragme et des intercostaux); précipitez, dis-je, la respiration, et vous verrez alors le jet du sang augmenter manifestement. Vous pourrez même souvent produire artificiellement cette augmentation, en comprimant avec force et d'une manière subite, les parois pectorales. Ces expériences réussissent surtout sur les animaux déjà affaiblis par la perte d'une certaine quantité de sang : elles sont moins apparentes sur ceux pris avant cette circonstance.

Pourquoi, dans l'état ordinaire, les grandes expirations faites volontairement ne rendent-elles pas le pouls plus fort, puisque dans les expériences elles augmentent très-souvent le jet du sang (1)? j'en ignore la raison.

Il suit de ce que nous venons de dire, que l'expérience dans laquelle le sang rougit et jaillit tout à coup assez loin à l'instant où le robinet est ouvert, n'est pas aussi concluante que d'abord elle m'avait paru; car pendant plusieurs jours ce résultat m'a embarrassé, attendu qu'il ne s'alliait point avec la plupart de ceux que j'obtenais.

Reconnaissons donc encore une fois, que si l'irritation produite par le sang rouge à la surface interne du cœur est un peu plus considérable que celle déterminée par le noir, l'excès est peu sensible, presque

(1) C'est parceque dans les expériences, les douleurs atroces éprouvées par l'animal produisent, non l'augmentation de la vie, comme on se plaît à le dire, mais l'exaltation de ses phénomènes. Nous dirons ensuite qu'il est très-fatigant de précipiter volontairement la respiration et qu'une pareille tentative faite sur soi-même, ne dure pas assez long-temps pour opérer un surcroît appréciable de force et de fréquence dans le pouls. J'ai vu à l'hôpital militaire de Toulon, un jeune conscrit qui se donnait, par ce moyen, la fièvre à volonté; elle se manifestait, non-seulement par les pulsations artérielles, mais encore par la rougeur de la face, la chaleur et la moiteur de la peau. Lorsque j'eus découvert la fraude, le faux malade m'avoua que ce manége le fatiguait tellement, qu'il n'avait jamais pu le continuer pendant une demi-heure, et que les vingt minutes qui précédaient ma visite, lui avaient toujours suffi pour développer l'appareil fébrile qui m'en avait imposé.

nul, et que l'interruption des phénomènes chimiques agit principalement de la manière que j'ai indiquée.

Dans les animaux à sang rouge et froid, dans les reptiles spécialement, l'action du poumon n'est point dans un rapport aussi immédiat avec celle du cœur, que dans les animaux à sang rouge et chaud.

J'ai lié sur deux grenouilles les poumons à leur racine, après les avoir mis à découvert par deux incisions faites latéralement à la poitrine; la circulation a continué comme à l'ordinaire, pendant un temps assez long. En ouvrant la poitrine, j'ai vu même quelquefois le mouvement du cœur précipité à la suite de cette expérience; ce qui, il est vrai, tenait sans doute au contact de l'air.

Je terminerai cet article par l'examen d'une question importante, celle de savoir comment, lorsque les phénomènes chimiques du poumon s'interrompent, l'artère pulmonaire, le ventricule et l'oreillette à sang noir, tout le système veineux, en un mot, se trouvent gorgés de sang, tandis qu'on en rencontre baaucoup moins dans le système vasculaire à sang rouge, lequel en présente cependant davantage que dans la plupart des autres morts. Le poumon semble, en effet, être alors le terme où est venue finir la circulation, qui s'est ensuite arrêtée, de proche en proche, dans les autres parties.

Ce phénomèné a dû frapper tous ceux qui ont ouvert des asphyxiés. Haller et autres l'expliquaient par les replis des vaisseaux pulmonaires : j'ai dit ce qu'il fallait penser de cette opinion.

Avant d'indiquer une cause plus réelle, remarquons que le poumon, où s'arrête le sang, parce qu'il offre le premier obstacle à ce fluide, se présente dans un état qui varie singulièrement, suivant la manière dont s'est terminée la vie. Quand la mort a été prompte et instantanée, alors cet organe n'est nullement engorgé; l'oreillette et le ventricule à sang noir, l'artère pulmonaire, les veines caves, etc., ne sont pas très-distendus.

J'ai observé ce fait, 1°. sur les cadavres de deux personnes qui s'étaient pendues, et qu'on a apportés dans mon amphithéâtre; 2°. sur trois sujets tombés dans le feu, qui y avaient été tout à coup étouffés, et par là même asphyxiés; 3°. sur des chiens que je noyais subitement, ou dont j'interceptais l'air de la respiration en fermant tout à coup un robinet adapté à leur trachée-artère; 4°. sur des cochons d'Inde que je faisais périr dans le vide, dans les différens gaz, dans le carbonique spécialement, ou bien dont je liais l'aorte à sa sortie du cœur, ou enfin dont j'ouvrais simplement la poitrine pour interrompre les phénomènes mécaniques de la respiration; car dans cette dernière circonstance c'est, comme je l'ai observé, parce que les phénomènes chimiques cessent, que le cœur n'agit plus, etc., etc. Dans tous ces cas, le poumon n'était presque pas gorgé de sang.

Au contraire, faites finir dans un animal les phénomènes chimiques de la respiration, d'une manière lente et graduée; noyez-le en le plongeant dans l'eau et le retirant alternativement; asphyxiez-le en le plaçant dans un gaz où vous laisserez, d'instans en instans, pénétrer un peu d'air ordinaire pour le soutenir, ou en ne fermant qu'incomplètement un robinet adapté à sa trachée-artère; en un mot, en faisant durer le plus long-temps possible cet état de gêne et d'angoisse qui, dans l'interruption des fonctions du poumon, est intermédiaire à la vie et à la mort; toujours vous observerez cet organe extrêmement engorgé par le sang, ayant un volume double, triple même de celui qu'il présente dans le cas précédent.

Entre l'extrême engorgement et la vacuité presque complète des vaisseaux pulmonaires, il est des degrés infinis; or, on est le maître, suivant la manière dont on fait périr l'animal, de déterminer tel ou tel de ces degrés : je l'ai très-souvent observé. C'est ainsi qu'il faut expliquer l'état d'engorgement du poumon de tous les sujets dont une longue agonie, une affection lente dans ses progrès ont terminé la vie : la plupart des cadavres apportés dans nos amphithéâtres présentent cette disposition (1).

---

(1) C'est une chose bien digne de remarque, en effet, que la suffocation est le genre de mort qui frappe le plus fréquemment les victimes d'une longue maladie. Quel que soit l'organe essentiel à la vie dont l'affection devienne funeste, les symptômes qui se rapportent à la lésion de ses fonctions, observent dans leurs progrès une marche plus ou moins régulière jusqu'à ce que la désorganisation les ait totalement supprimées. Tout prend alors un nouvel aspect; si la scène s'étaitpassée jusque-là dans l'estomac, l'intestin, le foie, etc., elle se transporte aussitôt au poumon dans lequel doit se terminer la lutte; et l'engorgement de cet organe manifesté par un râle bruyant, vient donner à une maladie étrangère à la respiration, l'asphyxie pour dénouement. Concluons donc de ce fait, que si, jeté dans l'espace, le nouveau né trouve dans l'acte respiratoire, la puissance qui détermine la continuité du mouvement vital, (*voy.* la note 1, p. 49.) la cause immédiate de la mort est presque toujours la suppression du même acte.

Mais, quel que soit l'état du poumon dans les asphyxiés, qu'il se trouve gorgé ou vide de sang, que la mort ait été par conséquent longuement amenée ou subitement produite, toujours le système vasculaire à sang noir est alors plein de ce fluide, surtout aux environs du cœur ; toujours il y a, sous ce rapport, une grande différence entre lui et le système vasculaire à sang rouge ; toujours par conséquent c'est dans le poumon que la circulation trouve son principal obstacle.

De quelle cause peut donc naître cet obstacle que ne présentent point au sang les plis de l'organe, ainsi que nous l'avons vu ? Ces causes sont relatives, 1°. au sang, 2°. au poumon, 3°. au cœur.

La cause principale relative au sang, est la grande quantité de ce fluide qui passe alors des artères dans les veines. En effet, nous verrons bientôt que le sang noir circulant dans les artères, n'est point susceptible de fournir aux sécrétions, aux exhalations et à la nutrition, les matériaux divers nécessaires à ces fonctions, ou que, s'il apporte ces matériaux, il ne peut point exciter les organes, il les laisse inactifs (*).

Il suit de là que toute la portion de ce fluide, en-

(*) Voyez l'article de l'influence du poumon sur toutes les parties. Je suis obligé ici de déduire des conséquences de principes que je ne prouverai que plus bas : tel est en effet l'enchaînement des questions qui ont pour objet la circulation, qu'il est impossible que la solution de l'une amène comme conséquence nécessaire celle de toutes les autres. C'est un cercle où il faut toujours supposer quelque chose, sauf à le prouver ensuite.

levée ordinairement au système artériel par ces diverses fonctions, reflue dans le système veineux avec la portion qui doit y passer naturellement, et qui est le résidu de celui qui a été employé : de là une quantité de sang beaucoup plus grande que dans l'état habituel; de là, par conséquent, bien plus de difficultés pour ce fluide à traverser le poumon.

Tous les praticiens qui ont ouvert des cadavres d'asphyxiés ont été frappés de l'abondance du sang qu'on y rencontre. Le C. Portal a fait cette observation ; je l'ai toujours constatée dans mes expériences.

Les causes relatives au poumon, qui, chez les asphyxiés, arrêtent dans cet organe le sang qui le traverse, sont, d'abord son défaut d'excitation par le sang rouge. En effet, les artères bronchiques, qui y portent ordinairement cette espèce de fluide, n'y conduisent plus alors que du sang noir; de là la couleur de brun obscur que prend cet organe, dès qu'on empêche d'une manière quelconque l'animal de respirer. On voit surtout très-bien cette couleur, et on distingue même ses nuances successives, lorsque la poitrine étant ouverte, l'air ne peut pénétrer dans les cellules aériennes affaissées, pour rougir le sang qui y circule encore.

La noirceur du sang des veines pulmonaires concourt aussi, et même plus efficacement, vu sa quantité plus grande, à cette coloration qu'il faut bien distinguer des taches bleuâtres naturelles au poumon dans certains animaux.

Le sang noir, circulant dans les vaisseaux bronchiques, produit sur le poumon le même effet qui, dans le cœur, naît de son contact, lorsqu'il pénètre cet organe par les coronaires : il affaiblit ses diverses parties, empêche leur action et la circulation capillaire qui s'y opère sous l'influence de leurs forces toniques.

La seconde cause qui, dans l'interruption des phénomènes chimiques du poumon, gêne la circulation de cet organe, c'est le défaut de son excitation par l'air vital. Le premier effet de cet air parvenant sur les surfaces muqueuses des cellules aériennes, est de les exciter, de les stimuler, d'entretenir par conséquent le poumon dans une espèce d'éréthisme continuel; ainsi les alimens arrivant dans l'estomac, excitent-ils ses forces; ainsi tous les réservoirs sont-ils agacés par l'abord des fluides qui leur sont habituels.

Cette excitation des membranes muqueuses par les substances étrangères en contact avec elles, soutient leurs forces toniques qui tombent en partie, et laissent par conséquent la circulation capillaire moins active, lorsque ce contact devient nul.

Les différens fluides aériformes, qui remplacent l'air atmosphérique dans les diverses asphyxies, paraissent agir à des degrés très-variés sur les forces toniques ou sur la contractilité organique insensible. Les uns, en effet, les abattent presque subitement et arrêtent tout à coup la circulation, que d'autres laissent encore durer pendant plus ou moins long-temps. Comparez l'asphyxie par le gaz nitreux, l'hydrogène sulfuré, etc., à celle par l'hydrogène pur, par le gaz acide carbonique, etc., vous verrez une différence notable. Cette différence, ainsi que les effets variés qui résultent des diverses asphyxies, tiennent aussi, comme nous le verrons, à d'autres causes; mais celle-ci y influe bien évidemment.

Enfin la cause relative au cœur, qui chez les asphyxiés fait stagner le sang dans le système vasculaire veineux, c'est l'affaiblissement du ventricule et de l'oreillette de ce système, lesquels, pénétrés dans toutes leurs fibres par le sang noir, ne sont plus susceptibles de pousser avec énergie ce fluide vers le poumon, de surmonter par conséquent la résistance qu'il y trouve : ils se laissent donc distendre par lui, et ne peuvent non plus résister à l'abord de celui qu'y versent les veines caves. Celles-ci se gonflent aussi comme tout le système veineux, parce que leurs parois cessant d'être excitées par le sang rouge, étant toutes pénétrées du noir, perdent peu à peu le ressort nécessaire à leurs fonctions.

Il est facile de concevoir, d'après ce que nous venons de dire, comment tout le système vasculaire à sang noir se trouve gorgé de ce fluide dans l'asphyxie.

On comprendra aussi, par les considérations suivantes, comment le système à sang rouge en contient une moindre quantité.

1°. Comme l'obstacle commence au poumon, ce système en reçoit évidemment bien moins que de coutume; de là, ainsi que nous avons vu, la cessation plus prompte des contractions du ventricule gauche.

2°. La force naturelle des artères, quoiqu'affaiblie par l'abord du sang noir dans les fibres de leurs parois, est cependant bien supérieure à celle du système veineux, soumis d'ailleurs à la même cause de débilité; par conséquent ces vaisseaux et le ventricule aortique peuvent bien plus facilement surmonter la résistance des capillaires de tout le corps, que les veines et le ventricule veineux peuvent vaincre celle des capillaires du poumon.

3°. Il n'y a dans la circulation capillaire générale qu'une cause de ralentissement, savoir, le contact du sang noir sur tous les organes, tandis qu'à cette cause se joint dans le poumon l'absence d'excitation habituelle déterminée sur lui par l'air atmosphérique. Donc au poumon, d'une part, plus de résistance est offerte au sang qu'y apportent les veines, et moins de force se trouve, d'autre part, pour surmonter cette résistance; tandis que dans toutes les parties on observe au contraire, à la terminaison des artères, et lors du passage de leur sang dans les veines, des obstacles plus faibles d'un côté, de l'autre des forces plus grandes pour vaincre ces obstacles.

4°. Dans le système capillaire général, qui est l'aboutissant de celui des artères, si la circulation s'embarrasse d'abord dans un organe particulier, elle peut se faire encore un peu dans les autres, et alors le sang reflue par là dans les veines. Au contraire, comme tout le système capillaire, auquel aboutit celui des veines, se trouve concentré dans le poumon, si ce viscère perd ses forces, sa sensibilité et sa contractilité organiques insensibles, alors il est nécessaire que toute la circulation veineuse s'arrête.

Les considérations précédentes donnent, je crois, l'explication de l'inégalité dans la plénitude des deux systèmes vasculaires, inégalité que les cadavres asphyxiés ne présentent pas seuls, mais qui est aussi plus ou moins frappante à la suite de presque toutes les maladies.

Quoique le système capillaire général offre dans l'asphyxie moins de résistance aux artères que le système capillaire pulmonaire n'en présente alors aux veines, cependant cette résistance, née surtout de l'abord du sang noir à tous les organes dont il ne saurait entretenir les forces, y est très-manifeste, et elle produit deux phénomènes assez remarquables.

Le premier est la stase dans les artères, d'une quantité de sang noir bien plus considérable qu'à l'ordinaire, quoique cependant beaucoup moindre que dans les veines. De là une grande difficulté chez les asphyxiés à faire les injections, qui réussissent en général d'autant mieux que les artères sont plus vides : le sang qui s'y trouve alors est fluide, rarement pris en caillot, parce qu'il est veineux, et que tant qu'il porte ce caractère, il est moins facilement coagulable, comme le prouvent, 1°. les expériences des chimistes modernes, 2°. la comparaison de celui renfermé dans les varices, avec celui contenu dans les anévrismes; 3°. l'inspection de celui qui stagne ordinairement après la mort dans les veines du voisinage du cœur, etc.

Le second phénomène né dans l'asphyxie, de la résistance qu'oppose aux artères le système capillaire général affaibli, c'est la couleur livide que présentent la plupart des surfaces, et les engorgemens des diverses parties, comme de la face, de la langue, des lèvres, etc. Ces deux phénomènes indiquent une stase du sang noir aux extrémités artérielles qu'il ne peut traverser, comme ils dénotent le même effet dans les vaisseaux pulmonaires, où l'engorgement est bien plus manifeste, parce que, comme je l'ai dit, le système capillaire est concentré là dans un très-petit espace, tandis qu'aux extrémités artérielles il est largement disséminé.

Tous les auteurs rapportent la couleur livide des asphyxiés au reflux du sang des veines vers les extrémités; cette cause est peu réelle. En effet, ce reflux, qui est très-sensible dans les troncs, va toujours en diminuant vers les ramifications où les valvules le rendent nul et même presqu'impossible.

Voici d'ailleurs une expérience qui prouve manifestement que c'est à l'impulsion du sang noir transmis par le ventricule aortique dans toutes les artères, qu'il faut attribuer cette coloration :

1°. Adaptez un tube à robinet à la trachée-artère mise à nu et coupée transversalement en haut; 2°. ouvrez l'abdomen de manière à distinguer les intestins, l'épiploon, etc.; 3°. fermez ensuite le robinet. Au bout de deux ou trois minutes, la teinte rougeâtre qui anime le fond blanc du péritoine, et que cette membrane emprunte des vaisseaux rampans au-dessous d'elle, se changera en un brun obscur, que vous ferez disparaître et reparaître à volonté en ouvrant le robinet et en le refermant.

On ne peut ici, comme si on faisait l'expérience sur d'autres parties, soupçonner un reflux se propageant du ventricule droit vers les extrémités veineuses, puisque les veines mésentériques font, avec les autres branches de la veine porte, un système à part, indépendant du grand système à sang noir, et sans communication avec les cavités du cœur, qui correspond à ce système.

Je reviendrai ailleurs sur la coloration des parties par le sang noir; cette expérience suffit pour prouver qu'elle est un effet manifeste de l'impulsion artérielle, laquelle s'exerce sur ce fluide étranger aux artères dans l'état ordinaire.

Il est facile, d'après tout ce que nous avons dit,

d'expliquer comment le poumon est plus ou moins gorgé de sang, plus ou moins brun; comment les taches livides répandues sur les différentes parties du corps, sont plus ou moins marquées, suivant que l'asphyxie a été plus ou moins prolongée.

Il est évident que si, avant la mort, le sang noir a fait dix ou douze fois le tour des deux systèmes, il engorgera bien davantage leurs extrémités, que s'il les a seulement parcourus deux ou trois fois, puisqu'à chacune il en reste dans ces extrémités une quantité plus ou moins grande par le défaut d'action des vaisseaux capillaires.

J'observe, en terminant cet article, que la rate est le seul organe de l'économie susceptible, comme le poumon, de prendre des volumes très-différens. A peine la trouve-t-on deux fois dans le même état. Tantôt très-gorgée de sang, tantôt presque vide de ce fluide, elle se montre, dans les divers sujets, sous des formes très-variables.

On a faussement cru qu'il y avait un rapport entre la plénitude ou la vacuité de l'estomac et les inégalités de la rate. Les expériences m'ont appris le contraire, comme je l'ai dit ailleurs; ces inégalités étrangères à la vie, paraissent survenir seulement à l'instant de la mort.

Je crois qu'elles dépendent spécialement de l'état du foie, dont les vaisseaux capillaires sont l'aboutissant de tous les troncs de la veine porte, comme les capillaires du poumon sont celui du grand système veineux, en sorte que, quand les capillaires hépatiques sont affaiblis par une cause quelconque, nécessairement la rate doit s'engorger, et se remplir du sang qui ne peut traverser le foie. Il survient alors, si je puis m'exprimer ainsi, une asphyxie isolée dans l'appareil vasculaire abdominal.

Dans ce cas, le foie est à la rate ce que le poumon est aux cavités à sang noir dans l'asphyxie ordinaire : c'est dans le premier organe qu'est la résistance; c'est dans le second que se fait la stase sanguine. Mais ceci pourra être éclairé par des expériences sur des animaux tués de différentes manières. Je me propose de fixer rigoureusement, par ce moyen, l'analogie qu'il y a entre le séjour du sang dans les branches diverses de la veine porte, et celui qu'on observe dans le système veineux général, à la suite des divers genres de mort. Je n'ai point observé de particularités pour la rate et son système de veines, dans l'asphyxie ordinaire.

Au reste, il est inutile de dire qu'on doit distinguer l'engorgement de ce viscère par le sang qui l'infiltre à l'instant de la mort, engorgement que tous ceux qui ont vu des cadavres ont observé, d'avec celui plus rare que déterminent, dans cet organe, les maladies diverses. L'inspection suffit pour ne pas s'y méprendre.

ARTICLE SEPTIÈME.

De l'influence que la mort du poumon exerce sur celle du cerveau.

Nous venons de voir que c'est en envoyant du sang noir dans les fibres charnues du cœur, en agissant peut-être sur les nerfs par le contact de ce sang, que le poumon influe, dans l'asphyxie, sur la cessation des battemens de cet organe. Ce fait semble d'avance nous en indiquer un analogue dans le cerveau : l'observation le prouve indubitablement.

Quelle que soit la manière dont s'interrompe l'action pulmonaire, que les phénomènes chimiques ou que les mécaniques cessent les uns avant les autres, toujours ce sont les premiers dont l'altération jette le trouble dans les fonctions cérébrales (1). Ce que j'ai dit sur ce point, relativement au cœur, est exactement applicable au cerveau : je ne me répéterai pas.

Il s'agit donc de montrer par l'expérience et par l'observation des maladies, que dans l'interruption des fonctions chimiques du poumon, c'est le sang noir qui interrompt l'action du cerveau, et sans doute celle de tout le système nerveux (2). Examinons d'abord les expériences relatives à cet objet.

J'ai d'abord commencé par transfuser au cerveau d'un animal le sang artériel d'un autre, afin que cet essai me servît de terme de comparaison pour les sui-

---

(1) La suppression complète des phénomènes mécaniques de la respiration arrête trop promptement les mouvemens du cœur pour que la mort du cerveau puisse résulter uniquement de l'action délétère du sang noir. Rappelons-nous d'ailleurs que Bichat nous a dit lui-même (p. 222) « que l'un des moyens par lesquels le cœur à sang rouge tient sous sa dépendance les phénomènes de cerveau, consiste dans le mouvement habituel qu'il imprime à cet organe. »

(2) Si, en interrompant l'action du cerveau, on interrompt celle de tout le système nerveux, que devient donc l'indépendance d'un centre commun, dans laquelle on suppose être la sensibilité organique (p. 251) ?

vans. L'une des carotides étant ouverte dans un chien, on y adapte un tube du côté du cœur, et on lie la portion correspondante au cerveau; on coupe ensuite la même artère sur un autre chien : une ligature est placée au-dessus de l'ouverture à laquelle on fixe l'autre extrémité du tube. Alors un aide, qui faisait avec les doigts la compression de la carotide du premier chien, cesse d'y interrompre le cours du sang, lequel est poussé avec force par le cœur de cet animal vers le cerveau de l'autre : aussitôt les battemens de l'artère, qui avaient cessé dans celui-ci, au-dessus du tube, se renouvellent et indiquent le trajet du fluide. Cette opération fatigue peu l'animal qui reçoit le sang, surtout si on a eu soin d'ouvrir une de ses veines, pour éviter une trop grande plénitude des vaisseaux : il vit très-bien ensuite.

Nous pouvons donc conclure de cette expérience, souvent répétée, que le contact d'un sang rouge étranger n'est nullement capable d'altérer les fonctions cérébrales.

J'ai, après cela, adapté à la carotide ouverte sur un chien, tantôt l'une des veines d'un autre chien par un tube droit, tantôt la jugulaire du même par un tube recourbé, de manière à ce que le sang noir parvînt au cerveau par le système à sang rouge. L'animal, qui était censé recevoir le fluide, n'a éprouvé aucun trouble dans plusieurs expériences, qui m'étonnaient d'autant plus, que leur résultat ne s'accordait point avec celui des essais tentés sur les autres organes. J'en ai enfin aperçu la raison : c'est que le sang noir ne parvient point alors au cerveau. Le mouvement qui s'établit dans la partie supérieure de l'artère ouverte, et qui projette le sang rouge en sens opposé à celui où il coule ordinairement, est égal et même supérieur à l'impulsion veineuse qu'il surmonte, et dont il empêche l'effet, comme on peut le voir en ouvrant la portion d'artère placée au-dessus du tube qui devrait y conduire du sang noir. Ce mouvement paraît dépendre et des forces contractiles organiques de l'artère, et de l'impulsion du cœur, qui fait refluer le sang par les anastomoses, en sens opposé à celui qui lui est naturel.

Il faut donc recourir à un moyen plus actif pour pousser cette espèce de sang au cerveau. Or, ce moyen était bien simple à trouver. J'ai ouvert, sur un animal, la carotide et la jugulaire; j'ai reçu, dans une seringue échauffée à la température du corps, le fluide que versait cette dernière, et je l'ai injecté au cerveau par la première, que j'avais liée du côté du cœur pour éviter l'hémorragie. Presqu'aussitôt l'animal s'est agité; sa respiration s'est précipitée; il a paru dans des étouffemens analogues à ceux que détermine l'asphyxie; bientôt il en a présenté tous les symptômes; la vie animale s'est suspendue entièrement; le cœur a continué à battre encore, et la circulation à se faire pendant une demi-heure, au bout de laquelle la mort a terminé aussi la vie organique (1).

(1) Cette expérience nous prouve évidemment, que si toute l'énergie vitale du cerveau est nécessaire aux fonctions de la vie animale, il n'en est pas ainsi de la vie organique; et que si les mouvemens qui caractérisent cette dernière cessent sous l'influence d'une cause qui n'agit que sur le cerveau, le principe de cette vie doit nécessairement résider dans cet organe.

Le chien était de taille moyenne, et six onces de sang noir ont été à peu près injectées avec une impulsion douce, de peur qu'on n'attribuât au choc mécanique ce qui ne devait être que l'effet de la nature, de la composition du fluide. J'ai répété consécutivement cette expérience sur trois chiens le même jour, et ensuite à différentes reprises sur plusieurs autres : le résultat a été invariable, non-seulement quant à l'asphyxie de l'animal, mais même quant aux phénomènes qui accompagnent la mort.

On pourrait croire que, sorti de ses vaisseaux et exposé au contact de l'air, le sang reçoit de ce fluide des principes funestes, ou lui communique ceux qui étaient nécessaires à l'entretien de la vie, et qu'à cette cause est due la mort subite qui survient lorsqu'on pousse le sang au cerveau. Pour éclaircir ce soupçon, j'ai fait à la jugulaire d'un chien, une petite ouverture à laquelle a été adapté le tube d'une seringue échauffée, dont j'ai ensuite retiré le piston, de manière à pomper le sang dans la veine, sans que l'air pût être en contact avec ce fluide : il a été poussé tout de suite par une ouverture faite à la carotide : aussitôt les symptômes se sont manifestés comme dans les cas précédens; la mort est survenue, mais plus lentement, il est vrai, et avec une agitation moins vive. Il est donc possible que lorsque l'air est en contact avec le sang vivant, sorti de ces vaisseaux, il l'altère un peu et le rende moins susceptible d'entretenir la vie des solides; mais la cause essentielle de la mort est toujours, d'après l'expérience précédente, dans la noirceur de ce fluide.

Il paraît donc, d'après cela, que le sang noir, ou n'est point un excitant capable d'entretenir l'action cérébrale, ou même qu'il agit d'un manière délétère sur l'organe encéphalique. En poussant par la carotide diverses substances étrangères, on produit des effets analogues.

J'ai tué des animaux en leur injectant de l'encre, de l'huile, du vin, de l'eau colorée avec le bleu ordinaire, etc. La plupart des fluides excrémentitiels, tels que l'urine, la bile, les fluides muqueux pris dans les affections catarrhales, ont aussi sur le cerveau une influence mortelle, par leur simple contact.

La sérosité du sang qui se sépare du caillot dans une saignée, produit aussi la mort, lorsqu'on la pousse artificiellement au cerveau; mais ses effets sont plus lents, et souvent l'animal survit plusieurs heures à l'expérience.

Au reste, c'est bien certainement en agissant sur le cerveau, et non sur la surface interne des artères, que ces diverses substances sont funestes. Je les ai injectées toutes comparativement par la crurale. Aucune n'est mortelle de cette manière; seulement j'ai remarqué qu'un engourdissement, une paralysie même succèdent presque toujours à l'injection.

Le sang noir est sans doute funeste au cerveau qu'il frappe d'atonie par son contact, de la même manière que les différens fluides dont je viens de parler. Quelle est cette manière? je ne le rechercherai point : là commenceraient les conjectures; elles sont toujours le terme où je m'arrête.

Nous sommes déjà, je crois, autorisés à penser que dans l'asphyxie, la circulation, qui continue quelque temps après que les fonctions chimiques du poumon ont cessé, interrompt celle du cerveau, en y apportant du sang noir par les artères. Une autre considération le prouve : c'est qu'alors les mouvemens de cet organe continuent comme à l'ordinaire.

Si on met la surface cérébrale à découvert sur un animal, et qu'on asphyxie cet animal d'une manière quelconque, en poussant, par exemple, différens gaz dans sa trachée-artère, au moyen d'un robinet qui y a été adapté, ou bien seulement en fermant ce robinet, on voit que déjà toute la vie animale est presque anéantie, que les fonctions du cerveau ont cessé par conséquent, et que cependant cet organe est encore agité de mouvemens alternatifs d'élévation et d'abaissement, mouvemens qui sont dépendans de l'impulsion donnée par le sang noir. Puis donc que cette cause de vie subsiste encore dans le cerveau, il faut bien que sa mort soit due à la nature du fluide qui le pénètre (1).

Cependant si une affection cérébrale coïncide avec l'asphyxie, la mort que détermine celle-ci est plus prompte que dans les cas ordinaires. J'ai d'abord frappé de commotion un animal ; je l'ai ensuite privé d'air ; sa vie, qui n'était que troublée, a été subitement éteinte. En asphyxiant un autre animal déjà assoupi par une compression exercée artificiellement sur le cerveau, toutes les fonctions m'ont paru aussi cesser un peu plus tôt que lorsque le cerveau est intact pen-

(1) Avant de prononcer la mort du cerveau ou la cessation de l'influence cérébrale, il faut attendre que la projection du sang, déterminée par l'innervation du cœur, ait cessé. Mais on s'obstine à vouloir que la suppression des actes volontaires suppose, de toute nécessité, l'abolition de la puissance cérébrale.

dant l'opération. Mais éclaircissons, par de nouvelles expériences, les conséquences déduites de celles présentées jusqu'ici.

Si dans l'asphyxie le sang noir suspend, par son contact, l'action cérébrale, il est clair qu'en ouvrant une artère dans un animal qui s'asphyxie, la carotide, par exemple, en y prenant ce fluide, et l'injectant doucement vers le cerveau d'un autre animal, celui-ci doit mourir également asphyxié au bout de peu de temps. C'est en effet ce qui arrive constamment.

Coupez sur un chien la trachée-artère; bouchez-là ensuite hermétiquement. Au bout de deux minutes le sang coule noir dans le système à sang rouge. Si vous ouvrez ensuite la carotide, et que vous receviez dans une seringue celui qui jaillit par l'ouverture, pour le pousser au cerveau d'un autre animal, celui-ci tombe bientôt, avec une respiration entrecoupée, quelquefois avec des cris plaintifs, et la mort ne tarde pas à survenir.

J'ai fait une expérience analogue à celle-ci, et qui donne cependant un résultat un peu différent. Elle nécessite deux chiens, et consiste, 1°. à adapter un robinet à la trachée-artère du premier, et l'extrémité d'un tube d'argent à sa carotide; 2°. à fixer l'autre extrémité de ce tube dans la carotide du second, du côté qui correspond au cerveau; 3°. à lier chaque artère du côté opposé à celui où le tube est engagé, pour arrêter l'hémorragie; 4°. à laisser un instant le cœur de l'un de ces chiens pousser du sang rouge au cerveau de l'autre; 5°. à fermer le robinet, et à faire ainsi succéder du sang noir à celui qui coulait d'abord.

Au bout de quelque temps le chien qui reçoit le

fluide est étourdi, s'agite, laisse tomber sa tête, perd l'usage de ses sens externes, etc. Mais ces phénomènes sont plus tardifs à se déclarer, que quand on injecte du sang noir pris dans le système veineux ou artériel. Si on cesse la transfusion, l'animal peut se ranimer, vivre même après que les symptômes de l'asphyxie se sont dissipés, tandis que la mort est constante lorsqu'on se sert de la seringue pour pousser le même fluide, quel que soit le degré de force qu'on emploie. L'air communique-t-il donc au sang quelque principe plus funeste encore que celui que lui donnent les élémens qui le rendent noir?

J'observe que pour cette expérience, il faut que le chien dont la carotide pousse le sang, soit vigoureux, et même plus gros que l'autre, parce que l'impulsion est diminuée à mesure que le cœur se pénètre de sang noir, et que le tube ralentit d'ailleurs le mouvement, quoique cependant ce mouvement soit très-sensible, et qu'une pulsation manifeste indique au-dessus du tube l'influence du cœur de l'un sur l'artère de l'autre.

J'ai voulu essayer de rendre le sang veineux propre à entretenir l'action cérébrale, en le rougissant artificiellement. J'ai donc ouvert la jugulaire et la carotide d'un chien : l'une m'a fourni une certaine quantité de sang noir qui, reçu dans un bocal rempli d'oxigène, est devenu tout de suite d'un pourpre éclatant; je l'ai injecté par l'artère; l'animal est mort subitement, et avec une promptitude que je n'avais point encore observée. On conçoit combien j'étais loin d'attendre un pareil résultat. Mais ma surprise a bientôt cessé par la remarque suivante : une très-grande quantité d'air se trouvait mêlée avec le fluide qui est arrivé au cerveau très-écumeux et boursouflé. Or, nous avons vu qu'un très-petit nombre de bulles aériennes tue les animaux, quand on les introduit dans le système vasculaire, soit du côté du cerveau, soit du côté du cœur.

Ceci m'a fait répéter mes expériences sur l'injection du sang noir, pour voir si quelques bulles ne s'y mêlaient point, et n'occasionnaient pas la mort : j'ai constamment observé que non. Une autre difficulté s'est présentée à moi : il est possible que le peu d'air contenu dans l'extrémité du tube de la seringue, que celui qui a pu s'être introduit par l'artère ouverte, poussés par l'injection vers le cerveau, suffisent pour en anéantir l'action. Mais une simple réflexion a fait évanouir ce doute. Si cette cause était réelle, elle devrait produire le même effet dans l'injection de tout fluide, dans celle de l'eau, par exemple : or, rien de semblable ne s'observe avec ce fluide.

Nous pouvons donc assurer, je crois, que c'est réellement par la nature des principes qu'il contient que le sang noir, ou est incapable d'exciter l'action cérébrale, ou agit sur elle d'une manière délétère, car je ne puis dire si c'est négativement ou positivement que s'exerce son influence ; tout ce que je sais, c'est que les fonctions du cerveau sont suspendues par elle.

D'après cette donnée, il paraît qu'on devrait ranimer la vie des asphyxiés, en poussant au cerveau du sang rouge, qui en est l'excitant naturel. Distinguons à cet égard deux périodes dans l'asphyxie; 1°. celle où les fonctions cérébrales sont seules suspendues ; 2° celle où la circulation s'est déjà arrêtée, ainsi que le mouvement de la poitrine, car cette maladie est toujours caractérisée par la perte subite de toute la vie animale, et ensuite par celle de l'organique, qui ne vient que consécutivement. Or, tant que l'asphyxie est à la première période dans un animal, j'ai observé qu'en transfusant vers le cerveau du sang rouge, au moyen d'un tube adapté à la carotide d'un autre animal et à la sienne, le mouvement se ranime peu à peu; les fonctions cérébrales reprennent en partie leur exercice, et même souvent des agitations subites dans la tête, les yeux, etc., annoncent le premier abord du sang; mais aussi bientôt le mieux disparaît, et l'animal retombe, si la cause asphyxiante continue, si, par exemple, le robinet adapté à la trachée-artère reste fermé.

D'un autre côté, si on ouvre le robinet dans cette première période, presque toujours le contact d'un air nouveau sur le poumon ranime peu à peu cet organe. Le sang se colore, est poussé rouge au cerveau, et la vie se rétablit sans la transfusion précédente, qui est toujours nulle pour l'animal dont l'asphyxie est à sa seconde période, c'est-à-dire dont les mouvemens organiques, ceux du cœur spécialement, sont suspendus; en sorte que cette expérience ne nous offre qu'une preuve de ce que nous connaissions déjà : savoir, de la différence de l'influence du sang noir et du sang rouge sur le cerveau, et non un remède contre les asphyxies.

J'observe de plus qu'elle ne réussit pas après l'injection du sang veineux par une seringue. Alors, quoique la cause asphyxiante ait cessé après l'injection, quoiqu'on pousse du sang artériel par la même ouverture, soit en le transfusant de l'artère d'un autre animal, soit en l'injectant après l'avoir pris dans une artère ouverte, et en avoir rempli un siphon, l'animal ne donne que de faibles marques d'excitation; souvent aucune n'est sensible; toujours la mort est inévitable.

En général l'asphyxie occasionnée par le sang pris dans le système veineux même, et poussé au cerveau, est plus prompte, plus certaine, et diffère bien manifestement de celle que fait naître dans le poumon même, le changement gradué du sang rouge en sang noir, lors de l'interruption de l'air, de l'introduction des gaz dans la trachée, etc.

Après avoir établi, par diverses expériences, l'influence funeste du sang noir sur le cerveau qui le reçoit des artères dans l'interruption des phénomènes chimiques du poumon, il n'est pas inutile, je crois, de montrer que les phénomènes des asphyxies, observés sur l'homme, s'accordent très-bien avec ces expériences, qui me paraissent leur servir d'explication.

1°. Tout le monde sait que toute espèce d'asphyxie porte sa première influence sur le cerveau; que les fonctions de cet organe sont d'abord anéanties; que la vie animale cesse, surtout du côté des sensations; que tout rapport avec ce qui nous environne est tout à coup suspendu, et que les fonctions internes ne s'interrompent que consécutivement. Quel que soit le mode d'asphyxie, par la submersion, par la strangulation, par le vide, par les divers gaz, etc., le même symptôme se manifeste toujours.

2°. Il est curieux de voir comment, dans les expériences où l'on asphyxie un animal dont une artère est ouverte, à mesure que le sang s'obscurcit et devient noir, l'action cérébrale se trouble et se trouve déjà presqu'anéantie, que celle du cœur continue encore avec énergie.

3°. On sait que la plupart des asphyxiés qui échappent à la suffocation n'ont éprouvé qu'un engourdissement général, un assoupissement dont le siége évident est au cerveau; que chez tous ceux où le pouls et le cœur ont cessé de se faire sentir, la mort est presque certaine. Dans de nombreuses expériences, je n'ai jamais vu l'asphyxie se guérir à cette période.

4°. Presque tous les malades qui ont survécu à cet accident, surtout lorsqu'il est déterminé par la vapeur du charbon, disent avoir ressenti d'abord une douleur plus ou moins violente à la tête, effet probable du premier contact du sang noir sur le cerveau. Ce fait a été noté par la plupart des auteurs qui ont traité cette matière.

5°. Ces expressions vulgaires, *le charbon entête*, *porte à la tête*, etc., ne prouvent-elles pas que le premier effet de l'asphyxie que cette substance détermine par sa vapeur se porte sur le cerveau et non sur le cœur? Souvent le peuple, qui voit sans le prestige des systèmes, observe mieux que nous, qui ne voyons quelquefois que ce que nous cherchons à apercevoir d'après l'opinion que nous nous sommes préliminairement formée.

6°. Il est divers exemples de malades qui, revenus de l'état d'asphyxie où les a plongés la vapeur du charbon, conservent plus ou moins longtemps diverses altérations dans les fonctions intellectuelles et dans les mouvemens volontaires, altérations qui ont évidemment leur siége au cerveau. Plusieurs jours après l'accident, s'il a été à un certain degré, les malades vacillent, ne peuvent se soutenir sur leurs jambes, leurs idées sont confuses. C'est en moins ce que présente en plus l'apoplexie. Quelquefois des mouvemens convulsifs se manifestent presque tout à coup à la suite de l'impression des vapeurs méphitiques. Souvent un mal de tête a duré plusieurs jours après la disparition des autres symptômes. On peut voir dans les observateurs, dans l'ouvrage du C. Portal, en particulier, ces preuves multipliées de l'influence funeste et souvent prolongée du sang noir sur le cerveau où le transmettent les artères.

Cette influence, quoique réelle sur les animaux à sang froid, sur les reptiles en particulier, est cependant beaucoup moins manifeste. J'ai fait, sur les côtés de la poitrine, deux incisions à une grenouille; le poumon est sorti de l'un et l'autre côté; je l'ai lié là où les vaisseaux y pénètrent. L'animal a cependant vécu encore très-long-temps, quoique toute communication fût rompue entre le cerveau et l'organe pulmonaire. Si au lieu de lier celui-ci, on en fait l'extirpation, le même phénomène se remarque.

Dans les poissons que l'organisation des branchies fait essentiellement différer des reptiles, le rapport entre le poumon et le cerveau m'a paru un peu plus immédiat, quoique cependant beaucoup moins que dans les espèces à sang rouge et chaud.

J'ai enlevé, dans une carpe, la lame cartilagineuse qui recouvre les branchies : celles-ci, mises à nu, s'écartaient et se rapprochaient alternativement de l'axe du corps. La respiration a paru se faire comme à l'ordinaire, et l'animal a vécu très-long-temps sans trouble apparent dans ses fonctions.

J'ai embrassé ensuite, par un fil de plomb, toutes les branchies et les anneaux cartilagineux qui les souennent ; ce fil a été serré de manière que tout mouvement s'est trouvé empêché dans l'appareil pulmonaire. Bientôt la carpe a langui; ses nageoires ont cessé d'être tendues; le mouvement musculaire s'est peu à peu affaibli ; il a cessé entièrement, et l'animal est mort au bout d'un quart d'heure.

Les mêmes phénomènes se sont à peu près manifestés dans une autre carpe dont j'avais arraché les branchies ; seulement j'ai observé que l'instant qui a suivi l'expérience a été marqué par divers mouvemens irréguliers, après lesquels l'animal s'est relevé dans l'eau, s'y est maintenu comme à l'ordinaire, a perdu beaucoup de sang, et a ensuite succombé entièrement au bout de vingt minutes.

Au reste, le genre particulier de rapports qui unit le cœur, le cerveau et le poumon dans les animaux à sang rouge et froid, mérite, je crois, de fixer d'une manière spéciale l'attention des physiologistes. Ces animaux ne doivent point être sujets, comme ceux à sang rouge et chaud, aux défaillances, à l'apoplexie et aux autres maladies où la mort est subite par l'interruption de ces rapports; ou du moins leurs maladies analogues à celles-là doivent porter d'autres caractères; leur asphyxie est infiniment plus longue à s'opérer (1). Revenons aux espèces voisines de l'homme.

---

(1) Il n'y a pas de moyen plus court ni plus naturel d'asphyxier une carpe que de l'exposer à l'air pendant quelques minutes. Voici donc, je crois, une triple proposition que personne ne me contestera : qu'une plante déracinée, un poisson transporté dans notre atmosphère, un animal à sang chaud plongé dans un liquide ou pêché, comme le suppose Fontenelle, par un habitant des régions éthérées (placé dans le vide), meu-

D'après l'influence du sang noir sur le cœur, sur le cerveau et sur tous les organes, j'avais pensé que les personnes affectées d'anévrismes variqueux devaient moins vite périr asphyxiées que les autres, si elles se trouvaient privées d'air, parce que le sang rouge, passant dans leurs veines, traverse le poumon sans avoir besoin d'éprouver d'altération, et doit, par conséquent, entretenir l'action cérébrale.

Pour m'assurer si ce soupçon était fondé, j'ai fait d'abord communiquer, sur un chien, l'artère carotide avec la veine jugulaire, par un tuyau recourbé qui portait le sang de la première dans la seconde, et lui communiquait un mouvement de pulsation très-sensible. J'ai ensuite fermé le robinet adapté préliminairement à la trachée-artère de l'animal, qui a paru en effet rester un peu plus long-temps sans éprouver les phénomènes de l'asphyxie. Mais la différence n'a pas été très-marquée; elle s'est trouvée nulle sur un second animal, où j'ai répété la même expérience.

Nous pouvons, je crois, conclure avec certitude des expériences et des considérations diverses, exposées dans ce paragraphe :

1°. Que, dans l'interruption des phénomènes chimiques du poumon, le sang noir agit sur le cerveau comme sur le cœur, c'est-à-dire, en pénétrant le tissu de cet organe, et en le privant par-là de l'excitation nécessaire à son action;

---

rent, directement parce que l'harmonie de conformation étant rompue, la matière vivante cesse, comme telle, d'avoir des rapports avec celle qui l'environne.

2°. Que son influence est beaucoup plus prompte sur le premier que sur le second de ces organes ;

3°. Que c'est l'inégalité de cette influence qui détermine la différence de cessation des deux vies, dans l'asphyxie, où l'animale est toujours anéantie avant l'organique.

Nous pouvons aussi concevoir, d'après ce qui a été dit dans cet article et dans le précédent, combien est peu fondée l'opinion de ceux qui ont cru que, chez les suppliciés par la guillotine, le cerveau pouvoit vivre encore quelque temps, et même que les sensations de plaisir ou de douleur pouvoient s'y rapporter. L'action de cet organe est immédiatement liée à sa double excitation, 1° par le mouvement, 2° par la nature du sang qu'il reçoit. Or, cette excitation devenant alors subitement nulle, l'interruption de toute espèce de sentiment doit être subite (1).

(1) Quoique la continuité d'action qu'exercent l'un sur l'autre le cœur et le cerveau soit nécessaire à la continuité de leurs fonctions, il ne faut pas en conclure qu'au même instant où la tête est séparée du tronc, tout sentiment soit anéanti dans la première. Il est vrai que si nous avons vu le tronc pouvoir alors exercer la plupart des fonctions organiques et même animales, sous la seule influence de la moelle épinière et des ganglions d'origine des nerfs, c'était parce que la réciprocité d'action entre la puissance cérébrale et le cœur y subsistait encore. Il n'en est pas ainsi de la tête, qui ne conserve, après sa séparation, rien qui puisse suppléer à l'action immédiate du cœur sur le cerveau. Néanmoins, je crois encore que le *moi* survit dans elle pendant quelques instans, à son ablation ; parce que, malgré que le sang artériel, par son mouvement, d'une part, par ses qualités chimiques et nutritives de l'autre,

Quoique dans la cessation des phénomènes chimiques du poumon, le trouble des fonctions cérébrales influe beaucoup sur la mort des autres organes, cependant il n'en est le principe que dans la vie animale,

---

fût l'aliment du principe vital du cerveau, et que la suppression du même aliment doive être promptement suivie de la mort de cet organe; je soutiens que le couteau fatal n'a pu détruire instantanément l'excitation vitale produite, un instant auparavant, sur lui par les dernières pulsations des artères cérébrales.

Le fait sur lequel repose cette question ardue semblerait confirmer l'indépendance de la vie organique, puisque s'il était possible alors de lier les artères et de souffler dans le poumon assez promptement pour faire vivre le tronc suivant le procédé de Legallois, ce simulacre de vie, obtenu en l'absence du *moi*, se prolongerait bien plus long-temps que lui. Mais nous répondrons que cela ne prouverait pas plus l'indépendance de la vie organique que celle de la vie animale, parce que nous avons vu les fonctions de cette dernière pouvoir s'exercer aux mêmes conditions. Concluons donc que ce ne fut pas le *moi* qui continua de marcher dans les autruches décapitées par l'empereur Commode.

Les résultats de quelques expériences auxquelles je coopérai en 1798, sous les auspices de feu M. Leclerc, professeur de l'Ecole de santé de Paris, viennent à l'appui de cette conclusion. Nous poursuivîmes un jour sur plusieurs animaux ce *moi*, jusque dans ses derniers retranchemens. L'ablation des quatre membres fut successivement faite sur un chien; la section de la colonne vertébrale fut ensuite pratiquée avec un couperet bien tranchant, au-dessus du bassin, et bientôt après au-dessous du diaphragme (bien entendu que ces deux sections ne furent faites qu'après avoir chaque fois lié convenablement l'aorte). Pendant toutes ces opérations, qui se succédèrent avec rapidité, l'animal avait constamment crié. Nous nous hâtâmes

où même d'autres causes se joignent aussi à celle-là, comme nous allons le voir. La vie organique cesse par le seul contact du sang noir sur les divers organes. La mort du cerveau n'est qu'un phénomène isolé et par-

---

de terminer son martyre en lui tranchant la tête. Après ce coup de grâce, la mâchoire continuait à se mouvoir, comme elle le faisait auparavant à chaque cri, d'où nous conclûmes qu'il y avait encore volonté de crier.

Depuis cette époque, j'ai toujours conservé le désir de faire une autre expérience par laquelle on prolongerait peut-être quelque temps la vie dans la tête séparée du tronc. Elle consisterait d'abord à transfuser le sang de l'une des carotides d'un chien dans l'une des mêmes artères d'un autre chien, selon le procédé indiqué par Bichat dans ce chapitre, et de manière que la carotide de ce dernier n'apportât au cerveau que le sang projeté par le cœur du premier (ce qui n'occasionne, comme on sait, aucune altération notable de la santé); à faire la même opération sur l'autre carotide qui recevrait le sang d'un nouveau chien, et à procéder de la même manière, en se servant de deux autres chiens, sur chacune des vertébrales avant leur entrée dans le canal de ce nom. Je ne doute point que l'animal ne vécût pendant fort long-temps dans cet état (s'il était possible de remplacer par d'autres ceux qui fourniraient le sang à mesure qu'ils s'épuiseraient), puisque le sang des quatre chiens reçu par le cerveau du cinquième serait rapporté au cœur comme le sien l'était auparavant. On serait alors bien convaincu que la vie du cerveau de ce dernier serait parfaitement indépendante des mouvemens de son propre cœur. Cette preuve une fois bien établie, on trancherait la tête au-dessous des vaisseaux en question, qui, malgré cette opération, n'en continueraient pas moins à porter au cerveau le sang des autres animaux; et je présume que la vie se prolongerait assez longtemps dans la tête, pour fixer définitivement nos idées sur ce point.

tiel de l'asphyxie, laquelle ne réside exclusivement dans aucun organe, mais les frappe tous également par l'influence du sang qu'elle y envoie. Ceci va se développer dans l'article suivant.

ARTICLE HUITIÈME.

De l'influence que la mort du poumon exerce sur celle de tous les organes.

Je viens de montrer comment l'interruption des phénomènes chimiques du poumon anéantit les fonctions du cœur et du cerveau. Il me reste à faire voir que ce n'est pas seulement sur ces deux organes que le sang noir exerce son influence, que tous ceux de l'économie en reçoivent une funeste impression, lorsqu'il y est conduit par les artères, et que par conséquent l'asphyxie est, comme je l'ai dit, une maladie générale à tous les organes.

Je ne reviendrai pas sur la division des phénomènes pulmonaires en mécaniques et chimiques. Que la mort commence par les uns ou par les autres, c'est toujours, comme je l'ai prouvé, l'interruption des derniers qui fait cesser la vie : eux seuls vont donc m'occuper.

Mais avant d'analyser les effets produits par la cessation de ces phénomènes sur tous les organes, et par conséquent le mode d'action du sang noir sur eux, il n'est pas inutile, je crois, d'exposer les phénomènes de la production de cette espèce de sang à l'instant où les fonctions pulmonaires s'interrompent. Ce paragraphe, qui paraîtra peut-être intéressant, pouvait indifféremment appartenir aux deux articles précédens ou à celui-ci.

§ I. *Exposer les phénomènes de la production du sang noir dans l'interruption des fonctions chimiques du poumon.*

On sait en général que le sang se colore en traversant le poumon, que de noir qu'il était il devient rouge; mais jusqu'ici cette matière intéressante n'a été l'objet d'aucune expérience précise et rigoureuse. Le poumon des grenouilles, à larges vésicules, à membranes minces et transparentes, serait propre à observer cette coloration, si d'un côté la lenteur de la respiration chez ces animaux, la différence de son mécanisme d'avec celui de la respiration des animaux à sang chaud, la somme trop petite du sang qui traverse leurs poumons, n'empêchaient d'établir des analogies complètes entr'eux et les espèces voisines de l'homme, ou l'homme lui-même, et si d'un autre côté la ténuité de leurs vaisseaux pulmonaires, l'impossibilité de comparer les changemens dans la vitesse de la circulation, avec ceux de la couleur du sang, ne rendaient incomplètes toutes les expériences faites sur ces petits amphibies.

C'est sur les animaux à double ventricule, à circulation pulmonaire complète, à température supérieure à celle de l'atmosphère, à deux systèmes non communiquans pour le sang rouge et le sang noir, qu'il faut rechercher les phénomènes de la respiration humaine et de toutes les fonctions qui en dépendent. Quelles inductions rigoureuses peut-on tirer des expériences faites sur les espèces où des dispositions opposées se rencontrent ?

D'un autre côté, dans tous les mammifères que leur organisation pulmonaire range à côté de l'homme, l'épaisseur des vaisseaux et des cavités du cœur empêche, sinon de distinguer entièrement la couleur du sang, au moins d'en saisir les nuances avec précision. Les expériences faites sans voir ce fluide à nu ne peuvent donc qu'offrir des approximations, et jamais des notions rigoureuses.

C'est ce qui m'a déterminé à rechercher d'une manière exacte ce que jusqu'ici on n'avait que vaguement déterminé.

Une des meilleures méthodes pour bien juger la couleur du sang, est, à ce qu'il me semble, celle dont je me suis servi. Elle consiste, comme je l'ai déjà dit souvent, à adapter d'abord à la trachée-artère, mise à nu et coupée transversalement, un robinet que l'on ouvre ou que l'on ferme à volonté, et au moyen duquel on peut laisser pénétrer dans le poumon la quantité précise d'air nécessaire aux expériences, y introduire différens gaz, les y retenir, pomper tout l'air que l'organe renferme, le distendre par ce fluide au-delà du degré ordinaire, etc. L'animal respire très-bien par ce robinet lorsqu'il est ouvert ; il vivrait avec lui pendant un temps très-long, sans un trouble notable dans ses fonctions.

On ouvre en second lieu une artère quelconque, la carotide, la crurale, etc., afin d'observer les altérations diverses de la couleur du sang qui en jaillit, suivant la quantité, la nature de l'air qui pénètre les cellules aériennes.

En général, il ne faut pas choisir de petites artères; le sang s'y arrête trop vite. Le moindre spasme, le moindre tiraillement peut y suspendre son cours, tandis que la circulation générale continue. D'un autre côté, les grosses artères dépensent en peu de temps une quantité si grande de ce fluide, que bientôt l'hémorragie pourrait tuer l'animal. Mais on remédie à cet inconvénient, en adaptant à ces vaisseaux un tube à diamètre très-petit, ou plutôt en ajustant au tube adapté à l'artère un robinet qui, ouvert à volonté, ne fournit qu'un jet de la grosseur qu'on désire.

Tout étant ainsi préparé sur un animal quelconque, d'une stature un peu grande, sur un chien, par exemple, voyons quelle est la série des phénomènes que nous offre la coloration du sang.

En indiquant, dans ces phénomènes, le temps précis que la coloration reste à se faire, je ne dirai que ce que j'aurai vu, sans prétendre que dans l'homme la durée des phénomènes soit uniforme, que cette durée soit même constante dans les animaux examinés aux époques diverses du sommeil, de la digestion, de l'exercice, du repos, des passions, s'il était possible de répéter les expériences à ces époques diverses. En général c'est peu connaître, comme je l'ai dit, les fonctions animales, que de vouloir les soumettre au moindre calcul, parce que leur instabilité est extrême. Les phénomènes restent toujours les mêmes, et c'est ce qui nous importe; mais leurs variations, en plus ou en moins, sont sans nombre.

Revenons à notre objet, et commençons par les

phénomènes relatifs au changement en noir du sang rouge, ou plutôt au non-changement en rouge du sang noir.

1°. Si on ferme le robinet tout de suite après une inspiration, le sang commence, au bout de trente secondes, à s'obscurcir; sa couleur est foncée après une minute; elle est parfaitement semblable à celle du sang veineux, après une minute et demie ou deux minutes.

2°. La coloration en noir est plus prompte de plusieurs secondes, si on ferme le robinet à l'instant où l'animal vient d'expirer, surtout si, l'expiration ayant été forte, il a rendu beaucoup d'air : après une expiration ordinaire, la différence est peu sensible.

3°. Si on adapte au robinet le tube d'une seringue à injection, et qu'en tirant le piston on pompe tout l'air contenu dans le poumon, soit en une fois, soit en deux, suivant le rapport de capacité de la seringue et des vésicules aériennes, le sang passe tout à coup du rouge au noir : vingt à trente secondes suffisent pour cela. Il semble qu'il ne faille alors que le temps nécessaire pour évacuer le sang rouge contenu depuis le poumon jusqu'à l'artère ouverte, et que tout de suite le noir lui succède. Il n'y a point ici de gradation. Les nuances ne deviennent point successivement plus foncées pendant la coloration; elle est subite : c'est le sang qui sort par les artères tel qu'il était dans les veines.

4°. Si au lieu de faire le vide dans le poumon, on y pousse une quantité d'air un peu plus grande que celle que l'animal absorbe dans la plus grande inspiration, et qu'on l'y retienne en fermant le robinet, le sang reste plus long-temps à se colorer; ce n'est qu'après une minute qu'il s'obscurcit; il ne jaillit complètement noir qu'au bout de trois; cela varie cependant suivant l'état et la quantité d'air qui est poussée. En général, plus il y a de fluide dans le poumon, plus la coloration tarde à se faire.

Il résulte de toutes ces expériences, que la durée de la coloration du sang rouge en noir est, en général, en raison directe de la quantité d'air contenue dans le poumon; que tant qu'il en existe de respirable dans les dernières cellules aériennes, le sang conserve plus ou moins la rougeur artérielle; que cette couleur s'affaiblit à mesure que la portion respirable diminue; qu'elle reste la même qu'elle est dans les veines, quand tout l'air vital a été épuisé à l'extrémité des bronches.

J'ai remarqué que dans les diverses expériences où l'on asphyxie un animal, en fermant le robinet et en retenant ainsi de l'air dans sa poitrine pendant l'expérience, s'il agite avec force cette cavité, par des mouvemens analogues à ceux de l'inspiration et de l'expiration, la coloration en noir tarde plus à se faire, ou plutôt celle en rouge est plus longue à cesser, que si la poitrine reste immobile : c'est qu'en imprimant à l'air des secousses, ces mouvemens le font probablement circuler dans les cellules aériennes, et par conséquent présentent sous plus de points, sa portion respirable au sang qui doit, ou s'unir à elle, ou lui communiquer ses principes devenus hétérogènes à sa nature. Ce que je dirai bientôt sur les animaux qui respirent dans des vessies, rendra évidente cette explication.

Je passe maintenant à la coloration en rouge du sang rendu noir par les expériences précédentes. Les phénomènes dont elles ont été l'objet se passent pendant le temps qui de l'asphyxie conduit à la mort : ceux-ci ont lieu durant l'époque qui de l'asphyxie ramène à la vie.

1°. Si on ouvre le robinet fermé depuis quelques minutes, l'air pénètre aussitôt les bronches. L'animal expire avec force celui qu'elles contiennent, en absorbe du nouveau avec avidité, et répète précipitamment six à sept grandes inspirations et expirations. Si pendant ce temps on examine l'artère ouverte, on voit presque tout à coup un jet très-rouge succéder au noir qu'elle fournissait : l'intervalle de l'un à l'autre est tout au plus de trente secondes. Il ne faut que le temps nécessaire pour que le sang noir contenu depuis le poumon jusqu'à l'ouverture de l'artère se soit évacué ; à l'instant le rouge lui succède. C'est le même phénomène, en sens inverse, que celui indiqué plus haut, au sujet de l'asphyxie par le vide fait en pompant l'air avec la seringue. On ne voit point ici de nuances successives du noir au rouge; le passage est tranchant; l'éclat de la dernière couleur paraît même plus vif que dans l'état ordinaire.

2°. Si, au lieu d'ouvrir subitement le robinet, on laisse pénétrer l'air dans la trachée-artère par une très-petite fente, la coloration est beaucoup moins vive, mais elle est aussi prompte.

3°. Si on adapte au robinet une seringue chargée d'air, qu'on pousse ce fluide vers le poumon, après avoir ouvert le robinet, et qu'on le referme ensuite, le sang devient rouge, mais beaucoup moins manifestement que lorsque l'entrée de l'air est due à un respiration volontaire. Cela tient probablement à ce que la portion d'air injectée par la seringue refoule dans le fond des cellules celle qui existe déjà dans le poumon, tandis qu'au contraire, si on ouvre simplement le robinet, l'expiration rejette d'abord l'air devenu inutile à la coloration, et l'inspiration le remplace ensuite par de l'air nouveau. L'expérience suivante paraît confirmer ceci.

4°. Si, au lieu de pousser de l'air sur celui qui est déjà renfermé dans le poumon, on pompe d'abord celui-ci, et qu'on en injecte ensuite du nouveau, la coloration est plus rapide et surtout plus vive que dans le cas précédent. Cependant elle l'est encore un peu moins que quand c'est par l'inspiration et l'expiration naturelles que se renouvelle l'air.

5°. Le poumon étant mis à découvert de l'un et l'autre côtés, par la section latérale des côtes, la circulation continue encore pendant un certain temps. Alors, si au moyen de la seringue adaptée au robinet de la trachée-artère, on dilate alternativement les vésicules pulmonaires, et qu'on les vide de l'air qu'on y a poussé, les couleurs rouge et noire s'observent tour à tour et à un degré à peu près égal à celui de l'expérience précédente, pendant le temps que la circulation dure, et malgré l'absence de toute fonction mécanique.

Nous pouvons, je crois, tirer des faits que je viens d'exposer les conséquences suivantes :

1°. La rapidité avec laquelle le sang redevient rouge, quand on ouvre le robinet, ne permet guère de douter que le principe qui sert à cette coloration ne passe directement du poumon dans le sang, à travers les parois membraneuses des vésicules, et qu'une voie plus longue, telle, par exemple, que celle du système absorbant, ne saurait être parcourue par lui. J'établirai d'ailleurs bientôt cette assertion sur d'autres faits.

2°. L'expérience célèbre de Hook, par laquelle on accélère les mouvemens affaiblis du cœur, chez les asphyxiés ou chez les animaux dont la poitrine est ouverte, en poussant de l'air dans leur trachée-artère, se conçoit très-bien d'après la coloration observée précédemment dans la même expérience. Le sang rouge, en pénétrant les fibres du cœur, fait cesser l'affaiblissement dont les frappait le contact du sang noir.

3°. Je ne crois pas que jamais on soit venu à bout de ressusciter par ce moyen les mouvemens du cœur, une fois qu'ils sont anéantis par le contact du sang noir. Je l'ai toujours inutilement tenté, quoique plusieurs auteurs prétendent y avoir réussi. Cela se conçoit aisément : en effet, pour que l'action de l'air vivifie le cœur, il faut que le sang qu'elle colore pénètre cet organe : or, si la circulation a cessé, comment pourra-t-il y arriver?

On doit cependant distinguer deux cas dans l'interruption de l'action du cœur par l'asphyxie. Quelquefois la syncope survient, et arrête le mouvement de cet organe, avant que l'influence du sang noir ait pu produire cet effet : alors, en pousssant de l'air dans le poumon, celui-ci, excité par ce fluide, réveille sympathiquement le cœur, comme il arrive lorsqu'une cause irritante est appliquée, dans la syncope, sur la pituitaire, le visage, etc. Ce sont les nerfs qui forment alors les moyens de communication entre le poumon et le cœur. Mais quand ce dernier a cessé d'agir, parce que le sang noir en pénètre le tissu, alors il n'est plus susceptible de répondre à l'excitation sympathique qu'exerce sur lui le poumon, parce qu'il contient en lui la cause de son inertie, et que pour surmonter cette cause, il en faudrait une autre qui agît en sens inverse, je veux dire le contact du sang rouge : or, ce contact est devenu impossible.

J'ai voulu m'assurer quelle était l'influence des différens gaz respirés sur la coloration du sang. J'ai donc adapté au tube fixé dans la trachée-artère, différentes vessies dont les unes contenaient de l'hydrogène, les autres du gaz acide carbonique.

L'animal, en expirant et en inspirant, fait alternativement gonfler et resserrer la vessie. Il reste d'abord assez calme : mais au bout de trois minutes, on le voit qui commence à s'agiter ; la respiration se précipite et s'embarrasse: alors le sang qui jaillit d'une des carotides ouvertes s'obscurcit et devient enfin noir au bout de quatre à cinq minutes.

La différence dans la durée et dans l'intensité de la coloration m'a toujours paru très-peu marquée, quel que fût celui des deux gaz dont je me servisse pour l'expérience. Cette remarque mérite d'être rapprochée des expériences des commissaires de l'Institut, qui ont vu l'asphyxie complète ne survenir qu'après dix minutes, dans l'hydrogène pur, et se manifester au bout de deux, dans le gaz acide carbonique. Le sang noir circule donc plus long-temps dans le système artériel, lors de la première que lors de la seconde asphyxie, sans tuer l'animal et sans anéantir par conséquent l'action de ses organes. Cela confirme quelques réflexions que je présenterai sur la différence des asphyxies.

Pourquoi la coloration est-elle plus tardive en adaptant les vessies au robinet, qu'en fermaut simplement celui-ci sans faire respirer aucun gaz? cela tient à ce que l'air contenu dans la trachée-artère et dans ses divisions, à l'instant de l'expérience, étant à plusieurs reprises poussé dans la vessie et repoussé dans le poumon, toute la portion respirable qu'il contient se présente successivement aux orifices capillaires, qui la transmettent au sang.

Au contraire, en se contentant de fermer le robinet, l'air ne peut être agité que difficilement d'un semblable mouvement; en sorte que dès que la portion respirable de celui que renferment les cellules bronchiques est épuisée, le sang cesse de se colorer en rouge, quoiqu'il reste dans la trachée et dans ses grosses divisions, une quantité assez grande de ce fluide, qui n'a point été dépouillée de son principe vivifiant, comme il est facile de s'en assurer, même après l'entière asphyxie de l'animal, en coupant la trachée au-dessous du robinet, et en y plongeant ensuite une bougie.

En général il paraît que la coloration ne se fait qu'aux extrémités bronchiques, et que la surface interne des gros vaisseaux aériens est étrangère à ce phénomène.

On peut d'ailleurs se convaincre de la réalité de l'explication que je viens de présenter, en pompant préliminairement l'air du poumon, en adaptant ensuite au robinet une vessie pleine d'un des deux gaz, que l'animal inspire et expire seul et sans mélange. Alors la coloration est presque subite. Mais ici, comme dans l'expérience précédente, il n'y a que peu de différence dans l'intensité et dans la rapidité de cette coloration, soit que l'un, soit que l'autre gaz ait été employé. J'ai choisi ces deux gaz, parce qu'ils entrent dans les phénomènes de l'inspiration naturelle.

Lorsqu'on adapte à la trachée-artère une vessie pleine d'oxigène que l'animal respire alors presque pur, le sang reste très-long-temps à se colorer en noir; mais il ne prend pas d'abord une teinte plus rouge que celle qui lui est naturelle, comme je l'avais soupçon é.

§ II. *Le sang, resté noir par l'interruption des phénomènes chimiques du poumon, pénètre tous les organes, et y circule quelque temps dans le système vasculaire à sang rouge.*

Nous venons d'établir les phénomènes de la coloration du sang dans l'interruption des phénomènes chimiques du poumon. Avant de considérer l'influence de cette coloration sur la mort des organes, prouvons d'abord que tous sont pénétrés par le sang resté noir.

J'ai démontré que la force du cœur subsistait encore quelque temps à un dégré égal à celui qui lui est ordinaire, quoique le sang noir y aborde; que ce sang jaillit d'abord avec un jet semblable à celui du rouge ; que l'affaiblissement de ce jet n'est que graduel et consécutif, etc. Je pourrais déjà conclure de là, 1° que la circulation artérielle continue encore pendant un certain temps, quoique les artères contiennent un fluide différent de celui qui leur est habituel ; 2° que l'effet nécessaire de cette circulation prolongée est de pénétrer de sang noir tous les organes qui n'étaient accoutumés qu'au contact du rouge. Mais déduisons cette conclusion d'expériences précises et rigoureuses.

Pour bien apprécier ce fait important, il suffit de mettre successivement à découvert les divers organes, pendant que le tube adapté à la trachée est fermé, et par conséquent que l'animal s'asphyxie. J'ai donc ainsi examiné tour à tour les muscles, les nerfs, les membranes, les viscères, etc. Voici le résultat de mes observations :

1°. La matière colorante des muscles se trouve dans deux états différens : elle est libre ou combinée : libre dans les vaisseaux où elle circule avec le sang auquel elle appartient ; combinée avec les fibres, et alors hors des voies circulatoires ; c'est cette dernière partie qui forme spécialement la couleur du muscle. Or, elle n'éprouve dans l'asphyxie aucune altération : elle reste constamment la même ; au contraire, l'autre noircit sensiblement. Coupé en travers, l'organe fournit une infinité de gouttelettes noirâtres qui sont les indices des vaisseaux divisés, et qui ressortent sur le rouge naturel des muscles : c'est le sang circulant dans le système artériel de ces organes, auxquels il donne la teinte livide qu'ils présentent alors, et qui est très-sensible sur le cœur, où beaucoup de ramifications se rencontrent à proportion de celles des autres muscles.

2°. Les nerfs sont habituellement pénétrés par une foule de petites artères qui rampent dans leur tissu, et qui vont y porter l'excitation et la vie. Dans l'asphyxie, le sang noir qui les traverse s'annonce par une couleur brune obscure que l'on voit succéder au blanc de rose naturel à ces organes.

3°. Il est peu de parties où le contact du sang noir soit plus visible que sur la peau : les taches livides, si fréquentes dans l'asphyxie, ne sont, comme nous l'avons dit, que l'effet de l'obstacle qu'il éprouve à passer dans le système capillaire général, dont la contractilité organique insensible n'est point suffisamment excitée par lui. A cette cause sont aussi dus l'engorgement et la tuméfaction de certaines parties, telles que les joues, les lèvres, la face en général, la peau du crâne, quelquefois celle du cou, etc. Ce phénomène est le même que celui que présente le poumon, lequel ne pouvant être traversé par le sang, dans les derniers instans, devient le siége d'un engorgement qui affecte surtout le système capillaire. Au reste, ce phénomène y est toujours infiniment plus marqué que dans le système capillaire général, par les raisons exposées plus haut.

4°. Les membranes muqueuses nous offrent aussi, lorsque les fonctions chimiques du poumon s'interrompent, un semblable phénomène. La tuméfaction si fréquente de la langue, chez les noyés, chez les pendus, chez les asphyxiés par les vapeurs du charbon, etc.; la lividité de la membrane de la bouche, des bronches, des intestins, etc., observées par la plupart des auteurs, ne tiennent pas à d'autres principes. En voici d'ailleurs la preuve :

Retirez, sur un animal, une portion d'intestins; fendez-la de manière à mettre sa surface interne à découvert, fermez le robinet préliminairement adapté à la trachée-artère : au bout de quatre à cinq minutes, quelquefois plus tard, une teinte brune obscure a succédé au rouge qui caractérise cette surface dans l'état naturel.

5°. J'ai fait la même observation sur les bourgeons charnus d'une plaie faite à un animal pour y observer cette coloration par le sang noir. Remarquons cependant que dans les deux expériences précédentes, ce phénomène est plus lent à se produire que dans plusieurs autres circonstances.

6°. La coloration des membranes séreuses, par le moyen que j'ai indiqué, est beaucoup plus prompte, comme on peut s'en assurer en examinant comparativement les surfaces interne et externe de l'intestin, pendant que le robinet est fermé : cela tient à ce que, dans ces sortes de membranes, la teinte livide qu'elles prennent dépend non du sang qui les pénètre, mais des vaisseaux qui rampent au-dessous d'elles; telles sont les artères du mésentère sous le péritoine, celles du poumon sous la plèvre, etc. Or, ces vaisseaux étant considérables, c'est la grande circulation qui s'y opère, et par conséquent le sang noir y aborde presque dès l'instant où il est produit. Dens les membranes muqueuses, au contraire, ainsi que dans les cicatrices, c'est par le système capillaire de la membrane elle-même, que se fait la coloration. Or, ce système est bien plus lent à recevoir le sang noir, et à s'en pénétrer, que le premier; quelquefois même il refuse de l'admettre en certains endroits : ainsi, j'ai vu plusieurs fois la membrane des fosses nasales être très-rouge dans les animaux asphyxiés, tandis que celle de la bouche était livide, etc.

En général, le sang noir se comporte de trois manières dans le système capillaire général : 1° il est des endroits où il ne pénètre nullement, et alors les parties conservent leur couleur naturelle; 2° il en est d'autres où il passe manifestement, mais où il s'arrête, et alors on observe une simple coloration s'il y en aborde peu; cette coloration, plus une tuméfaction de la partie si beaucoup y pénètre; 3° enfin dans d'autres cas le sang noir traverse, sans s'arrêter, le système capillaire et passe dans les veines, comme le faisait le sang rouge.

Dans le premier et le second cas, la circulation générale trouve l'obstacle qui l'arrête dans le système capillaire général; dans le troisième, qui est beaucoup plus général, c'est aux capillaires du poumon que le sang va suspendre son cours, après avoir circulé dans les veines.

Ces deux genres d'obstacles coïncident souvent l'un avec l'autre. Ainsi dans l'asphyxie, une partie du sang noir circulant dans les artères s'arrête à la face, aux surfaces muqueuses, à la langue, aux lèvres, etc.; l'autre partie, bien plus considérable, qui n'a point trouvé d'obstacle dans le système capillaire général, va engorger le poumon, et y trouver le terme de son mouvement.

Pourquoi certaines parties du système capillaire général refusent-elles d'admettre le sang noir, ou, si elles l'admettent, ne peuvent-elles le faire passer dans les veines, tandis que d'autres, moins facilement affaiblies par l'influence de son contact, favorisent sa circulation comme à l'ordinaire ? Pourquoi le premier phénomène est-il plus particulièrement observable à la face ? Cela ne peut dépendre que du rapport qu'il y a entre la sensibilité de chaque partie et cette espèce de sang : or, ce rapport nous est inconnu (1).

J'ai voulu me servir de la facilité que l'on a de faire varier la couleur du sang, suivant l'état du poumon, pour distinguer l'influence de la circulation de la mère sur celle de l'enfant. Je me suis procuré une chienne pleine ; je l'ai asphyxiée en fermant un tube adapté à sa trachée-artère. Quatre minutes après que toute communication a été interceptée entre l'air extérieur et ses poumons, elle a été ouverte ; la circulation continuait : la matrice a été incisée ainsi que ses membranes, et j'ai mis le cordon à découvert sur deux ou trois fœtus. Nous n'avons aperçu aucune différence entre le sang de la veine et des artères ombilicales : il était également noir dans l'un et l'autre genres de vaisseaux.

Je n'ai pu voir d'autres chiennes pleines et d'une

---

(1) C'est à la contexture plus serrée des tissus de la face, et particulièrement des lèvres, qu'est due la cause de ce phénomène. Il était donc plus simple d'attribuer à la différence de la même contexture des diverses parties du corps, le plus ou moins de facilité avec laquelle le sang noir les pénètre, que d'avoir recours au chimérique *rapport entre la sensibilité de chaque partie et cette espèce de sang.*

assez grande stature pour répéter cette expérience d'une autre manière. Il faudrait en effet, 1° mettre à nu le cordon, et comparer d'abord la couleur naturelle du sang de l'artère avec la couleur naturelle de celui de la veine ombilicale. Leur différence, dans plusieurs fœtus de cochon d'Inde, m'a paru infiniment moindre qu'elle ne l'est chez l'adulte, dans les deux systèmes vasculaires; et même elle s'est trouvée entièrement nulle dans plusieurs circonstances. Les deux sangs offraient une noirceur égale, malgré que la respiration de la mère se fît très-bien encore, son ventre étant ouvert. 2° On fermerait le robinet de la trachée, et on observerait si les changemens de la coloration du sang de l'artère ombilicale du fœtus (en supposant que son sang soit différent de celui de la veine) correspondrait à ceux qui s'opéreraient inévitablement alors dans le système artériel de la mère, ou si les uns n'influeraient point sur les autres. Les expériences faites dans cette vue et sur de grands animaux pourront beaucoup éclairer le mode de communication vitale de la mère à l'enfant. On a aussi à désirer des observations sur la couleur du sang dans le fœtus humain, sur la cause du passage de sa couleur livide à un rouge très-marqué, quelque temps après être sorti du sein de sa mère, etc. etc.

Je pourrais ajouter différens exemples à ceux que je viens de rapporter, sur la coloration par le sang noir des différens organes. Ainsi, le rein d'un chien ouvert pendant qu'il s'asphyxie présente une lividité bien plus remarquable que durant sa vie, dans la substance corticale, où se distribuent surtout les artères, comme on le sait. Ainsi, la rate ou le foie, coupés en travers, ne laissent-ils plus échapper que du sang noir, au lieu de ce mélange de jets noirs et rouges qu'on observe lorsqu'on fait la section de ces organes sur un animal vivant, dont la respiration est libre, etc.

Mais nous avons, je crois, assez de faits pour établir avec certitude que le sang resté noir, après l'interruption des phénomènes chimiques du poumon, circule encore quelque temps, pénètre tous les organes, et y remplace le sang rouge qui en arrosait le tissu.

Cette conséquence nous mène à l'explication d'un phénomène qui frappe sans doute tous ceux qui font des ouvertures de cadavres, savoir, qu'on n'y rencontre jamais que du sang noir, même dans les vaisseaux destinés au sang rouge.

Dans les derniers instans de l'existence, quel que soit le genre de mort, nous verrons que le poumon s'embarrasse presque toujours, et finit ses fonctions avant que le cœur n'ait interrompu les siennes. Le sang fait encore plusieurs fois le tour de son double système, après qu'il a cessé de recevoir l'influence de l'air : il circule donc noir pendant un certain temps, et par conséquent reste tel dans tous les organes, quoique cependant la circulation soit bien moins marquée que dans l'asphyxie, ce qui établit les grandes différences de ce genre de mort, différences dont nous parlerons. (1) Rien de plus facile,

---

(1) Quelle que soit la cause primitive dont l'action persévérante, dans une longue maladie, sape et détruise dans le

d'après cela, que de concevoir les phénomènes suivans :

1°. Lorsque le ventricule et l'oreillette à sang rouge, la crosse de l'aorte, etc., etc., contiennent du sang, c'est toujours du noir, comme le savent très-bien ceux qui ont l'habitude d'injecter souvent. En exerçant les élèves dans la pratique des opérations chirurgicales sur le cadavre, j'ai toujours vu que lorsque les artères ouvertes ne sont pas entièrement vides, et qu'elles laissent suinter un peu de sang, ce sang offre constamment la même couleur.

2°. Le corps caverneux est toujours gorgé de cette espèce de fluide, soit qu'il se trouve dans l'état de flaccidité habituelle, soit qu'il reste en érection, comme je l'ai vu sur deux sujets apportés à mon amphithéâtre; l'un s'était pendu, l'autre avait éprouvé une violente commotion, à laquelle il paraissait avoir subitement succombé.

3°. On ne trouve presque jamais rouge le sang qui distend plus ou moins la rate des cadavres ; cependant l'extérieur de cet organe et sa surface concave présentent quelquefois des taches d'une couleur écarlate très-vive, que je ne sais trop à quoi attribuer.

---

cerveau la puissance qui préside aux phénomènes mécaniques de la respiration, il est donc démontré que la mort la plus naturelle et la plus fréquente est la conséquence immédiate de cette destruction ; c'est-à-dire la cessation des rapports établis entre la matière vivante et l'ensemble de la matière. Le sang noir, envoyé alors aux diverses parties par le cœur *ultimum moriens*, est la matière animale livrée à elle-même, et ne pouvant se suffire, isolée du reste de la matière.

4°. Les membranes muqueuses perdent à la mort la rougeur qui les caractérisait pendant la vie; elles prennent presque toujours une teinte sombre, foncée, etc.

5°. Lorsqu'on examine le sang épanché dans le cerveau des apoplectiques, on le trouve presque constamment noir.

6°. Souvent, au lieu de se porter au dedans, c'est au dehors que le sang se dirige. Toute la face, le cou, quelquefois les épaules, se gonflent alors et s'infiltrent de sang : il est assez commun de voir des cadavres où se rencontre cette disposition, que je n'ai encore jamais vue coïncider avec un épanchement interne. Or, examinez alors la couleur de la peau; elle est violette ou d'un brun très-foncé, signe manifeste de l'espèce de sang qui l'engorge. Ce n'est pas, comme on l'a dit à cause de cette couleur, le reflux du sang veineux qui produit ce phénomène, mais bien la stase du sang noir qui circule, à l'instant de la mort, dans le système capillaire extérieur, où il trouve un obstacle, et qu'il engorge au lieu de le rompre, d'en briser les parois et de s'épancher, comme il arrive dans le cerveau. Je présume que cette différence tient à la résistance plus grande, à la texture plus serrée des vaisseaux externes que des internes. (1).

Je ne pousse pas plus loin les conséquences nom-

---

(1) Vous avez donc perdu du vue que cette différence dépendait tout à l'heure des rapports entre la sensibilité de chaque partie et le sang noir? (*Voy.* p. 324.)

breuses du principe établi ci-dessus, savoir, de la circulation du sang noir dans le système artériel pendant les derniers momens qui terminent la vie ; j'observe seulement que lorsque c'est par la circulation que commence la mort, comme dans une plaie du cœur, etc., les phénomènes précédens ne s'observent pas, ou du moins sont très-peu sensibles.

Passons à l'examen de l'influence que le sang noir exerce sur les organes dont il pénètre le tissu.

§ III. *Le sang noir n'est point propre à entretenir l'activité et la vie des organes, qu'il pénètre dès que les fonctions chimiques du poumon ont cessé.*

Quelle est l'influence du sang noir abordant aux organes par les artères ? Pour le déterminer, remarquons que le premier résultat du contact du sang rouge est d'exciter ces organes, de les stimuler, d'entretenir leur vie, comme le prouvent les observations suivantes.

1°. Comparez les tumeurs inflammatoires, l'érysipèle, le phlegmon, etc., à la formation desquels le sang rouge concourt essentiellement, avec les taches scorbutiques, les pétéchies, etc., etc., que le sang noir produit surtout ; vous verrez les unes caractérisées par l'exaltation, les autres par la prostration locale des forces de la vie.

2°. Examinez deux hommes, dont l'un, à face rouge, à poitrine large, à surface cutanée que le moindre exercice colore fortement en rose, etc., annonce la plénitude du développement des fonctions qui changent en rouge le sang noir, et dont l'autre, à teint blême et livide, à poitrine resserrée, etc., indique, par son extérieur, que ces fonctions languissent chez lui; vous verrez qu'elle est la différence dans l'énergie de leurs forces respectives.

3°. La plupart des gangrènes séniles commencent par une lividité dans la partie, lividité qui est l'indice évident de l'absence ou de la diminution du sang rouge.

4°. La rougeur des branchies est, dans les poissons, le signe auquel on reconnaît leur vigueur.

5°. Plus les bourgeons charnus sont rouges, meilleure est leur nature : plus ils sont pâles ou bruns, moins la cicatrice a de tendance à se faire.

6°. La couleur vive de toute la tête, de la face surtout, l'ardeur des yeux, etc., coïncident toujours avec l'extrême énergie que prend, dans certains accès fébriles, l'action du cerveau.

7°. Plus les animaux ont leur système pulmonaire développé, plus la coloration du sang y est active, par conséquent plus la vie générale de leurs organes divers est parfaite et bien développée.

8°. La jeunesse, qui est l'âge de la vigueur, est celui où le sang rouge prédomine dans l'économie. Qui ne sait que les vieillards ont, à proportion, et leurs artères plus rétrécies, et leurs veines plus larges que dans les premières années? Qui ne sait que le rapport des deux systèmes vasculaires est inverse dans les deux âges extrêmes de la vie ?

J'ignore comment le sang rouge excite et entretient, par sa nature, la vie de toutes les parties. Peut-être est-ce par la combinaison des principes qui le colorent, avec les divers organes auxquels il parvient. En effet, voici la différence des phénomènes qu'offrent les deux systèmes capillaires, général et pulmonaire.

Dans le premier, le sang, en changeant de couleur, laisse dans les parties les principes qui le rendent rouge; au lieu que dans le second, les élémens auxquels il doit sa noirceur sont rejetés par l'expiration et par l'exhalation qui l'accompagnent. Or, cette union des principes colorant le sang artériel, avec les organes, n'entre-t-elle pas pour beaucoup dans l'excitation habituelle où ils sont entretenus, excitation nécessaire à leur action? Si cela est, on conçoit que le sang noir ne pouvant offrir les matériaux de cette union, ne saurait agir comme excitant de nos diverses parties.

Du reste, je propose cette idée sans y tenir en aucune manière; on peut la mettre à côté de l'action sédative, que j'ai dit être peut-être exercée sur les nerfs par le sang noir. Quelque probable que paraisse une opinion, dès que la rigoureuse expérience ne saurait la démontrer, tout esprit judicieux ne doit y attacher aucune importance.

Recherchons donc, abstraction faite de tout système, comment le contact du sang noir sur les parties en détermine la mort.

On peut, comme nous l'avons fait en parlant de la mort du cœur, diviser ici les parties en celles qui appartiennent à la vie animale, et en celles qui concourent aux phénomènes organiques. Voyons comment les unes et les autres finissent alors d'agir.

Tous les organes de la vie animale sont sous la dépendance du cerveau ; si ce viscère interrompt ses phénomènes, les leurs cessent alors nécessairement. Or, nous avons vu que le contact du sang noir frappe d'atonie les forces cérébrales d'une manière presque soudaine. Sous ce premier rapport, les organes locomoteurs, vocaux et sensitifs, doivent donc rester dans l'inertie chez les asphyxiés; c'est même la seule cause qui en suspend l'exercice dans les expériences diverses où l'on pousse du sang noir au cerveau, les autres parties n'en recevant point. Mais lorsque le fluide circule dans tout le système, lorsque tous les organes sont, comme lui, soumis à son influence, deux autres causes se joignent à celle-ci :

1°. Les nerfs qui s'en trouvent pénétrés ne sont plus, par là même, susceptibles d'établir des communications entre le cerveau et les sens d'une part, de l'autre entre ce même viscère et les organes locomoteurs ou vocaux.

2°. Le contact du sang noir sur ces organes eux-mêmes y anéantit leur action. Injectez, en effet, dans l'artère crurale d'un animal, cette espèce de sang pris dans une de ses veines; vous verrez bientôt ses mouvemens s'affaiblir d'une manière sensible, quelquefois même une paralysie momentanée survenir. J'observe que dans cette expérience, c'est à la partie la plus supérieure de l'artère qu'il faut injecter le fluide, lequel doit être poussé en assez grande abondance. Si on ouvrait le vaisseau à sa partie moyenne, les muscles de la cuisse, recevant presque tous du sang rouge, continueraient, sans nulle altération, leurs mouvemens divers. Cela m'est arrivé dans deux ou trois circonstances.

Je sais qu'on peut dire que la ligature de l'artère, nécessaire dans cette expérience, est seule capable de paralyser le membre. En effet, il m'est arrivé deux fois, sinon d'anéantir entièrement, au moins d'affaiblir les mouvemens par ce seul moyen; mais aussi souvent j'ai remarqué que son influence était presque nulle, sans doute parce qu'alors les capillaires suppléent; ce qui ne peut arriver dans l'expérience connue de Sténon, où la ligature est appliquée à l'aorte, et où le mouvement est toujours tout de suite intercepté. Cependant le résultat de l'injection du sang noir est presque constamment le même que celui que j'ai indiqué; je dis presque, car, 1° je l'ai vu manquer une fois, quoiqu'avec les précautions requises; 2° l'affaiblissement des mouvemens varie, suivant les animaux, et dans sa durée, et dans le degré auquel on l'observe.

Il y a aussi dans cette expérience une suspension manifeste du sentiment, laquelle arrive quelquefois plus tard que celle du mouvement, mais qui est toujours réelle, surtout si on a le soin de répéter trois à quatre fois, et à de légers intervalles, l'injection du sang noir.

On produit un effet analogue, mais plus tardif et plus difficile, en adaptant à la canule placée dans la crurale, un tube déjà fixé dans la carotide d'un autre animal, dont la trachée-artère est ensuite fermée, de manière que son cœur pousse du sang noir dans la cuisse du premier.

Les organes de la vie interne, indépendans de l'action cérébrale, ne sont point arrêtés, comme ceux de la vie externe, par la suspension de cette action, lorsque le sang noir circule dans le système artériel; le seul contact de ce sang est la cause qui en suspend les fonctions. La mort de ces organes a donc un principe de moins que celle des organes locomoteurs, vocaux, etc. (1).

J'ai déjà démontré cette influence du sang noir sur les organes de la circulation; nous avons vu comment le cœur cesse d'agir dès qu'il en est pénétré; c'est aussi en partie parce que ce fluide se répand dans les parois artérielles et veineuses par les petits vaisseaux qui concourent à la structure de ces parois, qu'elles s'affaiblissent et cessent leurs fonctions.

Il sera sans doute toujours difficile de prouver d'une manière rigoureuse, que les sécrétions, l'exhalation, la nutrition, ne sauraient puiser dans le sang noir les matériaux propres à les entretenir; car cette espèce de sang ne circule pas assez long-temps dans les artères pour pouvoir faire des expériences sur ces fonctions.

J'ai voulu cependant tenter quelques essais: ainsi, 1° j'ai mis à découvert la surface interne de la vessie d'un animal vivant, après avoir coupé la symphyse et ouvert le bas-ventre; j'ai examiné ensuite le suintement de l'urine par l'orifice des uretères, pendant que j'asphyxiais l'animal en fermant le robinet adapté

---

(1) L'indépendance de la volonté dans laquelle sont les organes de la vie interne ne prouve point leur indépendance de l'action cérébrale; et comme la faculté de vouloir ne constitue pas un principe vital de plus, la mort de ces organes ne peut avoir un principe de moins que celle des locomoteurs et vocaux.

à sa trachée-artère ; 2° j'ai coupé le conduit déférent, préliminairement mis à nu, pour voir si, pendant l'asphyxie, la semence coulerait, etc., etc.

En général, j'ai toujours remarqué que pendant la circulation du sang noir dans les artères, aucun fluide ne paraissait s'écouler des divers organes sécréteurs. Mais j'avoue que dans toutes ces expériences et dans d'autres analogues que j'ai aussi tentées, l'animal éprouve un trouble trop considérable, et par l'asphyxie et par les grandes incisions qu'on lui fait souffrir ; le temps que dure l'expérience est trop court, pour pouvoir en tirer des conséquences de nature à être admises sans méfiance par un esprit méthodique.

C'est dont principalement par l'analogie de ce qui arrive aux autres organes, que j'assure que ceux des sécrétions, de l'exhalation et de la nutrition, cessent leurs fonctions lorsque le sang noir y aborde.

Cela s'accorde d'ailleurs très-bien avec divers phénomènes des asphyxies : 1° ainsi le défaut d'exhalation cutanée pendant le temps assez long où le sang noir circule dans les artères avant la mort, est-il peut-être une des causes de la permanence de la chaleur animale dans les sujets attaqués de cet accident ; 2° ainsi j'ai constamment observé sur différens chiens morts lentement d'asphyxie, pendant la digestion, en leur retranchant peu à peu l'air au moyen du robinet, que les conduits hépatique, cholédoque et le duodénum contiennent beaucoup moins de bile qu'ils n'en présentent ordinairement, lorsqu'à cette époque on met à découvert ces organes sur un animal vivant ; 3° ainsi, comme je l'ai dit, le sang ne perdant rien par les diverses fonctions indiquées plus haut, s'accumule en grande quantité dans ses vaisseaux. Voilà même pourquoi il est très-fatigant de disséquer les cadavres de pendus, d'asphyxiés par le charbon, etc. : la fluidité et l'abondance de leur sang embarrasse. Cette abondance, observée par divers auteurs, peut tenir aussi à ce que les absorbans affaiblis ne prennent point, après la mort par asphyxie, la portion séreuse du sang contenu dans les artères, comme il arrive chez presque tous les cadavres où cette portion se sépare du caillot qui reste dans le vaisseau; ici il n'y a ni séparation ni absorption.

Les excrétions paraissent alors aussi ne point se faire par l'affaiblissement qu'excite dans l'organe excréteur le contact du sang noir; ainsi a-t-on observé fréquemment la vessie très-distendue chez les asphyxiés, comme le remarque le C. Portal. C'est l'urine qui s'y trouvait avant l'accident, et qui n'a pu être évacuée, quoique la vie ait encore duré quelque temps. En général, jamais les asphyxies par le sang noir seul et sans délétère ne sont accompagnées de ces contractions si fréquentes à l'instant de plusieurs autres morts, ou quelques instans après, dans le rectum, la vessie, etc.; contractions qui vident presqu'entièrement ces organes de leurs fluides, et qui doivent être bien distinguées du simple relâchement des sphincters, d'où naissent des effets analogues. Toujours les symptômes d'un affaiblissement général dans les parties se manifestent : jamais on ne voit ce surcroît de vie, ce développement de force qui marque si souvent la dernière heure des mourans.

Voilà pourquoi, peut-être, on remarque dans les cadavres des personnes asphyxiées une grande souplesse des membres. La raideur des muscles paraît en effet tenir assez souvent à ce que la mort les frappant à l'instant de la contraction, les fibres restent rapprochées et très-cohérentes entr'elles (1). Ici, au contraire, un relâchement général, un défaut d'action universel, existant dans les parties lorsque la vie les abandonne, elles restent en cet état, et cèdent aux impulsions qu'on leur communique.

J'avoue cependant que cette explication présente une difficulté dont je ne puis donner la solution; la voici : les asphyxiés par les vapeurs méphitiques périssent à peu près de la même manière que les noyés; ou du moins, si la cause de la mort diffère, le sang noir coule également pendant un temps assez long dans les artères. On peut le voir en ouvrant la carotide sur deux chiens, en même temps que chez l'un on fait parvenir, par un tube adapté à sa trachée-artère, des vapeurs de charbon dans le poumon, et que chez l'autre on pousse dans cet organe une certaine quantité d'eau, que l'on y maintient en fermant le ro-

(1) La supposition qu'un animal à sang chaud pût vivre sans contractions, ou sans mouvement spontané, ne serait pas plus étrange que celle par laquelle on établirait qu'il pût mourir pendant qu'il exécute ces mêmes contractions, c'est-à-dire au moment de l'action des puissances qui déterminent la vie. Ce n'est d'ailleurs que quelque temps après la mort que la raideur se manifeste; elle coïncide presque toujours avec le refroidissement complet.

binet, et qui se trouve bientôt réduite en écume, comme chez les noyés.

Malgré cette analogie des derniers phénomènes de la vie, les membres restent souples et chauds pendant un certain temps dans le premier; ils deviennent raides et glacés dans le second, surtout si on plonge son corps dans l'eau pendant l'expérience (car j'ai observé qu'il y a une perte moins prompte du calorique, en noyant l'animal par l'eau qu'on injecte, et qui intercepte sa respiration, qu'en le plongeant tout entier dans un fluide). Mais revenons à notre objet.

Nous pouvons conclure, je crois, avec assurance, de tous les faits et de toutes les considérations renfermés dans cet article, 1° que lorsque les fonctions chimiques du poumon s'interrompent, tous les organes cessent simultanément leurs fonctions, par l'effet du contact du sang noir, quelle que soit la manière d'agir de ce sang, ce que je n'examine point; 2° que leur mort coïncide avec celle du cerveau et du cœur, mais qu'elle n'en dérive pas immédiatement; 3° que, s'il était possible à ces deux organes de recevoir du sang rouge pendant que le noir pénétrerait les autres, ceux-ci finiraient leurs fonctions, tandis qu'eux continueraient les leurs; 4° que, en un mot, l'asphyxie est un phénomène général qui se développe en même temps dans tous les organes, et qui n'est prononcé très-spécialement dans aucun.

D'après cette manière d'envisager l'influence du sang noir sur les parties, il paraît que, pour peu que son passage dans les artères se continue, la mort en est bientôt le résultat. Cependant certains vices organiques ont prolongé quelquefois au-delà de la naissance le mélange des deux espèces de sang, mélange qui a lieu, comme on sait, chez le fœtus : tel était le vice de conformation de l'aorte naissant par une branche dans chacun des ventricules chez un enfant dont parle Sandifort ; telle paraît être encore, au premier coup d'œil, l'ouverture du trou botal chez l'adulte.

Remarquons cependant que l'existence de ce trou ne suppose point toujours le passage du sang noir dans l'oreillette à sang rouge, comme tout le monde le croit. En effet, les deux valvules semi-lunaires entre lesquelles il est situé, quand on le rencontre au-delà de la naissance, s'appliquent nécessairement l'une contre l'autre, par la pression que le sang contenu dans les oreillettes exerce sur elles, lors de la contraction simultanée de ces cavités. Le trou est alors nécessairement bouché, et son oblitération est beaucoup plus exacte que celle de l'ouverture des ventricules par les valvules mitrale et tricuspide, ou que celle de l'aorte et de la pulmonaire par les sygmoïdes.

Au reste, il est très-commun de rencontrer ce trou ouvert dans les cadavres; je l'ai déjà vu plusieurs fois. Quand il n'existe pas, rien de plus facile que de détruire l'adhérence ordinairement très-faible, contractée par les deux valvules qui le ferment, en glissant entr'elle le manche d'un scalpel. Si on examine l'ouverture qui résulte de ce procédé, on voit qu'on n'a produit souvent aucune solution de continuité, et qu'il n'y a qu'un simple décollement.

Le trou botal, ainsi artificiellement pratiqué, présente la même disposition que celui qu'offrent naturellement certains cadavres. Or, si on examine cette disposition, on verra que lorsque les oreillettes se contractent, nécessairement le sang se forme à lui-même un obstacle, et ne peut passer de l'une dans l'autre. Il est facile même de s'assurer de la réalité du mécanisme dont je parle, par deux injections de couleur différente, faites en même temps des deux côtés du cœur, par les veines caves et par les pulmonaires.

D'après tout ce que nous avons dit, et de l'influence qu'exerce le sang sur les divers organes, soit par le mouvement dont il est agité, soit par les principes divers qui le constituent, et de la mort qui succède dans les organes, à l'anéantissement de ces deux modes d'influence, il est évident que les organes blancs où le sang ne pénètre point dans l'état ordinaire, et que le cœur n'a point, par conséquent, directement sous sa dépendance, doivent cesser d'exister différemment que ceux qui y sont immédiatement soumis. L'asphyxie ne peut point tout à coup les atteindre; ils ne sauraient, comme les autres, cesser presque subitement leurs fonctions dans les plaies du cœur, les syncopes, etc. En un mot, leur vie étant différente, leur mort ne doit point être la même. Or, je ne puis déterminer comment cette mort arrive; car je ne connais point assez la vie qui la précède. Rien encore ne me paraît rigoureusement démontré sur le mode circulatoire de ces organes, sur les fluides qui les pénètrent, sur leurs rapports nutritifs avec ceux où aborde le sang, etc., etc.

ARTICLE NEUVIÈME.

De l'influence que la mort du poumon exerce sur la mort générale.

En résumant ce qui a été dit dans les articles précédens, de l'influence qu'exerce le poumon sur le cœur, sur le cerveau et sur tous les organes, il est facile de se former une idée de la terminaison successive de toutes les fonctions, lorsque les phénomènes respiratoires sont interrompus, tant dan leur portion mécanique que dans leur portion chimique.

Voici comment la mort arrive si les phénomènes mécaniques du poumon cessent, soit par les diverses causes exposées dans l'article 5ᵉ, soit par d'autres analogues, comme par une rupture du diaphragme survenue à la suite d'une chute sur l'abdomen, dont les viscères ont été refoulés supérieurement, ainsi que j'ai déjà eu deux fois occasion de l'observer (*),

(*) Lorsque le diaphragme se rompt, une cessation subite des fonctions n'est pas toujours le résultat de cet accident. Il est différentes observations où l'on a vu les malades survivre plusieurs jours à leur chute ; ce n'est que l'ouverture du cadavre qui a pu faire connaître la cause de la mort.

Les muscles intercostaux sont, dans ce cas, les seuls agens de la respiration, qui devient presqu'analogue à celle des oiseaux,

par la fracture simultanée d'un grand nombre de côtes, par l'écrasement du sternum, etc. etc.

1°. Plus de phénomènes mécaniques; 2° plus de phénomènes chimiques, faute d'air qui les entretienne; 3° plus d'action cérébrale, faute de sang rouge qui excite le cerveau; 4° plus de vie animale, de sensation, de locomotion et de voix, faute d'excitation dans les organes de ces fonctions, par l'action cérébrale et par le sang rouge; 5° plus de circulation générale; 6° plus de circulation capillaire, de sécrétion, d'absorption, d'exhalation, faute d'action exercée par le sang rouge sur les organes de ces fonctions; 7° plus de digestion faute de sécrétion et d'excitation des organes digestifs, etc. etc.

Les phénomènes de la mort s'enchaînent différemment lorsque les fonctions chimiques du poumon sont interrompues, ce qui arrive, 1° dans la machine du vide; 2° lors de l'oblitération de la trachée-artère par un robinet adapté artificiellement à ce canal, par un corps étranger qui y est tombé, par un autre qui fait saillie à la partie antérieure de l'œsophage, par la strangulation, par un polype, par des matières muqueuses amassées dans les cavités aériennes, etc.; 3° dans les différentes affections inflammatoires, squirreuses et autres, de la bouche, du gosier, du

---

ou à celle des animaux à sang rouge et froid, qui sont privés de la cloison intermédiaire à la poitrine et à l'abdomen.

Lieutaud cite diverses ruptures du diaphragme, déterminées par des causes autres que des lésions externes. Diémerbroeck a vu ce muscle manquer chez un enfant qui vécut cependant sept années.

larynx, etc.; 4° dans la submersion; 5° lors d'un séjour sur le sommet des plus hautes montagnes; 6° dans l'introduction accidentelle des différens gaz non respirables, tels que les gaz acide carbonique, azote, hydrogène, muriatique oxigéné, ammoniac, etc; 7° lors d'une respiration trop prolongée dans l'air ordinaire, dans l'oxigène, etc. etc. Dans tous ces cas la mort survient de la manière suivante :

1°. Interruption des phénomènes chimiques; 2° suspension nécessairement subséquente de l'action cérébrale; 3° cessation des sensations de la locomotion volontaire, par la même raison, de la voix et des phénomènes mécaniques de la respiration, phénomènes dont les mouvemens sont les mêmes que ceux de la locomotion volontaire; 4° anéantissement de l'action du cœur et de la circulation générale; 5° terminaison de la circulation capillaire, des sécrétions, de l'exhalation, de l'absorption, et consécutivement de la digestion; 6° cessation de la chaleur animale, qui est le résultat de toutes les fonctions, et qui n'abandonne le corps que lorsque tout a cessé d'y être en activité. Quelle que soit la fonction par laquelle commence la mort, c'est toujours par celle-ci qu'elle s'achève.

§ I. *Remarque sur les différences que présentent les diverses asphyxies.*

Quoique dans le double genre de mort dont je viens d'exposer l'enchaînement successif, le sang noir influe toujours spécialement, par son contact, sur l'affaiblisement et l'interruption de l'action des organes, il ne faut pas croire cependant que cette cause soit constamment la seule. Si cela était, toutes les asphyxies se ressembleraient par leurs phénomènes, comme le prouvent les considérations suivantes :

D'un côté il y a dans toutes ces affections interruption de la coloration du sang noir, et par conséquent circulation de cette espèce de sang dans le système artériel; d'un autre côté le sang ne présente aucune nuance particulière à chaque asphyxie; dans toutes il est le même, c'est-à-dire qu'il passe dans l'appareil vasculaire à sang rouge, tel qu'il était dans l'appareil opposé. J'ai eu occasion de m'assurer très-souvent de ce fait. Quelle que soit la manière dont j'aie essayé de faire cesser les fonctions chimiques du poumon, dans mes expériences, la noirceur m'a toujour paru à peu près uniforme.

Malgré cette uniformité relative aux phénomènes de la coloration du sang dans les asphyxies, rien n'est plus varié que leurs symptômes et que la marche des accidens qu'elles occasionent. Leurs différences ont rapport, tantôt au temps que la mort reste à s'opérer, tantôt aux phénomènes qui se développent dans les derniers instans, tantôt à l'état des organes, à la somme des forces qu'ils conservent après que la vie les a abandonnés, etc.

1°. L'asphyxie varie par rapport à sa durée : elle est prompte dans les gaz hydrogène sulfuré, nitreux, dans certaines vapeurs qui s'élèvent des fosses d'aisances, etc.; elle est plus lente dans les gaz acide carbonique, azote, dans l'air épuisé par la respiration, dans l'hydrogène pur, dans l'eau, dans le vide, etc.

2°. Elle varie par les phénomènes qui l'accompagnent : tantôt l'animal s'agite avec violence, est pris de convulsions subites, finit sa vie dans une agitation extrême ; tantôt il semble tranquillement voir ses forces lui échapper, passer d'abord de la vie au sommeil, et ensuite du sommeil à la mort. Lorsqu'on compare les nombreux effets du plomb des fosses d'aisances, des vapeurs du charbon, des différens gaz, de la submersion, etc., sur l'économie animale, on voit que chacune de ces causes l'influence d'une manière très-différente et souvent opposée.

3°. Enfin, les phénomènes qui suivent l'asphyxie sont aussi très-variables. Comparez le cadavre toujours froid d'un noyé, aux restes long-temps chauds d'un homme suffoqué par les vapeurs du charbon ; lisez le résultat de diverses expériences exposées dans le Rapport des commissaires de l'Institut, sur l'influence que le galvanisme reçoit des diverses asphyxies ; parcourez l'exposé des symptômes qui accompagnent le méphitisme des fosses d'aisances, symptômes développés dans un ouvrage du C. Hallé, qui a aussi spécialement concouru au rapport dont je viens de parler ; rapprochez les nombreuses observations éparses dans les ouvrages de différens autres médecins, du C. Portal, de Louis, de Haller, de Troja, de Pechlin, de Bartholin, de Morgagni, etc. ; faites les expériences les plus ordinaires, les plus faciles à répéter sur la submersion, sur la strangulation, sur la suffocation par les divers gaz ; vous verrez partout des différences très-remarquables dans toutes ces espèces d'asphyxies ; vous observerez que chacune est presque caractérisée par un état différent dans les cadavres des animaux qui y ont été exposés.

Pour rechercher la cause de ces différences, distinguons d'abord les asphyxies en deux classes : 1° en celles qui surviennent par le simple défaut d'air respirable ; 2° en celles où, à cette première cause, se joint l'introduction dans le poumon d'un fluide délétère.

Lorsque le simple défaut d'air respirable occasione l'asphyxie, comme dans celles produites par le vide, par la strangulation, par le séjour trop prolongé dans un air qui ne peut se renouveler, etc., par un corps étranger dans la trachée-artère, etc., etc.; alors la cause immédiate de la mort me paraît être uniquement le contact du sang noir sur toutes les parties, comme je l'ai exposé très en détail dans le cours de cet ouvrage.

L'effet général de ce contact est toujours le même, quelle que soit l'espèce d'accident qui le produise; aussi les symptômes concomitans et les résultats secondaires de tous ces genres de morts présentent-ils en général peu de différences entre eux. Leur durée est la même ; si elle varie, cela ne dépend que de l'interruption plus ou moins prompte de l'air, qui est tantôt subitement arrêté, comme dans la strangulation, et qui tantôt n'est qu'en partie intercepté, comme lorsque les corps étrangers ne bouchent qu'inexactement la glotte.

Cette variété dans la durée et dans l'intensité de la cause asphyxiante peut bien en déterminer quelqu'une dans certains symptômes; tels sont la lividité et le gonflement plus ou moins grands de la face, l'embarras plus ou moins considérable du poumon, etc., le trouble plus ou moins marqué dans les fonctions de la vie animale, l'irrégularité plus ou moins sensible du pouls, etc. Mais toutes ces différences ne supposent point de diversité de nature dans la cause qui interrompt les phénomènes chimiques ; elles n'indiquent que des modications diverses de cette même cause. Voilà, par exemple, 1° comment un pendu ne meurt point de même qu'un homme suffoqué par une tumeur inflammatoire, de même que celui dans la trachée-artère duquel est tombée une fève, un pois, etc. ; 2° comment, si on fait périr un animal sous une cloche pleine d'air atmosphérique, il restera bien plus longtemps à s'asphyxier que si on bouche la trachée-artère avec un robinet, et bien moins que si la cloche contient de l'oxigène ; 3° comment les symptômes de l'asphyxie, à une hauteur de l'atmosphère où l'air trop raréfié n'offre pas assez d'aliment à la vie, dans une chaleur étouffante qui produit sur ce fluide le même effet, diffèrent beaucoup en apparence de l'asphyxie que déterminent l'ouverture subite de la poitrine, une compression très-forte de cette cavité, en un mot toutes les causes qui font commencer la mort par les phénomènes mécaniques.

Dans tous ces cas, il n'y a qu'un principe unique de la mort, savoir, l'absence du sang rouge dans le système artériel ; mais suivant que le sang noir passe tout de suite dans ce système, tel qu'il était dans les veines, ou qu'il puise encore quelque chose dans le poumon, les phénomènes qui se manifestent pendant les derniers instans, et même après la mort, varient singulièrement. Je dis après la mort, car, j'ai constamment observé que dans toutes les asphyxies produites par le simple défaut d'air respirable, plus la vie tarde à se terminer, et plus par conséquent l'état d'angoisses et de malaise qui la répare de la mort est prolongé par un peu d'air que reçoivent encore les poumons, moins l'irritabilité et même la susceptibilité galvanique se montrent avec énergie dans les expériences consécutives.

Mais si dans l'asphyxie l'introduction d'un fluide aériforme étranger dans les bronches se joint au défaut d'air respirable, alors la variété des symptômes ne tient plus à la variété des modifications de la cause asphyxiante, mais bien à la différence de sa nature.

Cette cause est en effet double dans le cas qui nous occupe. 1° Le sang resté noir faute des élémens qui le colorent, et porté dans tous les organes à travers le système artériel, comme dans le cas précédent, détermine également l'affaiblissement et la mort de ces organes, ou plutôt ne peut entretenir leur action. 2°. Des principes pernicieux introduits dans le poumon avec les gaz auxquels ils sont unis, agissent directement sur les forces de la vie, et les frappent de prostration et d'anéantissement. Il y a donc ici absence d'un excitant propre à entretenir l'énergie vitale, et présence d'un délétère qui détruit cette énergie.

J'observe cependant que tous les gaz n'agissent pas de cette manière: il paraît que plusieurs ne font périr les animaux que parce qu'ils ne sont point respirables, que parce qu'ils ne contiennent point les principes qui colorent le sang. Tel est, par exemple, l'hydrogène pur, où l'asphyxie s'opère à peu près de la même manière que lorsque la trachée-artère est simplement oblitérée, que lorsque l'air de la respiration a été tout épuisé, etc., et où, comme l'observent les commissaires de l'Institut, elle est beaucoup plus lente à s'effectuer que dans les autres fluides aériformes.

Mais lorsque, par les exhalaisons qui s'élèvent à l'air libre d'une fosse d'aisances, d'un caveau, d'un cloaque où des matières putrides se sont amassées, un homme tombe asphyxié à l'instant même où il les respire, et avec des mouvemens convulsifs, des agitations extrêmes, etc., alors certainement il y a plus que l'interruption des phénomènes chimiques, et par conséquent que la non-coloration en rouge du sang noir.

En effet, 1° il entre encore dans le poumon assez d'air respirable avec les vapeurs méphitiques dont cet air est le véhicule, pour entretenir pendant un certain temps la vie et ses diverses fonctions; 2°. en supposant que la quantité des vapeurs méphitiques fût telle qu'aucune place ne restât pour l'air respirable, la mort ne devrait venir que par gradation, sans des secousses violentes et subites; elle devrait être, en un mot, telle qu'elle est produite par la simple privation de cet air : or, la manière toute différente dont elle survient, indique qu'il y a ici, outre le contact du sang noir, l'action d'une substance délétère dans l'économie animale.

Ces deux causes agissent donc simultanément dans l'asphyxie par les différens gaz. Tantôt l'une prédomine ; tantôt leur action est égale. Si le délétère est très-violent, il tue souvent l'animal avant que le sang noir ait pu produire beaucoup d'effet ; s'il l'est moins, la vie s'éteint sous l'influence de ce dernier autant que sous celle du premier ; s'il est faible, c'est principalement le sang noir qui suffoque.

Les asphyxies par les gaz ou les vapeurs méphitiques se ressemblent donc toutes par l'affaiblissement qu'éprouvent les organes de la part du sang noir ; c'est sous ce rapport aussi qu'elles sont analogues à celles que détermine la simple privation de l'air respirable. Elles diffèrent par la nature du délétère ; cette nature varie à l'infini ; on croit la connaître dans quelques fluides aériformes, mais dans le plus grand nombre nous l'ignorons encore presque entièrement : elle nous est surtout peu connue dans les vapeurs qui s'élèvent des matières fécales long-temps retenues, des égouts, etc. (1).

D'après cela, je ferai abstraction de la nature spéciale des différentes espèces de délétères, et de la variété des symptômes qui peuvent naître de l'action de chacune en particulier : je n'aurai égard qu'aux effets qui résultent de cette action considérée d'une manière générale.

---

(1) Il faut se rappeler que du temps de Bichat on ignorait encore que ce fût à la présence de l'ammoniaque ou à celle de l'hydrogène sulfuré que ces vapeurs doivent leurs propriétés délétères.

Je remarque aussi que la variété de ces effets peut beaucoup dépendre de l'état dans lequel se trouve l'individu, en sorte que le même délétère produira des symptômes divers suivant le tempérament, l'âge, la disposition du poumon, celle du cerveau, etc., etc. Mais, en général, ces variétés portent plus sur l'intensité, sur la force ou la faiblesse des symptômes, que sur leur nature, qui reste assez constamment la même.

Comment les différentes substances délétères qui sont introduites dans le poumon, avec les vapeurs méphitiques qu'elles composent en partie, agissent-elles sur l'économie? Ce ne peut-être que de deux manières: 1°. en affectant les nerfs du poumon, qui réagissent ensuite sympathiquement sur le cerveau (1); 2°. en passant dans le sang, et en allant directement porter, par la circulation, leur influence sur cet organe, et en général, sur tous ceux de l'économie animale.

Je crois bien que la simple action d'une substance délétère sur les nerfs du poumon peut avoir un effet très-marqué dans l'économie, qu'elle est même capable d'en troubler les fonctions d'une manière très-sensible; à peu près comme une odeur, en frappant simplement la pituitaire, agit sympathiquement sur le cœur, et détermine la syncope, comme la vue d'un

(1) Pourquoi ces nerfs choisiraient-ils la voie sympathique pour agir sur le cerveau quand ils peuvent le faire directement? Ne nous a-t-on pas dit (p. 118) que *la sensibilité organique exaltée se transforme en animale*? Si l'on me répondait que la substance délétère, loin de l'exalter, agit sédativement sur la même sensibilité, je dirais alors que, par cela seul, il ne peut y avoir de réaction, parce qu'un effet aussi positif ne saurait résulter d'une cause négative.

objet hideux produit le même effet, comme un lavement irritant réveille presque tout à coup et momentanément les forces de la vie, comme la vapeur du vinaigre, le jus d'ognon, portés sur la conjonctive pendant la syncope, suffisent quelquefois pour réveiller tous les organes, comme l'introduction de certaines substances dans l'estomac se fait subitement ressentir dans toute l'économie, avant que ces substances aient eu le temps de passer dans le torrent circulatoire, etc.

On rencontre à chaque instant de ces exemples, où le simple contact d'un corps sur les surfaces muqueuses, produit tout à coup une réaction sympathique sur les divers organes, et occasione des phénomènes très-remarquables dans tout le corps.

Nous ne pouvons donc rejeter ce mode d'action des substances délétères qui s'introduisent dans le poumon. Mais la même raison qui nous porte à l'admettre dans plusieurs cas nous engage à ne pas en exagérer l'influence.

Je ne connais point, en effet, d'exemple où le simple contact d'un corps délétère sur une surface muqueuse produise subitement la mort; il peut l'amener au bout d'un certain temps, mais jamais la déterminer dans l'instant qui suit celui où il agit.

Cependant, dans l'asphyxie des vapeurs méphitiques, telle est souvent la rapidité avec laquelle survient la mort, qu'à peine le sang noir a-t-il eu le temps d'exercer son influence, et que, bien manifestement, la cause principale de la cessation des fonctions est l'action des substances délétères.

Cette considération nous porte donc à croire que ces substances passent dans le sang à travers le poumon, et que, circulant avec ce fluide, elles vont porter à tous les organes, et principalement au cerveau, la cause immédiate de leur mort. Plusieurs médecins ont déjà soupçonné et même admis, mais sans beaucoup de preuves, ce passage dans le sang des substances délétères introduites par la respiration des vapeurs méphitiques. Voici un très-grand nombre de considérations qui me paraissent l'établir d'une manière indubitable :

1°. On ne peut douter, je crois, que le poison de la vipère, que celui de plusieurs animaux venimeux, que celui de la rage même, ne s'introduisent dans le système sanguin, soit par les veines, soit par les lymphatiques, et qu'ils ne déterminent, par leur circulation avec le sang, les funestes effets qui en résultent. Pourquoi des effets plus funestes encore, et surtout plus subits, ne seraient-ils pas produits de la même manière dans les asphyxies par les vapeurs méphitiques ?

2°. Il paraît très-certain qu'une portion de l'air qu'on respire passe dans le sang, et que, se combinant avec lui, il sert à sa coloration. Ce passage se fait à travers la membrane muqueuse même, et non par le système absorbant, comme le prouve, dans mes expériences, la promptitude de cette coloration. Or, qui empêche que les vapeurs méphitiques ne suivent la même route que la portion respirable de l'air ? Je sais que la sensibilité propre du poumon peut le mettre en rapport avec cette portion respirable, et non avec ces vapeurs ; qu'il peut par conséquent admettre l'une et refuser les autres : voilà même sans doute pourquoi, dans l'état ordinaire, les principes constitutifs de l'air atmosphérique, autres que celui qui sert à la vie, ne traversent point ordinairement le poumon, et ne se mêlent pas au sang. Mais connaissons-nous les limites précises des rapports de la sensibilité du poumon avec toutes les substances? Ne peut-il pas laisser passer les unes quoique délétères, et s'opposer à l'introduction des autres?

3°. La respiration d'un air chargé des exhalaisons qui s'élèvent de l'huile de térébenthine donne aux urines une odeur particulière. C'est ainsi que le séjour dans une chambre nouvellement vernissée influe d'une manière si remarquable sur ce fluide. Dans ce cas, c'est bien évidemment par le poumon, au moins en partie, que le principe odorant passe dans le sang, pour se porter de là sur le rein. En effet, je me suis plusieurs fois assuré qu'en respirant dans un grand bocal, et au moyen d'un tube, l'air chargé de ce principe, qui ne saurait alors agir sur la surface cutanée, l'odeur de l'urine est toujours notablement changée. Si donc le poumon peut laisser pénétrer diverses substances étrangères à l'air respirable, pourquoi n'admettrait-il pas aussi les vapeurs méphitiques des mines, des lieux souterrains, etc.?

4°. On connaît l'influence de la respiration d'un air humide sur la production des hydropisies. Plusieurs médecins ont exagéré cette influence, qui n'est point aussi étendue qu'ils l'ont dit, mais qui cependant, très-réelle, prouve et le passage d'un fluide aqueux dans le sang avec l'air de la respiration, et par analogie, la possibilité du passage de toute autre substance différente de l'air respirable.

5°. Si on asphyxie un animal dans le gaz hydrogène

sulfuré, et que, quelque temps après sa mort, on place sous un de ses organes, sous un muscle, par exemple, une plaque de métal, la surface de cette plaque, contiguë à l'organe, devient sensiblement sulfurée. Donc le principe étranger qui ici est uni à l'hydrogène, s'est introduit dans la circulation par le poumon, a pénétré avec le sang toutes les parties que probablement il a concouru à affaiblir, et même à interrompre dans leurs fonctions. Les commissaires de l'Institut ont observé, dans leurs expériences, ce phénomène qui prouve manifestement et directement le mélange immédiat des vapeurs méphitiques avec le sang, ainsi que leur action sur les organes. J'ai fait une observation analogue, dans l'asphyxie, avec le gaz nitreux. On connaît les phénomènes de même nature qui accompagnent l'usage du mercure, pris intérieurement ou extérieurement.

Je crois que nous sommes presque déjà en droit de conclure, d'après les phénomènes que je viens d'exposer, et d'après les réflexions qui les accompagnent, que les substances délétères, dont les différens gaz sont le véhicule, passent dans le sang à travers le poumon, et que, portées par la circulation aux divers organes, elles vont les frapper de leur mortelle influence (1).

(1) Quelque rapide que soit la marche du sang qui, de l'artère pulmonaire, doit arriver dans les veines de ce nom à travers les vaisseaux capillaires, pour revenir au cœur subir l'impulsion par laquelle il est envoyé dans toutes les parties du corps, elle ne l'est cependant pas assez pour expliquer la promptitude de la mort des asphyxiés par les vapeurs méphitiques. Il est donc probable que ces substances pénètrent l'or-

Mais poursuivons nos recherches sur cet objet, et tâchons d'accumuler d'autres preuves sur les premières.

Je me suis assuré, par un grand nombre d'expériences, qu'on peut, sur un animal vivant, faire passer dans le sang, par la voie du poumon, l'air atmosphérique en nature, ou tout autre fluide aériforme.

Coupez la trachée-artère d'un chien, pour y adapter un robinet; poussez, par ce moyen, et avec une seringue, une quantité de gaz plus considérable que celle que le poumon contient dans une inspiration ordinaire; retenez le gaz dans les bronches, en fermant le robinet : aussitôt l'animal s'agite, se débat, fait de grands efforts avec les muscles pectoraux. Ouvrez alors une des artères, même parmi celles qui sont les plus éloignées du cœur, comme à la jambe, au pied : le sang jaillit aussitôt écumeux, et présente une grande quantité de bulles d'air.

Si c'est du gaz hydrogène que vous avez employé, vous vous assurerez qu'il a passé en nature dans le sang, en approchant de ces bulles une bougie allumée qui les enflammera. Je fais ordinairement l'expérience de cette manière-là.

Quand le sang a coulé écumeux pendant trente secondes et même moins, la vie animale s'interrompt; le chien tombe avec tous les symptômes de la mort

---

ganisation par des voies qui nous sont inconnues. Qu'on m'explique, par exemple, pourquoi, lorsqu'après avoir pris une décoction de garance, la couleur rouge de l'urine, rendue quelques secondes après, nous décèle sa présence dans ce liquide ?

qui succède à l'insufflation de l'air dans le système vasculaire à sang noir. Il périt bientôt, quoiqu'on donne accès à l'air en ouvrant le robinet, et en rétablissant ainsi la respiration.

En général, dès que le sang s'est écoulé de l'artère, mêlé avec des bulles d'air, déjà il a porté son influence funeste au cerveau, et on peut assurer que, quelque moyen qu'on emploie, la mort est inévitable.

On voit qu'ici les causes qui déterminent la mort sont les mêmes que celles qui naissent de l'insufflation de l'air dans une veine. Toute la différence est que dans le premier cas, l'air passe du poumon dans le système artériel, et que dans le second, c'est du système veineux et à travers le poumon qu'il se glisse dans les artères.

Dans l'ouverture cadavérique des animaux morts à la suite de ces expériences, on trouve tout l'appareil vasculaire à sang rouge, en commençant par l'oreillette et le ventricule aortiques, plein de bulles d'air plus ou moins importantes. Dans quelques circonstances, le sang passe aussi en cet état par le système capillaire général, et tout l'appareil vasculaire à sang noir est également rempli d'un fluide écumeux. D'autres fois les capillaires de tout le corps sont le terme où s'arrête l'air mêlé au sang; et alors, quoique la circulation ait encore continué quelque temps après l'interruption de la vie animale, cependant le sang noir ne présente pas la moindre bulle aérienne, tandis que le rouge en est surchargé.

Je n'ai jamais observé, dans ces expériences, qui ont été très-souvent répétées, que les bronches aient éprouvé la moindre déchirure : cependant j'avoue qu'il est difficile de s'en assurer dans leurs dernières ramifications; seulement voici un phénomène qui peut jeter quelque jour sur cet objet : toutes les fois qu'on pousse l'air avec une trop grande impétuosité dans le poumon, on produit, outre le passage de ce fluide dans le sang, son infiltration dans le tissu cellulaire, où il se propage de proche en proche, et détermine par là l'emphysème de la poitrine, du cou, etc. Mais si l'impulsion est modérée, et que seulement la quantité d'air soit augmentée au-delà de la mesure d'une grande inspiration, il n'y a que le passage de l'air en nature dans le sang, et jamais l'infiltration cellulaire (*).

(*) Ce fait, plusieurs fois constaté dans mes expériences, n'est pas toujours le même chez l'homme. Souvent on voit des emphysèmes produits par des efforts violens de la respiration, efforts qui ont poussé dans l'organe cellulaire l'air contenu dans le poumon. Or, si le passage de l'air dans le sang précédait ou même accompagnait toujours son introduction dans les cellules voisines des bronches, tous ces emphysèmes seraient nécessairement mortels, et même d'une manière subite, puisque, d'après ce qui a été dit plus haut, le contact de l'air sur le cerveau, où le porte la circulation, interrompt inévitablement les fonctions de cet organe.

Cependant on observe que souvent les emphysèmes, ou se guérissent, ou n'occasionent la mort qu'après un temps assez long. J'ai vu, à l'Hôtel-Dieu, une tumeur aérienne se développer subitement sous l'aisselle, pendant que Desault réduisait une ancienne luxation, par les efforts violens du malade pour retenir la respiration. Au bout de quelques jours cette tumeur disparut sans avoir nullement incommodé. On trouve dans les Mémoires de l'Académie de Chirurgie, dans les traités d'opérations, etc., divers exemples d'emphysèmes produits par les vives agitations du thorax, à la suite de l'introduction d'un

Les expériences dont je viens de donner le détail présentent des phénomènes qui se passent dans un état différent de l'inspiration ordinaire : je sens bien, par conséquent, qu'on ne peut en tirer une rigoureuse

---

corps étranger dans la trachée-artère, emphysèmes avec lesquels les malades ont vécu plusieurs jours, et auxquels même ils ont échappé.

Il est donc hors de doute que souvent chez l'homme l'air passe du poumon dans le tissu cellulaire sans pénétrer dans le système artériel. Mes expériences faites sur les animaux n'ont point été exactement analogues à ce qui arrive dans l'introduction d'un corps étranger, où une partie de l'air entre et sort encore. Il est donc probable que d'une cause exactement semblable, pourrait naître aussi le même effet chez les animaux.

Réciproquement, le passage de l'air dans les vaisseaux sanguins arrive quelquefois chez l'homme sans que l'infiltration de l'organe cellulaire ait lieu ; alors la mort est subite.

Un pêcheur, sujet à des coliques venteuses, en est affecté tout à coup dans sa barque : le ventre se gonfle, la respiration devient pénible, le malade meurt presqu'à l'instant. Morgagni l'ouvre le lendemain, et trouve ses vaisseaux remplis d'air. Pechlin dit avoir vu également périr un homme subitement dans les angoisses d'une respiration précipitée, et avoir trouvé ensuite beaucoup d'air dans le cœur et dans les gros vaisseaux.

J'ai déjà eu occasion de disséquer plusieurs cadavres dont la mort avoit été précédée d'une congestion sanguine dans le système capillaire extérieur de la face, du cou et même de la poitrine. Ce système présentait un engorgement et une lividité remarquables dans toutes ses parties, et j'ai trouvé, en ouvrant les artères et les veines, dans celles du cou et de la tête spécialement, un sang écumeux et mêlé de beaucoup de bulles d'air. J'ai appris que l'un de ces sujets avait péri subitement dans une affection convulsive des muscles pectoraux; je n'ai pu avoir de renseignemens sur les autres. Au reste, tous ceux qui ont quel-

induction pour le passage des substances délétères dans la masse du sang ; mais cependant je crois qu'elles en confirment beaucoup la possibilité, qui d'ailleurs est démontrée par plusieurs des remarques précédentes.

D'après tout ce qui a été dit ci-dessus, je ne pense pas qu'on puisse refuser d'admettre ce passage. En effet, 1° nous avons vu que la seule transmission du sang noir dans les artères ne suffisait pas pour rendre raison d'une foule de phénomènes infiniment variés que présentent les diverses asphyxies ; 2° que le simple contact, sur les nerfs pulmonaires, des substances délétères qui forment certaines vapeurs méphitiques, ne pouvait produire une mort aussi rapide que celle

---

qu'habitude des amphithéâtres doivent avoir observé ces sortes de cadavres, qui se putréfient très-promptement et avec une odeur insupportable. Ils ont remarqué aussi que l'air dans les vaisseaux préexistait à la putréfaction.

Je soupçonne que dans tous ces cas la mort a été produite par le passage subit de l'air du poumon dans le sang qui l'a ensuite porté au cerveau ; à peu près comme j'ai dit qu'elle survient, lorsque dans un animal vivant, on pousse beaucoup d'air vers le poumon, et qu'on fait ainsi passer ce fluide dans le système vasculaire.

En rapprochant ces phénomènes des considérations présentées plus haut sur la mort par l'injection de l'air dans les veines, on sera, je crois, fort porté à admettre l'opinion que j'avance, et qui d'ailleurs a été celle de plusieurs médecins. On a déjà fait sur le cadavre divers essais relatifs à ce point. Morgagni en présente le détail ; mais c'est sur l'individu vivant que l'on doit observer le passage de l'air dans le sang pour en déduire des conséquences sur l'objet qui nous occupe. On sait en effet quelle est l'influence de la mort sur la perméabilité des parties.

observée quelquefois dans ces accidens; 3° que nous étions conduits conséquemment à soupçonner, d'après le défaut d'autres causes, celle du passage de ces substances délétères dans le sang; 4° qu'une foule de considérations établissaient positivement ce passage, qui se trouve ainsi prouvé, et par voie indirecte, et par voie directe.

Ce principe étant une fois établi, voyons quelles conséquences en résultent. La première de ces conséquences est le mode d'action qu'exercent les substances délétères sur les divers organes où les porte le torrent de la circulation.

Rechercher le mécanisme précis de cette action, ce serait quitter la voie de l'expérience pour entrer dans celle des conjectures. Je ne m'en occuperai pas plus que je ne me suis occupé à trouver comment le sang noir agit précisément sur les organes dont il interrompt l'action.

Je me borne donc à examiner sur quel système se porte principalement l'influence des substances délétères mêlées avec le sang dans diverses espèces d'asphyxies. Or, tout nous annonce, 1° que c'est en général sur le système nerveux, sur celui surtout qui préside aux parties de la vie animale, car les fonctions organiques ne sont troublées que consécutivement; 2° que dans le système nerveux animal, c'est le cerveau qui se trouve spécialement affecté; 3° que sous ce rapport, le C. Pinel a eu raison de classer parmi les névroses différentes asphyxies, celles surtout dans lesquelles il y a, outre le contact du sang noir, la présence d'un délétère. Voici différentes considérations qui me paraissent laisser peu de doutes sur cet objet.

1°. Dans toutes les asphyxies où l'on ne peut révoquer en doute la présence d'un délétère, comme, par exemple, dans celles produites par le plomb, les symptômes se rapportent presque toujours à deux phénomènes généraux et opposés; savoir, au spasme, à celui surtout des muscles à mouvement volontaire, ou à une torpeur, à un engourdissement analogues aux affections soporeuses. Deux ouvriers sortent d'une fosse d'aisances de la rue Saint-André-des-Arcs, frappés des vapeurs du plomb : l'un s'assied sur une borne, s'endort et tombe asphyxié; l'autre s'enfuit en sautant convulsivement jusqu'à la rue du Battoir, et tombe également asphyxié. Le sieur Verville s'approche d'un ouvrier tué par le plomb; il respire l'air qui s'exhale de sa bouche : soudain il est renversé sans connaissance, et bientôt il est pris de fortes convulsions. La vapeur du charbon enivre souvent, comme on le dit. J'ai vu périr les animaux asphyxiés par d'autres gaz avec une raideur des membres qui indique le plus violent spasme. Le centre de tous ces symptômes, l'organe spécialement affecté dont ils émanent est, sans contredit, le cerveau. Il arrive alors ce qui survient quand on met cet organe à découvert, et qu'on l'irrite ou qu'on le comprime d'une manière quelconque : l'irritation ou la compression donne lieu tantôt à l'assoupissement, tantôt aux convulsions, suivant leurs degrés, et quelquefois suivant la disposition du sujet. Ici il n'y a point de compression, mais l'irritant est le délétère apporté au cerveau par la circulation.

2°. La vie animale est toujours subitement interrompue avant l'organique, dans le cas où l'asphyxie a été telle qu'on ne peut soupçonner le contact du sang noir de l'avoir seul produite. Or, le centre de cette vie est le cerveau ; c'est lui auquel se rapportent les sensations, et d'où partent les volitions. Tout doit donc être anéanti dans les phénomènes de nos rapports avec les êtres voisins, lorsque l'action cérébrale a cessé.

3°. J'ai prouvé que lorsque le sang noir tue seul l'animal, le cerveau se trouve d'abord spécialement affecté par son contact. Pourquoi les substances délétères qui, dans l'asphyxie, sont apportées comme le sang par les artères céphaliques, n'agiraient-elles pas de la même manière sur la pulpe cérébrale ?

4°. J'ai poussé par la carotide différens gaz délétères, l'hydrogène sulfuré, par exemple ; j'ai fait parvenir au cerveau quelques-unes des substances connues qui vicient la nature de ces gaz, en les mêlant avec des liquides ; et toujours l'animal a péri asphyxié, soit avec les symptômes de spasme, soit avec ceux de torpeur indiqués plus haut. En général, rien de plus semblable aux asphyxies des différens gaz délétères que la mort déterminée par les substances nuisibles, quelle que soit leur nature, qu'on introduit artificiellement dans la carotide pour les faire parvenir au cerveau. J'ai exposé dans un des articles précédens plusieurs expériences relatives à cet objet.

5°. Tous les accidens qu'entraînent après elles ces sortes d'asphyxies, lorsque le malade revient à la vie, supposent une lésion, un trouble dans le système nerveux, dans celui surtout dont le cerveau est le centre. Ce sont des paralysies, des tremblemens, des douleurs vagues, des dérangemens dans l'appareil sensitif extérieur, etc., etc.

Concluons des considérations précédentes, que c'est sur le cerveau, sur le système nerveux cérébral, et par conséquent sur tous les organes de la vie animale qui en sont dépendans, que les principes délétères, introduits dans la grande circulation par les asphyxies, portent leur première et leur principale influence, et que c'est de la mort de ces parties que dérive spécialement celle des autres. Les divers organes sont sans doute aussi frappés, et affaiblis directement dans ce cas; ils peuvent même mourir par le contact immédiat des principes qui y abordent avec le sang; et sous ce rapport leur action est analogue à celle que nous avons dit être produite par le contact du sang noir. Mais tous ces phénomènes sont constamment bien plus marqués dans la vie animale que dans l'organique, où ils se developpent sans doute, comme nous avons dit que cela arrive par le contact du sang noir (1).

Au reste, n'oublions jamais d'associer dans la cause

---

(1) Une cause qui détruit dans le cerveau la puissance par laquelle les divers organes jouissent de la faculté sensitive, doit atteindre, en effet, bien plus directement ceux des mêmes organes auxquels cette faculté est transmise dans toute son intensité, que ceux qui ne la reçoivent qu'après avoir été modifiée par les ganglions. Mais comme ce principe n'est pas celui de Bichat, rentrons dans le sien et disons que si les mouvemens de la vie intérieure étaient indépendans de l'influence nerveuse cérébrale, et qu'ils eussent leur principe dans l'organe même qui se meut, la mort de ces organes ne pourrait *dériver spécialement* de la destruction de cette même influence.

de ces sortes de mort, l'influence de ce sang noir à celle des délétères, quoique nous ayons fait ici abstraction de cette influence. Elle est d'autant plus marquée que la circulation a continué plus long-temps après la première invasion des symptômes, parce que le sang noir a eu plus le temps de pénétrer les organes.

D'après ce que nous avons dit de l'introduction des délétères dans le sang, et de leur action sur les diverses parties, on se fera aisément, je pense, une idée de toutes les différences indiquées plus haut dans les asphyxies qu'ils produisent. La nature infiniment variée de ces délétères doit produire en effet des symptômes très-différens par leur intensité, par leur rapidité, par les traces qu'ils laissent, et dans la vie des organes de celui qui échappe à l'asphyxie, et dans les cadavres de ceux qui y succombent.

Au reste, ces différences tiennent beaucoup aussi à la disposition du sujet : le même délétère peut, comme je l'ai dit, produire, suivant cette disposition, des effets très-divers, et quelquefois opposés en apparence.

§ II. *Dans le plus grand nombre des maladies la mort commence par le poumon.*

Je viens de parler des morts subites : disons un mot de celles qui succèdent lentement aux diverses maladies. Pour peu qu'on ait observé d'agonies, on s'est, je crois, facilement persuadé que le plus grand nombre termine la vie par une affection du poumon. Quel que soit le siége de la maladie principale, que ce soit un vice organique, ou une lésion générale des fonctions, telle qu'une fièvre, etc., presque toujours, dans les derniers instans de l'existence, le poumon s'embarrasse, la respiration devient pénible, l'air sort et entre avec peine, la coloration du sang ne se fait que très-difficilement : il passe presque noir dans les artères.

Les organes, déjà affaiblis généralement par la maladie, reçoivent bien plus facilement alors l'influence funeste du contact de ce sang, que dans les asphyxies, où ces organes sont intacts. La perte des sensations et des fonctions intellectuelles, bientôt celle des mouvemens volontaires, succèdent à l'embarras du poumon. L'homme n'a plus de rapport avec ce qui l'entoure; toute sa vie animale s'interrompt, parce que le cerveau, pénétré par le sang noir, cesse ses fonctions, qui, comme on sait, président à cette vie.

Peu à peu le cœur et tous les organes de la vie interne, se pénétrant de ce sang, finissent aussi leurs mouvemens. C'est donc ici le sang noir qui arrête tout-à-fait le mouvement vital, que la maladie a déjà singulièrement affaibli. En général, il est très-rare que cet affaiblissement, né de la maladie, amène la mort d'une manière immédiate : il la prépare; il rend les organes entièrement susceptibles d'être influencés par la moindre altération du sang rouge. Mais c'est presque toujours cette altération qui finit la vie. La cause de la maladie n'est alors qu'une cause indirecte de la mort générale; elle détermine celle du poumon, laquelle entraîne ensuite celle de tous les organes.

On conçoit très-bien, d'après cela, comment le peu de sang contenu dans le système artériel des cadavres est presque toujours noir, ainsi que nous l'avons déjà dit. En effet, 1° le plus grand nombre des morts commencent par le poumon; 2° nous verrons que celles qui ont leur principe dans le cerveau doivent présenter aussi ce phénomène. Donc il n'y a que celles, assez rares, où le cœur cesse subitement d'agir, à la suite desquelles le sang rouge peut se trouver dans l'oreillette et le ventricule aortiques, ou dans les artères. En général on ne fait guère une semblable observation que dans le cœur des animaux qui ont péri subitement d'une grande hémorragie, dans celui des guillotinés, etc., quelquefois dans les cadavres de ceux qui ont fini par une syncope, circonstance où cependant cela n'arrive pas toujours.

D'après la fréquence des morts qui commencent par un embarras du poumon, on conçoit aussi comment cet organe se trouve presque toujours gorgé de sang dans les cadavres. En général, il est d'autant plus gros, plus pesant, que l'agonie a été plus longue.

Quand ces deux choses, 1° la présence du sang noir dans le système vasculaire à sang rouge, 2° l'engorgement du poumon par ce sang noir, se trouvent réunies, on peut dire que la mort a commencé chez le sujet par le poumon, quelle qu'ait été d'ailleurs sa maladie. En effet, la mort n'enchaîne jamais ses phénomènes immédiats (je ne parle pas des phénomènes éloignés) que de l'un des trois organes, pulmonaire, céphalique ou cardiaque, à tous les autres. Or, nous avons déjà vu, d'un côté, que si elle a son principe dans le cœur, il y a vacuité presque entière des vaisseaux pulmonaires, et ordinairement présence du sang rouge dans le ventricule aortique; d'un autre côté, nous verrons que si la mort frappe d'abord le cerveau, on observe, il est vrai, du sang noir dans l'appareil à sang rouge, mais aussi nécessairement le poumon se trouve alors vide, à moins qu'une affection antécédente et étrangère aux phénomènes de la mort ne l'ait engorgé. Donc, le signe que j'indique ici dénote que les premiers phénomènes de la mort se sont d'abord développés dans le poumon.

ARTICLE DIXIÈME.

De l'influence que la mort du cerveau exerce sur celle du poumon.

Dès que le cerveau de l'homme cesse d'agir, le poumon interrompt subitement toutes ses fonctions. Ce phénomène, constamment observé dans les animaux à sang rouge et chaud, ne peut arriver que de deux manières : 1° parce que l'action du cerveau est directement nécessaire à celle du poumon ; 2° parce que celui-ci reçoit du premier une influence indirecte, par les muscles intercostaux et par le diaphragme, influence qui cesse lorsque la masse céphalique est inactive. Déterminons lequel de ces deux modes est celui qu'a fixé la nature.

§ I. *Déterminer si c'est directement que le poumon cesse d'agir par la mort du cerveau.*

J'aurai prouvé, je crois, que ce n'est point directement que la mort du cerveau entraîne celle du poumon, si j'établis qu'il n'y a aucune influence directe exercée par le premier sur le second de ces organes; or, rien de plus facile à démontrer par les expériences que ce principe essentiel.

Le cerveau ne peut influencer directement le poumon que par la paire vague ou par le grand sympathique, seuls nerfs qui établissent des communications entre ces deux organes, suivant l'opinion commune; car, suivant les lois de la nature, le grand sympathique n'est qu'un agent de communication entre les organes et les ganglions, et non entre le cerveau et les organes. Or, premièrement, la paire vague ne porte point au poumon une influence actuellement nécessaire aux fonctions qui s'y exercent : les considérations et les expériences suivantes prouveront, je crois, cette assertion.

1°. Irritez la paire vague d'un seul côté ou des deux à la fois, dans la région du cou, la respiration se précipite d'abord un peu; l'animal s'agite; le poumon semble gêné. Vous croiriez d'abord que ces phénomènes indiquent une influence directe; détrompez-vous : toute espèce de douleur subite produit presque constamment, quels que soient et son siége et les parties qu'elle intéresse, un semblable phénomène qui, du reste, se dissipe dès que l'irritation cesse. Une simple plaie au cou, sans lésion de la huitième paire, occasione le même effet, si elle fait beaucoup souffrir l'animal.

2°. Si on coupe un seul de ces nerfs, la respiration s'embarrasse aussi tout à coup par l'effet de la douleur; mais l'embarras dure encore quelque temps après que la cause de la douleur a cessé; peu à peu il se dissipe, et au bout de quinze ou vingt heures, la vie enchaîne ses phénomènes avec leur régularité ordinaire.

3°. Si on divise, sur un autre chien, les deux nerfs vagues, la respiration se précipite beaucoup plus; elle ne revient point à son degré ordinaire comme dans l'expérience précédente; elle continue à être laborieuse pendant quatre ou cinq jours, et l'animal périt.

Il résulte de ces deux dernières expériences, que le nerf de la huitième paire est bien nécessaire, il est vrai, aux fonctions pulmonaires, que le cerveau exerce bien par conséquent une espèce d'influence sur ces fonctions, mais que cette influence n'est point actuelle, que sans elle le poumon continue encore long-temps son action, et que ce n'est pas par conséquent son interruption qui fait cesser tout à coup la respiration dans les lésions du cerveau.

L'influence des nerfs que le poumon reçoit des ganglions est-elle plus immédiatement liée à ses fonctions? Les faits suivans décideront cette question.

1°. Si on coupe de l'un et de l'autre côté du cou le filet nerveux qu'on regarde comme le tronc du grand sympathique, la respiration n'est presque pas troublée consécutivement. Souvent on n'y aperçoit pas le moindre signe d'altération.

2°. Si on divise en même temps et les deux sympathiques et les deux nerfs vagues, la mort arrive au bout d'un certain temps, et d'une manière à peu près analogue à celle où les nerfs vagues sont seulement détruits.

3°. En coupant, au cou, le sympathique, on ne prive pas le poumon des nerfs venant du premier ganglion thorachique; or, ces nerfs peuvent un peu concourir à entretenir l'action de cet organe, malgré la section de leur tronc, puisque, comme je l'ai dit, chaque ganglion est un centre nerveux qui envoie ses irradiations particulières, indépendamment des autres centres avec lesquels il communique.

Je n'ai pu lever par des expériences faites sur ces nerfs mêmes ce doute très-raisonnable; car telle est la position du premier ganglion thorachique, qu'on ne peut l'enlever dans les animaux sans des lésions trop considérables, et qui feraient périr l'individu, ou le jetteraient dans un trouble tel, que les phénomènes que nous chercherions alors se confondraient parmi ceux nés du trouble universel. Mais l'analogie de ce qui arrive aux autres organes internes, lorsqu'on détruit les ganglions qui y envoient des nerfs, ne permet pas de penser que le poumon cesserait d'agir à l'instant où le premier des thorachiques serait détruit.

D'ailleurs, le raisonnement suivant me paraît prouver d'une manière indubitable le principe que j'avance. Si les grandes lésions du cerveau interrompent tout à coup la respiration, parce que cet organe ne peut plus influencer le poumon au moyen des nerfs venant du premier ganglion thorachique, il est évident qu'en rompant la communication du cerveau avec ce ganglion, l'influence doit cesser, et par conséquent la respiration s'interrompre (car l'influence ne peut s'exercer que successivement, 1° du cerveau à la moelle épinière; 2° de celle-ci aux dernières paires cervicales et aux premières dorsales; 3° de ces paires à leurs branches communiquant avec le ganglion; 4° du ganglion aux branches qu'il envoie au poumon; 5° de ces branches au poumon lui-même). Or, si on coupe, comme l'a fait Cruikshank, la moelle épinière au niveau de la dernière vertèbre cervicale, et par conséquent au-dessus du premier ganglion thorachique, la vie et la respiration continuent encore long-temps, malgré le défaut de communication entre le cerveau et le poumon, par le premier ganglion thorachique.

Je n'ai point rapporté les particularités diverses qui accompagnent la section des nerfs du poumon, lesquelles vont aussi à beaucoup d'autres organes, comme on le sait. Les phénomènes relatifs à la respiration m'ont seuls occupé: on trouvera les autres dans les auteurs qui ont fait avant moi, et sous un rapport différent, ces expériences curieuses.

Nous pouvons conclure, je crois, de toutes les expériences précédentes que le cerveau n'a sur le poumon aucune influence directe et actuelle (1); que par conséquent il faut chercher d'autres causes de la cessation

---

(1) Ces expériences sont trop incomplètes pour pouvoir autoriser une telle conclusion; je crois même qu'elles fournissent séparément les deux moitiés de la preuve de l'*influence directe et actuelle* du cerveau sur le poumon.

subite et instantanée des fonctions du second, lorsque celles du premier s'interrompent.

Il est cependant un phénomène qui peut jeter quelques doutes sur cette conséquence, et qui semble porter atteinte au principe qu'elle établit. Je veux parler du trouble subit qu'occasione, comme je l'ai dit, toute douleur un peu vive dans la respiration et dans la circulation. Ce trouble n'indique-t-il pas que le cœur et le poumon sont sous l'immédiate dépendance du cerveau ? Plusieurs auteurs l'ont pensé, fondés sur le raisonnement suivant : toute sensation de douleur ou de plaisir se rapporte certainement au cerveau, comme au centre qui perçoit cette sensation. Or, si toute douleur violente précipite la circulation et la respiration, il est manifeste que c'est le cerveau affecté qui réagit alors sur le poumon et sur le cœur, et trouble ainsi leurs fonctions. Mais ce raisonnement est, comme on va le voir, plus spécieux que solide.

Toute douleur un peu forte, produite, soit dans l'homme, soit dans les animaux, est presque toujours accompagnée d'une émotion vive, d'une affection du principe sensitif, et non du principe intellectuel. Tantôt c'est la crainte, tantôt c'est la fureur qui agitent l'animal souffrant ; quelquefois ce sont d'autres sentimens que nous ne pouvons exactement dénommer, que nous éprouvons, mais que nous ne saurions rendre, et qui rentrent tous dans la classe des passions.

D'après cela, il y a dans le plus grand nombre de douleurs, 1° sensation ; 2° passion, émotion, affection (*). Or, j'ai prouvé que toute sensation se-

(*) Ces mots *passion*, *émotion*, *affection*, etc., présentent,

rapporte à la vie animale, et spécialement au cerveau, centre de cette vie ; que toute passion, toute émotion, au contraire, a rapport à la vie organique, au poumon, au cœur, etc. Donc, quoique dans toute douleur ce soit le cerveau qui perçoive la sensation, quoique ce soit dans cet organe que se trouve le principe qui souffre, cependant il ne réagit point sur les viscères internes : donc le trouble qui affecte alors et la respiration et la circulation ne dépend point de cette réaction, mais de l'influence immédiate qu'exercent les passions qui agitent alors l'animal sur son cœur ou sur son poumon (1). Les considérations suivantes me paraissent d'ailleurs justifier ces conséquences d'une manière décisive.

---

je le sais, des différences très-réelles dans la langue des métaphysiciens ; mais comme l'effet général des sentimens qu'ils expriment est toujours le même sur la vie organique ; comme cet effet général m'intéresse seul, et que les phénomènes secondaires m'importent peu, j'emploie indifféremment ces mots les uns pour les autres.

(1) Si l'on admettait que les conséquences d'une proposition pussent être prouvées par la proposition même, on n'aurait pas le droit de contester à Bichat celles qu'il déduit ici de la sienne ; mais comme telles ne sont pas les règles d'une bonne logique, nous voudrions pouvoir concilier le principe avec son application ; car la sensation douloureuse produite par un coup de scalpel ayant son véritable siége dans le cerveau, comment pourrait-il se faire que les passions, qui auraient cependant le leur dans la vie organique, se manifestassent par suite de l'excitation d'un organe dépourvu de toute influence sur cette vie ? On nous dit ensuite que le trouble des viscères internes, indépendant de la réaction du principe qui souffre, ne reconnaît pour cause que l'influence des passions. Il faut donc sup-

1°. Souvent le trouble de la respiration et de la circulation préexiste à la douleur ; examinez le thorax, et placez la main sur le cœur d'un homme auquel on va pratiquer une opération, d'un animal qu'on va soumettre à une expérience après qu'il en a déjà éprouvé d'autres : vous vous convaincrez facilement de cette vérité.

2°. Il y a quelquefois une disproportion évidente entre la sensation de douleur qu'on éprouve, et le trouble né dans la circulation et dans la respiration. Un malade mourut subitement après la section du prépuce. L'opération de la fistule à l'anus par la ligature fut également presque tout à coup mortelle pour un autre qu'opérait Desault, etc. etc. Or, dans

---

poser alors que les mêmes passions ont pris spontanément naissance dans ces viscères, puisqu'on leur refuse la seule voie par laquelle elles pourraient leur être transmises ; mais on ne peut pas même se reposer de tout cela sur la spontanéité, car on ajoute : que *les passions qui agitent alors l'animal* exercent seules leur influence *sur son cœur ou sur son poumon* ; tandis que pour être spontanées dans ces organes, il faudrait, au contraire, qu'elles y eussent leur point de départ, et qu'elles n'agitassent que consécutivement l'animal. Peut-être le nœud de la question est-il caché dans la différence qu'on établit entre le principe sensitif et le principe intellectuel, et que c'est à ce dernier seulement qu'on attribue la transmission à la vie organique de la cause des passions ; alors, elles n'auraient plus leur siége dans les organes de cette vie, mais bien dans le cerveau qui renferme le même principe intellectuel. Ne serait-ce pas en vue de rassembler toutes ses forces pour surmonter cette grande difficulté, qu'on appelle à son secours les ganglions, ces *centres nerveux indépendans* dont il n'était plus question?

ces cas ce n'est pas sûrement la douleur qui a tué (je ne crois pas qu'elle tue jamais d'une manière subite); mais la mort est arrivée comme elle survient à la nouvelle d'un événement qui frappe l'homme d'effroi, qui l'agite de fureur, comme j'ai dit que la syncope se manifeste, etc. Ce sont le cœur et le poumon qui ont été directement affectés par la passion, et non par la réaction cérébrale (1).

3°. Il est des malades assez courageux pour supporter de vives douleurs avec sang-froid, et sans qu'aucune passion, sans qu'aucune émotion se manifestent : eh bien ! examinez la poitrine, placez la main sur le cœur de ces malades à l'instant de leurs souffrances : vous ne trouverez aucune altération dans leur circulation, ni dans leur respiration. Cependant leur cerveau perçoit la douleur comme celui des autres; cet organe devrait conséquemment réagir également sur les organes internes et troubler leur action (2).

4°. Ce n'est pas par les cris ou par le silence des

---

(1) Quel est le genre de passion qui doit agiter un homme qu'on va soumettre à une opération? c'est la crainte; et la crainte dérive chez lui de l'idée qu'il s'est formée du danger et de la douleur qui le menacent. Le cœur et le poumon peuvent-ils être le siége d'une idée?

(2) Vous disiez cependant, avec raison, à la p. 276, qu'*on précipite constamment la respiration d'un animal en le faisant beaucoup souffrir*. Certes les grandes opérations, comme la taille, l'amputation d'un membre, sont assez douloureuses pour produire ce phénomène. J'aimerais mieux, au contraire, appliquer à celui qui crie une partie de ce que vous allez dire tout à l'heure de la femme hypocrite.

malades qu'il faut juger de l'état de leur ame pendant les opérations qu'ils subissent. Ce signe est trompeur, parce que la volonté peut chez eux maîtriser assez les mouvemens pour les empêcher de céder à l'impulsion que leur donnent les organes internes : mais examinez le cœur et le poumon ; leurs fonctions sont, si je puis m'exprimer ainsi, le thermomètre des affections de l'ame. Ce n'est pas sans raison que l'acteur qui joue un rôle de courage, saisit la main de celui qu'il veut rassurer, et la place sur son cœur, pour lui prouver que l'aspect du danger ou de la douleur ne l'intimide pas (1). C'est par la même raison qu'il ne faut point juger l'état intérieur de l'ame par les mouvemens extérieurs des passions. Ces mouvemens peuvent être également réels ou simulés ; réels, si c'est le cœur qui en est le principe ; simulés, s'ils ne partent que du cerveau ; car, dans le premier cas, ils sont involontaires ; dans le second, ils dépendent de la volonté. Examinez donc toujours dans les personnes chez qui la fureur, la douleur, le chagrin se manifestent, si l'état du pouls correspond aux mouvemens externes. Quand je vois une femme pleurer, s'agiter, être prise

(1) On pourrait définir le courage : la confiance qu'on a dans ses propres forces, c'est-à-dire dans la résistance qu'on sait pouvoir opposer au danger ; or, nous savons que chez les divers animaux, le volume du cœur (proportion gardée avec le volume total de l'individu) est presque toujours l'indice de leur degré de force et de courage. Le courage trouve donc en effet sa cause matérielle dans le cœur ; mais sa cause morale est dans la confiance qui naît de la comparaison ; et la comparaison est un acte intellectuel.

de mouvemens convulsifs à la nouvelle de la perte d'un objet chéri, et que je trouve son pouls dans son état naturel, je fais ce raisonnement : la vie animale est ici seule agitée ; l'organique est calme : or, les passions, les émotions portent toujours leur influence sur la dernière (1) ; donc l'émotion de cette femme n'est pas vive ; donc ses mouvemens sont simulés. Au contraire, j'en vois une autre dont le chagrin concentré ne se manifeste par aucun signe extérieur ; cependant son cœur bat avec force, ou s'est tout à coup ralenti, ou a éprouvé, en un mot, un trouble quelconque. Je dis alors que cette femme simule un calme qui n'est pas dans son ame. Il n'y aurait pas d'équivoque s'il était possible de distinguer les mouvemens involontaires produits, dans les passions, par l'action du cœur sur le cerveau, et ensuite par la réaction de celui-ci sur les muscles, d'avec les mouvemens volontaires déterminés par la simple action du cerveau sur le système locomoteur de la vie animale. Mais dans l'impossibilité de faire cette distinction, il faut toujours comparer les mouvemens externes avec l'état des organes intérieurs.

5°. Quelque vives que soient les douleurs dans lesquelles survient le trouble de la respiration et de

---

(1) Quel est, en définitive, le siége des passions qu'on bannit sans pitié de la vie animale ? Avant d'être, pouvaient-elles *porter leur influence sur la vie organique* ? Non, sans doute. Où étaient-elles donc lorsqu'elles l'ont portée ? si elles étaient dans la vie organique, elles n'avaient pas besoin d'y porter leur action, à moins de supposer que l'action d'une chose pût partir d'un autre point que de la chose même.

la circulation dont nous avons parlé, ce trouble cesse bientôt, pour peu que les douleurs soient permanentes. Cependant le cerveau, qui continue à percevoir la douleur, devrait continuer aussi à réagir sur le poumon et sur le cœur, si sa réaction était une cause réelle du trouble de leurs fonctions. A quoi tient donc ce calme des fonctions internes uni à l'affection douloureuse du cerveau? Le voici dans notre manière de concevoir les choses : nous avons vu que l'habitude émousse bientôt toute émotion de l'ame; quand donc la douleur subsiste, l'émotion disparaît, et la sensation reste; alors plus d'influence directe exercée sur les organes internes; le cerveau seul est affecté; alors aussi plus de trouble dans les fonctions internes. On conçoit que je ne parle ici que des cas où la fièvre produite par la douleur, n'a point encore troublé l'action du cœur ou du poumon. Ce mode intermédiaire d'influence que les affections du cerveau exercent sur celles de ces organes n'est point ici de mon objet.

Je pourrais ajouter beaucoup d'autres considérations à celles-ci, pour établir, 1° que quoique le cerveau soit le siége où se rapporte la douleur, il n'est point cependant le principe d'où émanent les altérations des organes internes que cette douleur détermine; 2° que ces altérations tiennent toujours à une émotion, à une affection de l'ame, à une passion dont l'effet et la nature sont, comme je l'ai dit, absolument distincts de la nature et de l'effet de toute espèce de sensation, soit de plaisir, soit de douleur.

Ce phénomène ne dérange donc rien à la conséquence que nous avons tirée plus haut de nos expériences ; savoir, que ce n'est point directement que le poumon cesse d'agir par la mort du cerveau.

§ II. *Déterminer si c'est indirectement que le poumon cesse d'agir par la mort du cerveau.*

Puisque ce n'est pas le poumon même qui meurt tout à coup dans l'interruption de l'action cérébrale, puisque sa mort n'est alors qu'indirecte, il doit y avoir entre lui et le cerveau des intermédiaires qui, dans ce cas, finissent d'abord leurs fonctions, et qui par là déterminent la cessation des siennes. Ces intermédiaires sont le diaphragme et les muscles intercostaux. Soumis, par les nerfs qu'ils reçoivent, à l'influence immédiate du cerveau, ils deviennent paralytiques dès que celui-ci a perdu entièrement son action. Les expériences suivantes le prouvent.

1°. Cruikshank coupa la moelle épinière d'un chien, entre la dernière vertèbre cervicale et la première dorsale : aussitôt les nerfs intercostaux, privés de communication avec le cerveau, cessèrent leur action ; les muscles du même nom se paralysèrent ; la respiration ne s'opéra que par le diaphragme, qui recevait ses nerfs phréniques d'un point de la moelle supérieur à la section. Il est facile, dans cette expérience que j'ai répétée plusieurs fois, de juger de la forte action du diaphragme, qu'on ne voit pas, par celle des muscles abdominaux, qui se distingue très-manifestement.

2°. Si on divise les nerfs phréniques seuls, le diaphragme devient immobile, et la respiration ne se fait que suivant l'axe transversal et par les intercostaux, tandis que dans le cas précédent, elle ne s'opérait que suivant l'axe perpendiculaire.

3°. Dans les deux expériences précédentes, la vie se conserve encore assez long-temps; mais si on vient à couper en même temps les nerfs phréniques et la moelle épinière vers la fin de la région cervicale, ou, ce qui revient absolument au même, si on coupe la moelle au-dessus de l'origine des nerfs phréniques, alors, comme toute communication se trouve interrompue entre le cerveau et les agens actifs de la respiration, la mort est subite (1).

4°. J'avais souvent observé dans mes expériences qu'un demi-pouce de différence dans la hauteur à laquelle on fait la section de la moelle produit une différence telle, qu'au-dessus la mort arrive à l'instant, et qu'au-dessous elle ne survient souvent qu'au bout de quinze à vingt heures. En disséquant les cadavres des animaux tués de cette manière, j'ai constamment observé que cette différence ne tenait qu'au nerf phrénique. Dès que la section lui est supérieure, la respiration et par conséquent la vie cessent à l'instant, parce que ni le diaphragme ni les intercostaux ne peuvent agir. Quand elle est inférieure, l'action

(1) Les résultats de ces trois expériences forment une démonstration complète; les deux premières renferment séparément les deux moitiés de la preuve, et la troisième la preuve en entier. Dans celles, au contraire, qui avaient pour objet le poumon lui-même, on a déduit de deux faits analogues à ces deux premières, des conséquences inverses; et cela, parce qu'on n'a pas pu faire le pendant de la troisième expérience.

du premier soutient encore quelque temps et la vie et les phénomènes respiratoires.

D'après les expériences précédentes, il est évident que la respiration cesse tout à coup, de la manière suivante, dans les lésions de la portion du système nerveux qui est placée au-dessus de l'origine des nerfs phréniques : 1° interruption d'action dans les nerfs volontaires inférieurs à la lésion, et par conséquent dans les intercostaux et les phréniques ; 2° paralysie de tous ou presque tous les muscles de la vie animale, des intercostaux et du diaphragme spécialement ; 3° cessation des phénomènes mécaniques de la respiration, faute d'agens nécessaires à ces phénomènes ; 4° anéantissement des phénomènes chimiques, faute de l'air dont les mécaniques déterminent l'introduction dans le poumon. L'interruption de tous ces mouvemens est aussi rapide que leur enchaînement est prompt dans l'ordre naturel.

C'est ainsi que périssent subitement les malades qui éprouvent une violente lésion dans la portion de moelle épinière située entre le cerveau et l'origine des nerfs phréniques, comme cela arrive par une plaie, par une compression, effet d'un déplacement de la seconde vertèbre, etc. etc.

Les médecins ont été fort embarrassés pour fixer avec précision l'endroit du cou où une lésion de la moelle cesse d'être subitement mortelle. Ils ont bien vu, en général, que le haut et le bas de cette région présentent, sous ce rapport, une différence marquée ; mais rien ici n'est précis ni exactement déterminé. Or, d'après ce que j'ai dit, la limite est facile à assigner : c'est toujours l'origine des nerfs phréniques.

Voilà encore comment périssent les malades qui éprouvent tout à coup une violente commotion, une forte compression, un épanchement considérable dans le cerveau, etc.

Il faut observer cependant que ces diverses causes de mort agissent à des degrés très-différens. Si elles sont faibles, leur effet subit ne porte que sur les fonctions intellectuelles. Ce sont ces fonctions qui s'altèrent toujours les premières dans les lésions du cerveau, et qui sont les plus susceptibles de céder à l'influence d'un petit dérangement. En général, toute la portion de vie animale par laquelle nous recevons l'impression des objets extérieurs, et les fonctions dépendantes de cette portion, telles que la mémoire, l'imagination, le jugement, etc., commencent d'abord à se troubler. Si la lésion est plus forte, des secousses irrégulières se manifestent tout à coup dans les muscles volontaires des membres ; les convulsions y surviennent, ou la paralysie les affecte, etc. Enfin, si la lésion est au plus haut point, tout se paralyse dans les muscles de la vie animale, les intercostaux et le diaphragme comme les autres. La mort est alors subitement déterminée.

Nous pouvons facilement répondre, d'après tout ce qui a été dit jusqu'ici, à la question que nous nous sommes proposée dans ce paragraphe, en établissant que c'est indirectement en principe que la mort du cerveau occasione celle du poumon.

Il suit aussi des expériences détaillées plus haut que la respiration est une fonction mixte, placée, pour ainsi dire, entre les deux vies auxquelles elle sert de point de contact, appartenant à l'animale par ses fonctions mécaniques, et à l'organique par ses fonctions chimiques. Voilà pourquoi, sans doute, l'existence du poumon est autant liée à celle du cerveau, qui est le centre de la première, qu'à celle du cœur, qui est comme le foyer de la seconde.

On observe que dans la série des animaux, à mesure que l'organisation cérébrale se rétrécit davantage, la respiration perd aussi beaucoup de ses phénomènes. Cette fonction est bien plus développée chez les oiseaux et les mammifères que chez les reptiles et les poissons, dont la masse céphalique est moins grosse, à proportion, que celle des animaux des deux premières classes (1). On sait que le système nerveux des animaux qui respirent par trachées est moins parfait et présente toujours des dispositions particulières; que là où il n'y a plus de système nerveux, celui de la respiration disparaît aussi.

En général, le rapport est réciproque entre le cerveau et le poumon, surtout dans les mammifères et les oiseaux. Le premier détermine l'action du second, en favorisant l'entrée de l'air dans les bronches, par le mouvement des muscles respiratoires; le second entretient l'activité du premier par le sang rouge qu'il y envoie.

---

(1) Si l'on prenait le développement de l'organe cérébral pour base de celui de l'organe pulmonaire, les oiseaux ne figureraient point, à coup sûr, à côté des mammifères; car, quoique dans les premiers, le volume du cerveau, comparativement au volume de l'animal, soit trois ou quatre fois moindre que dans les derniers, néanmoins une proportion inverse se remarque en faveur du poumon des oiseaux.

Il serait bien curieux de fixer avec précision le rapport du système nerveux avec la respiration, dans les insectes, où l'air pénétrant par divers points, par des trachées ouvertes à l'extérieur, il ne paraît pas y avoir d'action mécanique, et où la respiration semble par conséquent appartenir tout entière à la vie organique, et être indépendante de l'animale; tandis qu'elle tient le milieu, comme nous l'avons dit, dans les espèces à poumon distinct, soit que cet organe ait une structure bronchiale, soit qu'il en ait une vésiculaire.

ARTICLE ONZIÈME.

De l'influence que la mort du cerveau exerce sur celle du cœur.

Nous venons de voir, dans l'article précédent, comment le cerveau cessant d'agir, le poumon reste inactif. Le même phénomène a lieu aussi dans le cœur; cet organe ne bat plus dès que le cerveau est mort. Recherchons comment cela arrive.

Il est évident que ce phénomène ne peut avoir lieu que de deux manières : 1° parce que le cœur est sous l'immédiate dépendance du cerveau; 2° parce qu'il y a entre ces deux organes, un organe intermédiaire qui interrompt d'abord ses fonctions, et qui, par là, arrête celles du premier.

§ I. *Déterminer si c'est immédiatement que le cœur cesse d'agir, par l'interruption de l'action cérébrale.*

La plupart des médecins parlent, en général, d'une manière trop vague de l'influence cérébrale; ils n'en déterminent pas assez l'étendue et les limites relativement aux divers organes.

Il est évident que nous aurons répondu à la question proposée dans ce paragraphe, si nous déterminons ce qu'est cette influence par rapport au cœur. Or, tout paraît prouver qu'il n'y a aucune influence directe exercée par le cerveau sur cet organe, lequel au contraire tient, comme nous l'avons vu, le cerveau sous son immédiate dépendance, par le mouvement qu'il lui communique.

Cette assertion n'est pas nouvelle : tous les bons physiologistes l'admettent ; mais comme plusieurs opinions de médecine appuient sur un principe tout opposé, il n'est pas inutile, je crois, de s'arrêter un peu à bien établir celui-ci. L'observation et les expériences le démontrent également : commençons par la première.

1°. Toute irritation un peu violente sur le cerveau, produite, soit par une esquille, soit par du sang, soit par toute autre cause, détermine presque toujours des mouvemens convulsifs, partiels ou généraux, dans les muscles de la vie animale. Or, examinez alors ceux de la vie organique, le cœur en particulier; rien n'est troublé dans leur action.

2°. Toute compression de la masse cérébrale, soit que du pus, de l'eau et du sang, soit que des os fracturés la déterminent, agit assez ordinairement en sens inverse, c'est-à-dire qu'elle affecte de paralysie les muscles volontaires. Or, tant que l'affection ne s'étend pas aux muscles pectoraux, l'action du cœur n'est nullement diminuée.

3°. L'opium, le vin pris à une certaine dose, diminuent momentanément l'énergie cérébrale, rendent le cerveau impropre aux fonctions qui ont rapport à la vie animale. Or, dans cet affaiblissement instantané, le cœur continue à agir comme à l'ordinaire; quelquefois même son action est accrue.

4°. Dans les palpitations, dans les divers mouvemens irréguliers du cœur, on n'observe point que le principe de ces dérangemens existe au cerveau, qui est alors parfaitement intact, et qui continue son action comme à l'ordinaire. Cullen s'est trompé ici, comme au sujet de la syncope.

5°. Les phénomènes nombreux de l'apoplexie, de l'épilepsie, de la catalepsie, du narcotisme, de la commotion, etc. phénomènes qui ont leur source principale dans le cerveau, me paraissent jeter un grand jour sur l'indépendance actuelle où le cœur est de cet organe (1).

---

(1) Nous n'avons plus de concessions à faire à la doctrine de l'indépendance du cœur, puisque nous sommes déjà convenus que les divers organes se distinguent par le degré d'influence que le cerveau exerce sur eux; que les uns la reçoivent dans toute son intégrité, et qu'elle ne parvient dans les autres qu'après avoir été modifiée par les ganglions dont le tissu résulte, comme Scarp l'a démontré, de l'épanouissement des nerfs en une infinité de filets extrêmement déliés, qui s'entrelacent un

6°. Tout organe soumis à l'influence directe du cerveau est par-là même volontaire. Or, je crois que, malgré l'observation de Stahl, personne ne range plus le cœur parmi ces sortes d'organes. Que serait la vie, si nous pouvions, à notre gré, suspendre le mouvement du viscère qui l'anime? La mort viendrait donc, par une simple volition, en arrêter le cours?

---

grand nombre de fois, et qui sont séparés les uns des autres par une matière particulière, dont la plus ou moins grande quantité détermine le volume propre à chaque ganglion. Si nous considérons maintenant que la volonté et la perception des phénomènes sensitifs viennent expirer sur cette matière, on concevra facilement pourquoi ce mode de sensibilité ou d'influence de la part du cerveau est obscur et équivoque: pourquoi les névroses, l'irritation, la compression mécanique du cerveau, les effets de l'opium et du vin sur le même organe, ne franchissent cette barrière qu'après avoir perdu de leur intensité. Mais de ce que la vie organique est placée en dehors de la même barrière, s'ensuit-il que la faculté d'agir soit innée dans chacun des organes qui la constituent? Comment s'y prendrait-on, en effet, pour bâtir un système physiologique sur une telle notion? Après nous avoir montré la sensibilité animale identiquement la même sur tous les organes soumis à la volonté, parce qu'elle procède d'une même source, nous dirait-on que la sensibilité organique, également homogène dans sa nature, *trouve* néanmoins *son principe dans l'organe même qui sent*? Encore si l'on avait attribué quelques usages aux ganglions, comme centres nerveux indépendans, on aurait pu faire dériver la sensibilité de chaque organe de la vie intérieure de l'un de ces petits cerveaux; mais nous voyons cette stérile fiction trouver elle-même sa ruine dans les faits invoqués à son appui, puisqu'on a supposé que l'enlèvement du premier ganglion thorachique ne troublerait point l'action du cœur.

Je crois que nous pourrions déjà, sans crainte d'erreur, conclure de la simple observation, que ce n'est point immédiatement que le cœur cesse d'agir lorsque les fonctions cérébrales s'interrompent. Mais appuyons sur les expériences cette donnée fondamentale de physiologie et de pathologie.

1°. Si on irrite de différentes manières le cerveau mis à découvert sur un animal, avec des agens mécaniques, chimiques, spécifiques, etc., si on le comprime, etc., on produit diverses altérations dans les organes de la vie animale; mais le cœur reste constamment dans ses fonctions ordinaires, tant que les muscles pectoraux ne sont pas paralysés.

2°. Les expériences diverses faites sur la moelle épiniére mise à découvert dans la région du cou présentent un résultat parfaitement analogue.

3°. Si l'on irrite les nerfs de la huitième paire, dont plusieurs filets se distribuent au cœur, le mouvement de cet organe ne se précipite pas; il ne s'arrête point, si on fait la section des deux troncs. Je ne saurais trop recommander à ceux qui répètent ces expériences, de bien distinguer ce qui appartient à l'émotion, aux sentimens divers de crainte, de colère, etc., nés dans l'animal qui souffre l'expérience, d'avec ce qui est le résultat de l'irritation ou de la section du nerf (1).

(1) Cette recommandation équivaut à peu près à celle-ci : « Quand vous répéterez ces expériences, soyez affectés de la » seule idée qui me dominait quand je les fis ; alors vous ne » chercherez que les choses que j'ai trouvées, et vous les trou- » verez comme moi. »

4°. Outre la huitième paire, le tronc nerveux, qu'on nomme *grand sympathique*, fournit au cœur différens rameaux qui se distribuent dans sa substance, et par lesquels le cerveau peut l'influencer, au moins d'après l'opinion commune qui place l'origine de ce nerf dans un de ceux provenant de cette masse médullaire. Mais j'ai déjà dit que le système nerveux du grand sympathique était absolument indépendant de celui du cerveau; qu'il n'y avait même aucun nerf qui méritât ce nom; que ce qu'on avait pris pour ce nerf était une suite de communications entre un grand nombre de petits systèmes nerveux, tous indépendans les uns des autres, et qui ont chacun un ganglion pour centre, comme le grand système nerveux de la vie animale a pour centre le cerveau. Il me semble que cette manière de voir le grand sympathique jette quelque jour sur l'indépendance où le cœur est du cerveau; mais poursuivons l'exposé des expériences propres à constater cette indépendance.

5°. Si on répète sur les filets cardiaques du sympathique, filets qui viennent tous directement ou indirectement des ganglions, les expériences faites précédemment sur le nerf vague ou sur ses diverses branches qui émanent du cerveau, les résultats sont parfaitement analogues. Rien n'est troublé dans les mouvemens de l'organe; ces mouvemens n'augmentent point lorsqu'on irrite les nerfs; ils ne diminuent pas lorsqu'on les coupe, comme cela arrive toujours dans les muscles de la vie animale (1).

---

(1) Si les ganglions n'ont aucune influence sur le cœur, que

Je ne présente point très en détail toutes ces expériences, dont la plupart sont connues, mais que j'ai voulu cependant exactement répéter, parce que tous les auteurs ne s'accordent pas sur les phénomènes qui en résultent.

Il est un autre genre d'expériences analogues à celle-ci, qui peuvent encore éclairer les rapports du cœur et du cerveau : ce sont celles du galvanisme. Je ne négligerai point ce moyen de prouver que le premier de ces organes est toujours actuellement indépendant du second.

J'ai fait ces expériences avec une attention d'autant plus scrupuleuse, que plusieurs auteurs très-estimables ont avancé, dans ces derniers temps, une opinion contraire, et ont voulu établir que le cœur et les autres muscles de la vie organique ne diffèrent point sous le rapport de leur susceptibilité pour l'influence galvanique des muscles divers de la vie animale. Je vais d'abord dire ce que j'ai observé sur les animaux à sang rouge et froid.

1°. J'ai armé plusieurs fois dans une grenouille, d'une part son cerveau avec du plomb, d'une autre part son cœur et ses muscles des membres inférieurs avec une longue lame de zinc qui touchait au premier par son extrémité supérieure, et aux seconds par l'inférieure. La communication établie avec de l'argent entre les armatures des muscles et celles du cerveau a déterminé constamment des mouvemens dans les

devient donc le jour que votre manière de voir le grand sympathique *jette sur l'indépendance où* le même *cœur est du cerveau*?

membres; mais aucune accélération ne m'a paru sensible dans le cœur lorsqu'il battait encore; aucun mouvement ne s'est manifesté quand il avait cessé d'être en action. Quel que soit le muscle volontaire que l'on arme en même temps que le cœur, pour comparer les phénomènes qu'ils éprouvent lors de la communication métallique, il y a toujours une différence tranchante.

2°. J'ai armé sur une autre grenouille, par une tige métallique commune, d'une part la portion cervicale de la moelle épinière dans la région supérieure du cou, afin d'être au-dessus de l'endroit d'où les nerfs qui vont au sympathique et de là au cœur tirent leur origine; d'autre part, le cœur et un muscle volontaire quelconque. Toujours j'ai observé un résultat analogue à celui de l'expérience précédente, en établissant la communication. Toujours de violentes agitations dans les muscles volontaires, jointes au défaut de changement manifeste dans les mouvemens du cœur, se sont fait apercevoir.

3°. J'ai tâché de mettre à découvert les nerfs qui vont au cœur des grenouilles; plusieurs filets grisâtres à peine sensibles, et dont, à la vérité, je ne puis certifier positivement la nature, ont été armés d'un métal, tandis que le cœur reposait sur un autre. La communication établie par un troisième n'a déterminé aucun effet sensible.

Il me semble que ces essais, déjà tentés en partie avant moi, sont très-convenables pour déterminer positivement si le cerveau influence directement le cœur, surtout lorsqu'on a soin de les répéter, comme j'ai fait en armant successivement, et tour à tour, la surface interne, la surface externe et la substance même de ce dernier organe. Dans tous ces essais, en effet, la disposition naturelle est conservée entre les diverses parties qui servent à l'unir au cerveau.

Il est un autre mode d'expériences qui consiste, 1° à détacher le cœur de la poitrine; 2° à le mettre en contact avec deux métaux différens, par deux points de sa surface, ou avec des portions de chair armées de métaux; 3° à faire communiquer les armatures par un troisième métal : alors Humboldt a vu des mouvemens se manifester. J'avoue que souvent, en répétant strictement ces expériences, telles qu'elles sont indiquées, je n'ai rien aperçu de semblable. D'autres fois cependant un petit mouvement, très-différent de celui qui animait alors le cœur, s'est manifesté, et a paru tenir à l'influence galvanique. J'aurais presque pris ce mouvement pour l'effet de l'irritation mécanique des armatures, sans l'autorité respectable de cet auteur et d'une foule d'autres physiciens très-estimables, qui ont reconnu dans leurs essais l'influence du galvanisme sur le cœur lorsqu'il y est appliqué de cette manière. Je suis loin de prétendre voir dans mes expériences, mieux que ceux qui se sont occupés du même objet; je dis seulement ce que j'ai observé.

Au reste, les expériences où les armatures ne portent pas, d'un côté, sur une portion du système nerveux, de l'autre sur les fibres charnues du cœur, ne me semblent pas très-concluantes pour décider si l'influence que le cerveau exerce sur cet organe est directe. Quelle induction rigoureuse peut-on tirer des mouvemens produits par l'armature de deux portions charnues?

Je passe maintenant aux expériences faites sur les animaux à sang rouge et chaud : elles sont d'autant plus nécessaires, que le mode de contractilité des animaux à sang rouge et froid diffère essentiellement du leur, comme on le sait.

1°. J'eus l'autorisation, dans l'hiver de l'an 7, de faire différens essais sur les cadavres des guillotinés. Je les avais à ma disposition trente à quarante minutes après le supplice. Chez quelques-uns, toute espèce de motilité était éteinte; chez d'autres, on ranimait cette propriété avec plus ou moins de facilité dans tous les muscles, par les agens ordinaires. On la développait, surtout dans les muscles de la vie animale, par le galvanisme. Or, il m'a toujours été impossible de déterminer le moindre mouvement en armant, soit la moelle épinière et le cœur, soit ce dernier organe et les nerfs qu'il reçoit des ganglions par le sympathique, ou du cerveau par la paire vague. Cependant les excitans mécaniques, directement appliqués sur les fibres charnues, en occasionaient la contraction. Cela tenait-il à l'isolement où étaient depuis quelque temps les filets nerveux du cœur d'avec le cerveau? Mais alors, pourquoi ceux des muscles volontaires, également isolés, se prêtaient-ils aux phénomènes galvaniques? D'ailleurs, les expériences suivantes éclairciront ce doute.

2°. J'ai armé de deux métaux différens, sur des chiens et sur des cochons d'Inde, d'abord le cerveau et le cœur, ensuite le tronc de la moelle épinière et ce dernier organe, enfin ce même organe et le nerf de la paire vague dont il reçoit plusieurs nerfs. Les deux armatures étant mises en communication, aucun résultat sensible n'a été apparent; je n'ai point vu les mouvemens se ranimer lorsqu'ils avaient cessé, ou s'accélérer lorsqu'ils continuaient encore.

3°. Les nerfs cardiaques de deux chiens ont été armés, soit dans leurs filets antérieurs, soit dans les postérieurs ; une autre armature a été placée sur le cœur, tantôt à sa surface interne, tantôt à l'externe, quelquefois dans son tissu. La communication n'a pas produit non plus des mouvemens très-apparens. Dans toutes ces expériences, il ne faut établir cette communication que quelque temps après que l'armature du cœur a été placée, afin de ne point attribuer au galvanisme ce qui n'est que l'effet de l'irritation métallique.

4°. Humboldt dit que lorsqu'on détache le cœur promptement et avec le soin d'y laisser quelques-uns de ses nerfs isolés, on peut exciter des contractions en armant ceux-ci d'un métal, et en touchant l'armature avec un autre métal : je l'ai inutilement tenté plusieurs fois; cela a paru me réussir cependant dans une occasion.

5°. J'ai presque constamment réussi, au contraire, à produire des contractions sur les animaux à sang rouge et chaud, en leur arrachant le cœur, en le mettant en contact par deux points différens avec des métaux, et en établissant la communication. C'est le seul moyen, je crois, de produire sur cet organe, avec efficacité et évidence, les phénomènes galvaniques. Mais ce moyen, constaté déjà plusieurs fois, et par le Cit. Jadelot en particulier, ne prouve nullement ce que nous recherchons ici; savoir, s'il y a une influence directe exercée par le cerveau sur le cœur.

J'ai répété chacune de ces expériences sur le galvanisme un très-grand nombre de fois, et avec les plus minutieuses précautions. Cependant je ne prétends pas, comme je l'ai dit, jeter des doutes sur la réalité de celles qui ont offert des résultats différens à des physiciens estimables. On sait combien sont variables les effets des expériences qui ont les forces vitales pour objet. Au reste, en admettant même les résultats différens des miens, je ne crois pas qu'on puisse s'empêcher de reconnaître que sous le rapport de l'excitation galvanique il y a une différence énorme entre les muscles de la vie animale et ceux de la vie organique (1). Rien de plus propre à faire reconnaître cette différence, dans les expériences sur le cœur et sur les intestins, que d'armer toujours avec le même métal qui sert à l'armature de ces muscles, un de ceux de la vie animale, et d'établir ainsi un parallèle entre eux.

D'ailleurs, en supposant que les phénomènes galvaniques eussent sur ces deux espèces de muscles une égale influence, que prouverait ce fait ? rien autre chose, sinon que ces phénomènes suivent dans leur succession, des lois tout opposées à celles des phénomènes de l'irritation ordinaire des nerfs et des muscles auxquels ces nerfs correspondent.

---

(1) Oui, sans doute, la différence est énorme : mais n'avons-nous pas vu la cause de cette différence agir *énormément* pendant la vie sur la propagation de la sensibilité ! Cessons donc de faire jurer les faits avec leurs conséquences, et de soutenir que l'unité d'action qui préside aux mouvemens de la vie puisse résulter d'un anarchique congrès de puissances indépendantes entr'elles et d'un centre commun.

Voilà, je crois, un nombre assez considérable de preuves tirées, soit de l'observation des maladies, soit des expériences, pour répondre à la question proposée dans ce paragraphe, et assurer que le cerveau n'exerce sur le cœur aucune influence directe; que par conséquent, lorsque le premier cesse d'agir, c'est indirectement que le second interrompt ses fonctions.

§ II. *Déterminer si, dans les lésions du cerveau, la mort du cœur est causée par celle d'un organe intermédiaire.*

Puisque la cessation des fonctions du cœur n'est point directe dans les grandes lésions du cerveau, et que cependant cette cessation arrive alors subitement, il faut bien qu'il y ait un organe intermédiaire, dont l'interruption d'action en soit la cause prochaine. Or, cet organe, c'est le poumon. Voici donc quel est, dans la mort du cœur déterminée par celle du cerveau, l'enchaînement des phénomènes.

1°. Interruption de l'action cérébrale; 2° anéantissement de l'action de tous les muscles de la vie animale, des intercostaux et du diaphragme par conséquent; 3° cessation consécutive des phénomènes mécaniques de la respiration; 4° suspension des phénomènes chimiques, et conséquemment de la coloration du sang; 5° pénétration du sang noir dans les fibres du cœur; 6° affaiblissement et cessation d'action de ces fibres.

La mort qui succède aux lésions graves du cerveau a donc beaucoup d'analogie avec celle des différentes asphyxies; elle est seulement plus prompte par les raisons que j'indiquerai. Les expériences suivantes prouvent évidemment que les phénomènes de cette mort s'enchaînent de la manière que je viens d'indiquer.

1°. J'ai constamment trouvé du sang noir dans le système à sang rouge de tous les animaux tués par la commotion, la compression cérébrales, etc.; leur cœur est livide, et toutes les surfaces sont colorées à peu près comme dans l'asphyxie.

2°. J'ai ouvert sur un chien l'artère carotide: aussitôt du sang rouge s'est écoulé; l'artère a été liée ensuite, et j'ai assommé l'animal en lui portant un coup violent derrière l'occipital. A l'instant la vie animale a été anéantie; tout mouvement volontaire a cessé; les fonctions mécaniques, et, par une suite nécessaire, les fonctions chimiques du poumon, se sont trouvées arrêtées. L'artère, déliée alors, a versé du sang noir par un jet plus faible qu'à l'ordinaire; ce jet a diminué, s'est ensuite interrompu, et le sang a coulé, comme on le dit, en bavant. Enfin le mouvement du cœur a fini au bout de quelques minutes.

3°. J'ai toujours obtenu un semblable résultat en ouvrant une artère sur différens animaux que je faisais périr ensuite, soit par une section de la moelle entre la première vertèbre et l'occipital, soit par une forte compression exercée sur le cerveau préliminairement mis à nu, soit par la destruction de ce viscère, etc. C'est encore ainsi que meurent les animaux par la carotide desquels on pousse au cerveau des substances délétères.

4°. Les expériences précédentes expliquent la noirceur du sang qui s'écoule de l'artère ouverte des ani-

maux qu'on saigne dans nos boucheries, après les avoir assommés. Si le coup porté sur la tête a été très-violent, le sang sort presque tel qu'il était dans les veines. S'il a été moins fort et que l'action du diaphragme et des intercostaux n'ait été qu'affaiblie, au lieu d'avoir subitement cessé, la rougeur du sang n'est qu'obscurcie, etc. En général, il y a un rapport constant entre les degrés divers de cette couleur, et la force du coup.

On se sert pour l'usage de nos tables du sang des animaux. Sans doute que le noir et le rouge diffèrent; que l'un des deux serait préférable dans certains cas. Or, on pourrait à volonté avoir l'un ou l'autre, en saignant les animaux après ou avant de les avoir assommés, parce que, dans le premier cas, la respiration a cessé avant l'hémorragie, et que dans le second, elle continue pendant que le sang coule.

En général, l'état de la respiration, qui est altéré par un grand nombre de causes pendant les grandes hémorragies, fait singulièrement varier la couleur du sang qui sort des artères : voilà pourquoi dans les grandes opérations, dans l'amputation, dans le cancer, le sarcocèle, etc., on trouve tant de nuances au sang artériel. On sait qu'il sort quelquefois très-rouge au commencement, et très-brun à la fin de l'opération. Examinez la poitrine pendant ces variétés ; vous verrez constamment la respiration se faire exactement lorsqu'il est coloré en rouge, être au contraire embarrassée quand sa couleur s'obscurcit.

En servant d'aide à Desault, pendant ses opérations, j'ai eu occasion d'observer plusieurs fois, et ces variétés, et leur rapport avec la respiration. Ce rapport m'avait frappé avant même que j'en connusse la raison. Je l'ai constaté depuis par un très-grand nombre d'expériences sur les animaux. Je l'ai vérifié et fait observer dans l'extirpation d'une tumeur cancéreuse des lèvres, que je pratiquai l'an passé.

En général, il est rare que le sang artériel sorte aussi noir que celui des veines, dans les opérations; sa couleur devient seulement plus ou moins foncée.

Je n'ai jamais trouvé, dans mes expériences, de rapport entre le brun obscur de cette espèce de sang, et la compression exercée au-dessus de l'artère, comme quelques-uns l'ont assuré. Il en existe bien un entre la couleur et l'impétuosité du jet, qui s'affaiblit en général lorsque cette couleur a été foncée pendant quelques instans. Mais c'est dans la respiration qu'est le principe de ce rapport, qu'on expliquera facilement d'après ce que j'ai dit en différens endroits de cet ouvrage. Revenons au point de doctrine qui nous occupe, et dont nous nous étions écartés.

Je crois que, d'après toutes les considérations et les expériences contenues dans cet article, la manière dont le cœur cesse d'agir par l'interruption des fonctions cérébrales ne peut plus être révoquée en doute, et que nous pouvons résoudre d'une manière positive la question proposée plus haut, en assurant que, dans cette circonstance, le poumon est l'organe intermédiaire dont la mort entraîne celle du cœur, laquelle ne pourrait alors arriver directement (1).

---

(2) Nous pourrions adresser ici des reproches bien mérités

Il y a donc cette différence entre la mort du cœur par celle du cerveau, et la mort du cerveau par celle du cœur, que dans le premier cas, la mort de l'un n'est qu'une cause indirecte de celle de l'autre; que dans le second cas, au contraire, cette cause agit directement, comme nous l'avons vu plus haut. (1) Si quelques hommes ont jamais pu suspendre volontairement les battemens de leur cœur, cela ne prouve pas, comme le disaient les disciples de Stahl, l'influence de l'âme sur les mouvemens de la vie organique, mais seulement sur les phénomènes mécaniques de la res-

---

au Créateur, pour avoir oublié, négligé peut-être dans notre organisation, une petite circonstance qui suffisait cependant (aux hémorragies près) pour nous rendre immortels; car, je le demande, puisqu'il a bien pu faire que le cœur ne mourût qu'indirectement par la mort indirecte du poumon, qui n'arrive elle-même que parce que la cessation de l'influence cérébrale paralyse le diaphragme et les muscles intercostaux, que lui en aurait-il coûté, au lieu de placer dans le cerveau le principe d'action de ces muscles, de le confier, comme il l'a fait pour le cœur et le poumon, *à l'organe même qui se meut*? En vérité, je ne saurais blâmer Garo de s'écrier encore: « A » quoi songeait l'auteur de tout cela! »

(1) De sorte que le cœur, qui, sans cette maudite dépendance des intercostaux et du diaphragme, n'aurait eu rien à redouter de la mort du cerveau, se trouve lui-même dépositaire du principe d'action de cet organe, et par une conséquence nécessaire, le centre commun de la vie organique et de la vie animale. Une chose m'embarrasse cependant un peu: c'est de savoir pourquoi le cerveau cesse d'influencer les muscles respiratoires pour faire mourir le cœur, lorsque le cœur lui-même, par son action immédiate, détermine dans cet organe le principe de leurs mouvemens.

piration, qui, dans ce cas, ont du être, ainsi que les phénomènes chimiques, préliminairement arrêtés.

Dans les animaux à sang rouge et froid, dans les reptiles en particulier, la mort du cœur ne succède pas aussi promptement à celle du cerveau que dans les animaux à sang rouge et chaud. La circulation continue encore très-long-temps dans les grenouilles, dans les salamandres, etc., après que l'on a enlevé leur masse céphalique. Je m'en suis assuré par de fréquentes expériences.

On concevra facilement ce phénomène, si on se rappelle que la respiration peut-être long-temps suspendue chez ces animaux sans que pour cela le cœur arrête ses mouvemens, comme d'ailleurs on peut s'en assurer en les forçant de séjourner sous l'eau plus que de coutume.

En effet, comme, d'après ce que nous avons dit, le cœur ne finit son action, lorsque celle du cerveau est interrompue, que parce qu'alors le poumon meurt préliminairement, il est manifeste qu'il doit exister entre la mort violente du cerveau et celle du cœur un intervalle à peu près égal au temps que peut durer, dans l'état naturel, la suspension de la respiration.

ARTICLE DOUZIÈME.

De l'influence que la mort du cerveau exerce sur celle de tous les organes.

En rappelant ici la division des organes en deux grandes classes, savoir, en ceux de la vie animale, et en ceux de la vie organique, l'on voit d'abord que les fonctions des organes de la première classe doivent s'interrompre à l'instant même où le cerveau meurt. En effet, toutes ces fonctions ont, ou indirectement, ou directement, leur siége dans cet organe. Celles qui ne lui appartiennent que d'une manière indirecte sont les sensations, la locomotion et la voix, fonctions que d'autres organes exécutent, il est vrai, mais qui, ayant leur centre dans la masse céphalique, ne peuvent continuer dès qu'elle cesse d'agir. D'un autre côté, tout ce qui, dans la vie animale, dépend immédiatement du cerveau, comme l'imagination, la mémoire, le jugement, etc., ne peut évidemment s'exercer que quand cet organe est en activité. La grande difficulté porte donc sur les fonctions de la vie organique. Recherchons comment elles finissent dans le cas qui nous occupe.

§ I. *Déterminer si l'interruption des fonctions organiques est un effet direct de la cessation de l'action cérébrale.*

L'observation et l'expérience vont nous servir ici, comme dans l'article précédent, à prouver que toutes les fonctions internes sont, de même que l'action du cœur, soustraites à l'empire immédiat du cerveau, et que par conséquent leur interruption ne saurait immédiatement dériver de la mort de cet organe. Je commence par l'observation.

1°. Il est une foule de maladies du cerveau qui, portées au dernier degré, déterminent une suspension presque générale de la vie animale, qui ne laissent ni sensations, ni mouvemens volontaires, si ce n'est de faibles agitations dans les intercostaux et dans le diaphragme, agitations qui seules soutiennent alors la vie générale. Or, dans cet état où l'homme a perdu la moitié de son existence, l'autre moitié que composent les fonctions organiques, continue encore souvent très-long-temps avec la même énergie. Les sécrétions, les exhalations, la nutrition, etc., s'opèrent presque comme à l'ordinaire (1). Chaque jour l'apoplexie, la commotion, les épanchemens, l'inflammation cérébrale, etc., etc., nous offrent ces sortes de phénomènes.

2°. Dans le sommeil, les sécrétions s'opèrent certainement, quoique Bordeu s'appuie sur l'opinion contraire, pour prouver l'influence des nerfs sur les glandes : la digestion se fait aussi parfaitement bien alors ; toutes les exhalations, la sueur en particulier, augmentent souvent au-delà du degré habituel ; la nutrition continue comme à l'ordinaire, et même il y a beaucoup de preuves très-solides en faveur de l'opinion de ceux qui prétendent qu'elle augmente pendant que les animaux dorment. Or, tout le monde sait, et il résulte spécialement de ce que nous avons

(1) Ce *presque* est un aveu formel que l'énergie des fonctions n'est pas tout-à-fait la même sous l'influence de ces *faibles agitations* des intercostaux et du diaphragme. Cependant le principe posé à la page 179 sur la transmigration des forces de l'un des segmens du cercle formé par l'ensemble des fonctions à l'autre nous conduirait à cette conclusion naturelle, que la vie organique, héritant alors nécessairement de la portion de forces qui vient d'abandonner la vie animale, devrait jouir, au contraire, d'une double énergie.

dit dans la première partie de cet ouvrage, que le sommeil survient parce que le cerveau, affaibli par l'exercice trop soutenu de ses fonctions, est obligé de les suspendre durant un certain temps. Donc, le relâchement des organes internes n'est pas une suite de celui du cerveau ; donc, l'influence qu'il exerce sur eux n'est pas directe ; donc, quand il meurt, ce n'est pas immédiatement qu'ils interrompent leur action.

3°. Le sommeil des animaux dormeurs fait mieux contraster encore que le sommeil ordinaire, l'interruption de la vie animale, des fonctions cérébrales par conséquent, avec la permanence de la vie organique.

4°. Dans les paralysies diverses, dans celles, par exemple, qui affectent les membres inférieurs et les viscères du bassin, à la suite d'une commotion ou d'une compression de la partie inférieure de la moelle épinière, la communication des parties paralysées avec le cerveau est, ou entièrement rompue, ou au moins très-affaiblie. Elle est rompue quand toute espèce de sentiment et de mouvement a cessé ; elle n'est qu'affaiblie quand l'une ou l'autre propriété reste encore. Or, dans ces deux cas, la circulation générale et celle capillaire continuent ; l'exhalation s'opère comme à l'ordinaire dans le tissu cellulaire et à la surface cutanée ; l'absorption s'exerce également, puisque sans elle l'hydropisie surviendrait. La sécrétion peut avoir lieu aussi : rien en effet de plus fréquent, dans les paralysies complètes de vessie, qu'une sécrétion abondante d'humeur muqueuse à la surface interne de cet organe. Quant à la nutrition, il est évident que si les diverses espèces de paralysies la diminuent un peu, jamais elles ne l'arrêtent entièrement (1).

5°. Les spasmes, les convulsions qui naissent d'une énergie contre nature dans l'action cérébrale, et qui portent d'une manière si visible leur influence sur les fonctions externes, modifient très-faiblement, et souvent pas du tout, les exhalations, les sécrétions, la circulation, la nutrition des parties où ils se développent. Dans ces divers phénomènes maladifs, c'est une chose bien digne de remarque, que le calme où se trouve la vie organique, comparé au trouble, au bouleversement qui agitent la vie animale dans le membre, ou dans la partie affectée.

6°. Les fœtus acéphales ont, dans le sein de leur mère, une vie organique tout aussi active que les fœtus bien conformés; ils sont même quelquefois, en naissant, dans des proportions supérieures à l'accroissement naturel. J'ai eu occasion de m'en assurer sur deux fœtus de cette espèce, apportés l'an passé dans mon amphithéâtre: non-seulement leur face était plus développée, comme il arrive toujours, parce que le système vasculaire cérébral étant nul, le facial s'accroît à proportion; mais encore toutes les parties, celles de la génération en

(1) La paralysie ne peut cependant diminuer la nutrition que par l'affaiblissement de l'influence nerveuse. Mais puisque vous assimilez le sommeil à la paralysie, et que vous penchez beaucoup pour l'opinion de ceux qui croient que la nutrition augmente pendant que les animaux dorment, dites-nous donc pourquoi la même nutrition est diminuée par la paralysie?

particulier, qui, avant la naissance, semblent ordinairement être à peine ébauchées, avaient un développement correspondant. Donc, la nutrition, la circulation, etc., sont alors aussi actives qu'à l'ordinaire, quoique l'influence cérébrale manque absolument à ces fonctions.

7°. Qui ne sait que dans les animaux sans cerveau, dans ceux même où aucun système nerveux n'est apparent, comme dans les polypes, la circulation capillaire, l'absorption, la nutrition, etc., s'opèrent également bien ? Qui ne sait que la plupart des fonctions organiques sont communes à l'animal et au végétal ? que celui-ci vit réellement organiquement, quoique ses fonctions ne soient influencées ni par un cerveau, ni par un système nerveux (1) ?

8°. Si on médite un peu les diverses preuves que Bordeu donne de l'influence nerveuse sur les sécrétions, on verra qu'aucune n'établit positivement l'action actuelle du cerveau sur cette fonction. Il n'y en aurait qu'une qui serait tranchante, savoir, l'interruption subite des fluides sécrétés par la section des nerfs des diverses glandes : or, je ne sais qui a pu jamais faire exactement cette section. On parle beaucoup d'une expérience de cette nature, pratiquée sur les paro-

(1) Il y a si peu d'analogie entre ce qu'on nomme *sensibilité* dans le végétal et cette faculté dans les animaux, qu'il serait bien à désirer qu'on ne les confondît pas sous une même dénomination ; nous avons ensuite trop peu de données sur l'organisation de la matière pulpeuse informe dont se composent le polype et le zoophyte, pour que nous puissions en faire des applications lumineuses aux animaux à sang chaud.

tides. La disposition des nerfs de cette glande rend cet essai si visiblement impossible, que je n'ai pas même tenté de le répéter ; il n'y a guère que le gland où il est praticable. J'ai donc isolé dans un chien le cordon des vaisseaux spermatiques ; les nerfs ont été coupés sans toucher aux vaisseaux. Je n'ai pu juger des effets de cette expérience par rapport à la sécrétion de la semence, parce que l'inflammation est survenue dans le testicule, où s'est ensuite formé un dépôt. Mais cette inflammation même, ainsi que la suppuration, formées sans l'influence nerveuse du cerveau, ne supposent-elles pas la possibilité de la sécrétion, indépendamment de cette influence ? On ne peut, dans cette expérience, isoler l'artère spermatique du plexus qu'elle reçoit du grand sympathique, tant est inextricable l'entrelacement de ces nerfs. Mais, au reste, leur section importe assez peu, attendu qu'ils viennent des ganglions : l'essentiel est de rompre toute communication avec le cerveau, en détruisant les filets lombaires (1).

Je pourrais ajouter une foule d'autres considérations à celles-ci, dont plusieurs ont déjà été indiquées par d'autres auteurs, pour prouver que les fonctions organiques ne sont nullement sous la dépendance actuelle du cerveau, que par conséquent lorsque celui-ci

---

(1) Mais vous perdez de vue que n'en étant encore qu'à la démonstration de l'indépendance dans laquelle seraient du cerveau les organes sécréteurs, vous n'avez pas le droit de vous appuyer sur la même indépendance comme sur un fait avéré ; et que ce serait toujours vouloir prouver l'hypothèse par l'hypothèse.

meurt, ce n'est point directement qu'elles cessent d'être en activité.

C'est ici, surtout, que la distinction de la sensibilité et de la contractilité, en animales et en organiques, mérite, je crois, d'être attentivement examinée. En effet, l'idée de sensibilité rappelle presque toujours celle des nerfs dans notre manière de voir ordinaire; et l'idée des nerfs amène celle du cerveau; en sorte qu'on ne sépare guère ces trois choses: cependant il n'y a réellement que dans la vie animale où l'on doit les réunir; dans la vie organique elles ne sauraient être associées, au moins directement (1).

Je ne dis point que les nerfs cérébraux n'aient pas sur la sensibilité organique une influence quelconque (2); mais je soutiens, d'après l'observation et l'expérience, que cette influence n'est point directe, qu'elle n'est point de la nature de celle qu'on observe dans la sensibilité animale (3).

---

(1) Expliquez-vous enfin clairement; car nous touchons aux dernières pages de ce livre, sans qu'il nous ait encore appris votre secret sur la sensibilité organique. Les nerfs des ganglions en sont-ils ou n'en sont-ils pas les agens? ce que vous dites ici, quoiqu'un peu vague, paraît être pour l'affirmative, et ce que vous disiez à l'occasion du poumon et du cœur (art. 10 et 11) était pour la négative.

(2) Comment les nerfs cérébraux auraient-ils sur la sensibilité organique une influence que le cerveau lui-même n'a pas?

(3) Nous ne contestons pas que les ganglions ne diminuent l'influence de ces nerfs; mais est-ce à dire qu'ils en changent la nature? Et parce que la sensibilité ne parvient au-delà de ces

Plusieurs auteurs ont déjà très-bien vu que l'opinion qui place dans les nerfs le siége exclusif et immédiat du sentiment est sujette à une foule de difficultés ; ils ont même cherché d'autres moyens d'expliquer les phénomènes de cette grande propriété des corps vivans (1). Mais il en est de la question des agens comme de celle de la nature de la sensibilité : nous nous y égarerons toujours, tant que le fil de la rigoureuse expérience ne nous guidera pas ; or, cette question ne me paraît guère susceptible de se prêter à ce moyen de certitude.

Contentons-nous donc d'analyser les faits, de bien les recueillir, de les comparer entre eux, de saisir leurs rapports généraux. L'ensemble de ces recherches forme la vraie théorie de forces vitales ; tout le reste n'est que conjecture (2).

---

petits corps qu'après avoir été réduite peut-être des neuf dixièmes, faut-il en conclure qu'elle ne soit plus directe ?

(1) Le sentiment est encore moins une propriété des corps vivans que la sensibilité, puisqu'il est le résultat d'un acte, et que cette dernière n'en est que la promesse. Mais nous voilà plus que jamais enfoncés dans le vague ; car pour lever *les difficultés que présente le siége* de cette prétendue propriété *dans les nerfs*, où le placera-t-on ?

(2) Vous l'entendez : *le fil de la rigoureuse expérience ne peut nous guider*, ni sur les agens, ni sur la nature de la sensibilité ; c'est-à-dire que les points fondamentaux de la distinction des deux vies ne peuvent *se prêter à ce moyen de certitude.* C'est donc bien évidemment sans le secours de ce fil qu'on a dépouillé les nerfs de la seule faculté que la saine raison puisse leur accorder, et qu'on soutient que la sensibilité organique n'est point de la même nature que l'animale. Le ser-

Outre les considérations que je viens de présenter, il en est une autre qui me paraît prouver bien manifestement que les fonctions organiques ne sont point sous l'immédiate influence du cerveau. C'est que la plupart des viscères qui servent à ces fonctions ne reçoivent point ou presque point de nerfs cérébraux, mais bien des filets provenant des ganglions.

On observe ce fait anatomique dans le foie, le rein, le pancréas, la rate, les intestins, etc., etc. Dans les organes même de la vie animale, il y a souvent des nerfs qui servent aux fonctions externes, et d'autres aux internes; alors les uns viennent directement du cerveau, les autres des ganglions. Ainsi les nerfs ciliaires naissant du ganglion ophthalmique, président-ils à la nutrition et aux sécrétions de l'œil, tandis que l'optique, né du cerveau, sert directement à la vision. Ainsi l'acoustique est-il dans la pituitaire l'agent de la perception des odeurs, tandis que les filets du ganglion de Mekel n'ont rapport qu'aux phénomènes organiques de cette membrane, etc.

Or, les nerfs des ganglions ne peuvent transmettre l'action cérébrale; car nous avons vu que le système nerveux partant de ces corps, doit être considéré comme parfaitement indépendant du système nerveux cérébral; que le grand sympathique ne tire point son origine du cerveau, de la moelle épinière ou des nerfs de la vie animale; que cette origine est exclusivement

mon qu'on nous adresse après cet aveu ne saurait empêcher l'assemblage incohérent de pièces mal assorties, dont se compose une telle doctrine, de s'écrouler de toutes parts.

dans les ganglions; que ce nerf n'existe même point, à proprement parler, qu'il n'est qu'un ensemble d'autant de petits systèmes nerveux qu'il y a de ganglions, lesquels sont des centres particuliers de la vie organique, analogues au grand et unique centre nerveux de la vie animale, qui est le cerveau.

Je pourrais ajouter bien d'autres preuves à celles indiquées plus haut, pour établir que le grand sympathique n'existe réellement pas, et que les communications nerveuses qu'on a prises pour lui, ne sont que des choses accessoires aux systèmes des ganglions. Voici quelques-unes de ces preuves : 1° ces communications nerveuses ne se rencontrent point au cou des oiseaux, ou, comme l'observe le C. Cuvier, on ne trouve entre le ganglion cervical supérieur et le premier thorachique aucune trace du grand sympathique. Le ganglion cervical supérieur est donc, dans les oiseaux, ce que sont dans l'homme l'ophthalmique, le ganglion de Mekel, etc., c'est-à-dire indépendant et isolé des autres petits systèmes nerveux dont chacun des ganglions inférieurs forme un centre; cependant, malgré l'absence de communication, les fonctions se font également bien. Cette disposition naturelle aux oiseaux s'accorde très-bien avec celle non ordinaire à l'homme, que j'ai quelquefois observée entre le premier ganglion lombaire et le dernier thorachique, entre les ganglions lombaires même, ainsi qu'entre les sacrés; 2° souvent il n'y a point de ganglion à l'endroit où le prétendu nerf sympathique communique avec la moelle épinière. Cela est manifeste au cou de l'homme, dans l'abdomen des poissons, etc., etc. Cette disposition prouve-t-elle que l'origine du sympathique est dans la moelle épinière? non; elle indique seulement une communication moins directe que dans les autres parties entre les ganglions et le système nerveux de la vie animale. Voici en effet comment on doit envisager cette disposition : le ganglion cervical inférieur fournit un gros rameau qui remonte au supérieur pour établir entre eux une communication directe; mais en remontant, il distribue diverses branches à chaque paire cervicale, qui forment une communication secondaire. Cette disposition ne change donc rien à notre manière de voir.

Rapprochons maintenant ces considérations de celles exposées dans la note de la page 91, et nous serons de plus en plus convaincus, 1° que le grand sympathique n'est qu'un assemblage de petits systèmes nerveux, ayant chacun un ganglion pour centre, étant tous indépendans les uns des autres, quoique ordinairement communiquant entre eux et avec la moelle épinière; 2° que les nerfs appartenant à ces petits systèmes ne sauraient être considérés comme une dépendance du grand système nerveux de la vie animale; 3° que par conséquent les organes pourvus exclusivement de ces nerfs, ne sont point sous l'immédiate dépendance du cerveau (1)

---

(1) Mais, je ne cesse de le répéter, Scarpa n'a-t-il pas prouvé, sans réplique, la continuité de substance entre les nerfs de la prétendue vie animale et ceux des ganglions, en démontrant que les trois ou quatre filets fournis par chacun des premiers, allaient, peu après leur naissance, se diviser à l'infini, se contourner un grand nombre de fois dans le ganglion correspondant, pour se distribuer ensuite dans les divers cordons

Il ne faut pas croire cependant que tous les organes qui servent à des fonctions internes reçoivent exclusivement leurs nerfs des ganglions. Dans plusieurs, c'est le cerveau qui les fournit; et cependant les expériences prouvent également dans ces organes, que leurs fonctions ne sont pas sous l'immédiate influence de l'action cérébrale (1).

Nous n'avons encore que le raisonnement et l'observation pour base du principe important qui nous occupe; savoir, que ce n'est point directement que les fonctions internes ou organiques cessent par la mort du cerveau. Mais les expériences sur les animaux vivans ne le démontrent pas d'une manière moins évidente.

1°. J'ai toujours observé qu'en produisant artificiellement des paralysies ou des convulsions dans les nerfs cérébraux des diverses parties, on n'altère d'une manière sensible et subite ni les exhalations, ni l'absorption, ni la nutrition de ces parties.

2°. On sait depuis très-long-temps qu'en irritant les nerfs des ganglions qui vont à l'estomac, aux intestins, à la vessie, etc., on ne détermine point de spasme

---

qui forment le grand sympathique? quel genre de démonstration faut-il donc pour établir un tel fait? Pouvons-nous préférer le vague des théories spéculatives à des notions aussi exactes?

(1) Comment se fait-il donc que des organes, pourvus de nerfs par le cerveau, ne soient pas sous son immédiate influence? serait-ce parce que vous avez dit à la page 388, « que tout » organe soumis à l'influence directe du cerveau est par là même volontaire?

dans les fibres charnues de ces organes, comme on en produit dans les muscles de la vie animale par l'irritation des nerfs cérébraux qui vont se distribuer à ces muscles.

3°. La section des nerfs des ganglions ne paralyse point subitement les organes creux, dont le mouvement vermiculaire ou de resserrement continue encore plus ou moins long-temps après l'expérience.

4°. J'ai répété, par rapport à l'estomac, aux intestins, à la vessie, à la matrice, etc., les expériences galvaniques dont les résultats, par rapport au cœur, ont été exposés. J'ai armé d'abord de deux métaux différens le cerveau et chacun de ces viscères en particulier : aucune contraction n'a été sensible à l'instant de la communication des deux armatures. Chacun de ces viscères a été ensuite armé, en même temps que la portion de moelle épinière placée au-dessus d'eux ; enfin, j'ai armé simultanément, et les nerfs que quelques-uns reçoivent de ce prolongement médullaire, et ces organes eux-mêmes : ainsi l'estomac et les nerfs de la paire vague, la vessie et les nerfs qu'elle reçoit des lombaires ont été armés ensemble. Or, dans presque tous ces cas, la communication des deux armatures n'a produit aucun effet bien marqué ; seulement dans le dernier j'ai aperçu deux fois un petit resserrement sur l'estomac et la vessie. Dans ces diverses expériences je produisais cependant de violentes agitations dans les muscles de la vie animale, que j'armais toujours du même métal que celui dont je me servais pour les muscles de la vie organique, afin d'avoir un terme de comparaison.

5°. Dans tous les cas précédens, ce sont les diverses

portions du système nerveux cérébral qui ont été armées en même temps que les muscles organiques. J'ai voulu galvaniser aussi les nerfs des ganglions avec les mêmes muscles. La poitrine d'un chien étant ouverte, on trouve sous la plèvre le grand sympathique, qu'il est facile d'armer d'un métal. Comme, suivant l'opinion commune, ce nerf se distribue dans tout le bas-ventre, en armant d'un autre métal chacun des viscères qui s'y trouvent contenus, et en établissant des communications, je devais espérer d'obtenir des contractions, à peu près comme on en produit en armant le faisceau des nerfs lombaires et les divers muscles de la cuisse. Cependant aucun effet n'a été sensible.

6°. Dans notre manière de voir le nerf sympathique, on conçoit ce défaut de résultat. En effet, les ganglions intermédiaires aux organes gastriques et au tronc nerveux de la poitrine ont pu arrêter les phénomènes galvaniques. J'ai donc mis à découvert les nerfs qui partent des ganglions pour aller directement à l'estomac, au rectum, à la vessie, et j'ai galvanisé par ce moyen ces divers organes : aucune contraction ne m'a paru ordinairement en résulter; quelquefois un petit resserrement s'est fait apercevoir; mais il était bien faible en comparaison de ces violentes contractions qu'on remarque dans les muscles de la vie animale. Je ne saurais encore trop recommander ici de bien distinguer ce qui appartient au contact mécanique des métaux, d'avec ce qui est l'effet du galvanisme.

7°. Ces expériences sont difficiles sur les intestins à cause de la ténuité de leurs nerfs. Mais comme ces nerfs forment un plexus très-sensible autour de l'artère mésentérique, qui va avec eux se distribuer dans le tissu de ces organes, on peut, en mettant cette artère à nu, et en l'entourant d'un métal, tandis qu'un autre est placé sur un point quelconque du tube intestinal, galvaniser également ce tube. Or, dans cette expérience, je n'ai obtenu non plus aucun résultat bien manifeste.

8°. Tous les essais précédens ont été faits sur des animaux à sang rouge et chaud ; j'en ai tenté aussi d'analogues sur des animaux à sang rouge et froid. Le cerveau et les viscères musculeux de l'abdomen d'une grenouille, les mêmes viscères et la portion cervicale de la moelle épinière, ont été armés en même temps de deux métaux divers. Rien de sensible n'a paru à l'instant de leur communication, et cependant les muscles de la vie animale entraient ordinairement alors en contraction, même sans être armés, et par le seul contact d'un métal sur l'armature du système nerveux. Ce n'est pas faute de multiplier les points de contact sur les viscères gastriques que le succès a pu manquer ; car j'avais soin de passer un fil de plomb dans presque tout le tube intestinal pour lui servir d'armature.

9°. Quant aux nerfs qui vont directement aux fibres charnues des organes gastriques, ils sont si ténus sur la grenouille qu'il est très-difficile de les armer. Le C. Jadelot a cependant obtenu, dans une expérience, un resserrement lent des parois de l'estomac, en agissant directement sur les nerfs de ce viscère. Mais certainement ce resserrement, analogue sans doute à ceux que j'ai observés souvent dans d'autres expériences, ne peut être mis en parallèle avec les effets étonnans qu'on obtient dans les muscles volontaires; et il sera toujours vrai de dire que, sous le rapport des phénomènes galvaniques, comme sous tous les autres, une énorme différence existe entre les muscles de la vie animale et ceux de la vie organique (1).

Voilà, je crois, une somme de preuves plus que suffisante pour résoudre avec certitude la question proposée dans ce paragraphe, en établissant comme un principe fondamental, 1° que le cerveau n'influence point d'une manière directe les organes et les fonctions de la vie interne; 2° que, par conséquent, l'interruption de ces fonctions, dans les grandes lésions du cerveau, n'est point un effet immédiat de ces lésions.

Je suis loin cependant de regarder l'action cérébrale comme entièrement étrangère à la vie organique; mais je crois être fondé à établir que cette vie n'en emprunte que des secours secondaires indirects, et que nous ne connaissons encore que très-peu (2).

---

(1) Il ne s'agit point ici de savoir si le cerveau exerce plus d'influence sur la vie animale que sur la vie organique, mais de prouver que celle qu'il exerce sur cette dernière est indirecte, c'est-à-dire restreinte dans l'action des muscles intercostaux et du diaphragme sur le poumon et le cœur; car voilà le sens dans lequel l'expression d'*influence indirecte* a été introduite dans la discussion.

(2) Puisque l'action du cerveau sur la vie organique est indirecte, quel est donc encore cet autre genre de *secours indirect* que la même vie lui emprunte?

Si je me suis un peu étendu sur cet objet, c'est que rien n'est plus vague, en médecine, que le sens qu'on attache communément à ces mots : *action nerveuse*, *action cérébrale*, *etc.* On ne distingue jamais assez ce qui appartient aux forces d'une vie, d'avec ce qui est l'attribut des forces de l'autre. On peut faire, surtout à Cullen, le reproche de trop exagérer l'influence du cerveau.

§ II. *Déterminer si l'interruption des fonctions de la vie organique est un effet indirect de la cessation de l'action cérébrale.*

Puisque la vie organique ne cesse pas immédiatement par la cessation de l'action cérébrale, il y a donc des agens intermédiaires qui déterminent, par leur mort, cette cessation. Or, ces agens sont principalement, comme dans la mort du cœur par celle du cerveau, les organes mécaniques de la respiration. Voici la série des phénomènes qui arrivent alors :

1°. Interruption des fonctions cérébrales ; 2° cessation des fonctions mécaniques du poumon ; 3° anéantissement de ses fonctions chimiques ; 4° circulation du sang noir dans toutes les parties ; 5° affaiblissement du mouvement du cœur et de l'action de tous les organes ; 6° suspension de ce mouvement et de cette action.

Tous les organes internes meurent donc à peu près comme dans l'asphyxie, c'est-à-dire, 1° parce qu'ils sont frappés du contact du sang noir ; 2° parce que la circulation cesse de leur communiquer le mouvement général nécessaire à leur action, mouvement dont l'effet est indépendant de celui que produit le sang par les principes qu'il contient.

Cependant il y a plusieurs différences entre la mort par l'asphyxie et celle par les grandes lésions du cerveau. 1° La vie animale est assez communément interrompue dans la seconde, à l'instant même du coup; elle ne l'est, dans la première, qu'à mesure que le sang noir pénètre le cerveau. 2° La circulation est quelque temps à cesser dans la plupart des asphyxiés, soit parce que la coloration en noir n'est que graduelle, soit parce que l'agitation des membres et de tous les organes à mouvemens volontaires, l'entretient tant que le cerveau peut encore déterminer ces mouvemens. Au contraire, dans les lésions du cerveau, d'un côté l'interruption de la respiration étant subite, la noirceur du sang ne se fait point par degré; d'un autre côté, la vie animale étant tout à coup arrêtée, tous les organes deviennent à l'instant immobiles, et ne peuvent plus favoriser le mouvement du sang. Cette observation est surtout applicable à la poitrine, dont les parois favorisent singulièrement la circulation pulmonaire, et même les mouvemens du cœur, par l'élévation et l'abaissement alternatifs dont elles sont le siége. C'est là véritablement l'influence mécanique que la circulation reçoit dans la respiration. Celle née de la dilatation ou du resserrement du poumon est absolument illusoire, ainsi que nous l'avons vu (1).

---

(1) Quoi! l'élévation et l'abaissement des parois de la poitrine favoriseraient la circulation pulmonaire, et cette fonction serait cependant indifférente à la dilatation et au resserrement du poumon, c'est-à-dire à la conséquence immédiate de l'é-

Au reste, les deux genres de mort, dont l'un commence au poumon et l'autre au cerveau, peuvent s'éloigner ou se rapprocher par la manière dont ils arrivent; et il s'en faut de beaucoup que les différences que je viens d'indiquer soient générales. Ainsi, quand l'asphyxie est subite, comme, par exemple, lorsqu'on fait tout à coup le vide dans la trachée-artère, en y pompant l'air avec une seringue, il n'y a ni taches livides ni engorgement du poumon; la circulation cesse très-vite : cette mort se rapproche de celle où la vie du cerveau est anéantie subitement.

Au contraire, si le coup qui frappe ce dernier organe ne fait qu'altérer profondément ses fonctions, et permet encore aux muscles inspirateurs de s'exercer faiblement pendant un certain temps, le système capillaire du poumon peut s'engorger; le système capillaire général peut se pénétrer aussi de sang en diverses parties. La circulation est alors lente à cesser. Cette mort a de l'analogie avec celle de beaucoup d'asphyxies.

On conçoit par là que la mort dont le principe est dans le cerveau, et celle qui commence dans le poumon, se rapprochent ou s'éloignent l'une de l'autre, suivant que la cause qui frappe l'un de ces deux organes agit avec plus ou moins de promptitude ou de lenteur. L'enchaînement des phénomènes est toujours à peu près le même, surtout lorsque le premier est affecté :

---

lévation et de l'abaissement des mêmes parois, au seul mode suivant lequel ces mouvemens puissent favoriser ou ralentir la circulation pulmonaire! C'est un peu trop fort.

la cause de cet enchaînement ne varie pas, mais les phénomènes eux-mêmes présentent de nombreuses variétés.

On a demandé souvent comment mouraient les pendus : les uns ont cru qu'il y avait chez eux luxation aux vertèbres cervicales, compression de la moelle épinière, et par conséquent mort très-analogue à celle qui est l'effet de la commotion, de l'enfoncement des pièces osseuses du crâne, etc. Les autres ont dit que le défaut seul de respiration les faisait périr. J'ai eu occasion de disséquer un pendu où il n'y avait pas luxation, mais fracture de la troisième vertèbre cervicale. J'ai soupçonné, il est vrai, que cette solution de continuité n'était pas arrivée à l'instant de l'accident. La personne s'était elle-même donné la mort; l'agitation du cou ne pouvait donc avoir été très-considérable. C'était sans doute un effet produit sur le cadavre même, dans une chute, dans une fausse position, etc., ce que je ne me rappelle pas cependant avoir observé sur d'autres cadavres. Au reste, que les pendus périssent par compression de la moelle, ce qui bien certainement n'arrive pas toujours, ou que chez eux, le seul défaut de respiration cause la mort, on voit que l'enchaînement des phénomènes n'est pas très-différent dans l'un et l'autre cas. Quand il y a luxation, toujours aussi il y a asphyxie simultanée ; et alors cette affection est produite, d'un côté directement, parce que la pression de la corde intercepte le passage de l'air; d'un autre côté, indirectement, parce que les intercostaux et le diaphragme paralysés ne peuvent plus dilater la poitrine pour recevoir ce fluide.

En général, il y a plus de rapports entre les deux modes par lesquels la mort du cerveau ou celle du poumon produisent la mort des organes, qu'entre un de ces deux premiers modes, et celui par lequel le cœur mourant, toutes les parties meurent aussi.

On pourra facilement, je crois, faire, d'après ce que j'ai dit, la comparaison de ces trois genres de mort ; comparaison qui me paraît importante, et dont voici quelques traits :

1°. Il y a toujours du sang noir dans le système à sang rouge, quand c'est par le cerveau ou par le poumon que commence la mort ; souvent, au contraire, ce système contient du sang rouge quand le cœur cesse subitement ses fonctions.

2°. La circulation dure encore quelque temps dans les deux premiers cas ; elle est subitement anéantie dans le troisième.

3°. C'est à cause de l'absence de son mouvement général que le sang cesse d'entretenir la vie des organes, lorsque leur mort dépend de celle du cœur : c'est bien en partie de cette manière, mais aussi c'est principalement par la nature des élémens qui composent le sang, que ce fluide ne peut plus animer l'action des mêmes organes, quand leur mort dérive de celle du poumon ou du cerveau, etc., etc. (1).

---

(1) Tout cela nous prouve donc évidemment que, quel que soit celui de ces trois organes dont les fonctions cessent les premières, la cessation de celles des deux autres, et par conséquent la mort générale, en découlent inévitablement ; parce

J'indique seulement le parallèle des phénomènes divers de ce genre de mort : le lecteur l'achèvera sans peine.

Dans les animaux à sang rouge et froid, la mort de tous les organes succède bien plus lentement à celle du cerveau, que dans les animaux à sang rouge et chaud. Il est assez difficile de rendre raison de ce fait, parce qu'on ne connaît encore bien chez ces animaux, ni la différence du sang artériel avec le sang veineux, ni le rapport qu'a le contact de chacun de ces deux sangs avec la vie des organes.

Quand les reptiles, la grenouille, par exemple, restent long-temps sous l'eau, est-ce que le sang artériel devient noir faute de respiration, et ces animaux ne meurent-ils pas alors, parce que chez eux le contact de ce sang est moins funeste aux organes que chez les animaux à sang chaud? ou bien le sang veineux continue-t-il long-temps alors à se rougir, parce que l'air contenu, comme en dépôt, dans les poumons à grandes vésicules de ces animaux, ne peut que lentement s'épuiser, attendu que, chez eux, très-peu de sang passe dans l'artère pulmonaire, qui n'est qu'une branche de l'aorte ? L'expérience par laquelle nous avons vu qu'on prolonge la coloration en rouge, par l'injection de beaucoup d'air dans la trachée-artère des chiens et autres animaux à sang chaud, semble confirmer cette dernière opinion : mais ceci a besoin, malgré les essais de Goodwyn,

---

que la vie résultait de la simultanéité et de la réciprocité de leur action.

de beaucoup d'expériences ultérieures, comme en général tout ce qui a rapport aux trois grandes fonctions des animaux à sang froid.

ARTICLE TREIZIÈME.

De l'influence que la mort du cerveau exerce sur la mort générale.

En résumant tout ce qui a été dit dans les articles précédens, rien n'est plus facile, je crois, que de se former une idée précise de la manière dont s'enchaînent les phénomènes de la mort générale, qui commence au cerveau. Voici cet enchaînement :

1°. Anéantissement de l'action cérébrale; 2° cessation subite des sensations et de la locomotion volontaire; 3° paralysie simultanée du diaphragme et des intercostaux; 4° interruption des phénomènes mécaniques de la respiration, de la voix, par conséquent; 5° annihilation des phénomènes chimiques; 6° passage du sang noir dans le système à sang rouge; 7° ralentissement de la circulation par le contact de ce sang sur le cœur et les artères, et par l'immobilité absolue où se trouvent toutes les parties, la poitrine en particulier; 8° mort du cœur et cessation de la circulation générale; 9° interruption simultanée de la vie organique, surtout dans les parties où pénètre habituellement le sang rouge; 10° abolition de la chaleur animale qui est le produit de toutes les fonctions; 11° terminaison consécutive de l'action des organes blancs, qui sont plus lents à mourir que toutes les autres parties, parce que les sucs qui les nourrissent sont plus indépendans de la grande circulation.

Quoique, dans ce genre de mort comme dans les deux précédens, les fonctions soient anéanties subitement, cependant plusieurs propriétés vitales restent encore aux parties pendant un certain temps : la sensibilité et la contractilité organiques, sont, par exemple, très-manifestes dans les muscles des deux vies ; la susceptibilité galvanique reste très-prononcée dans ceux de la vie animale.

Cette permanence des propriétés organiques est à peu près la même dans tous les cas ; la seule cause qui y apporte quelque différence, c'est la manière plus ou moins lente dont l'animal a péri. Plus la mort a été rapide, plus la contractilité se prononce avec énergie, et plus elle tarde à disparaître ; plus, au contraire, les organes ont fini lentement leurs fonctions, moins cette propriété est susceptible d'être mise en jeu.

Toutes choses étant égales dans la durée des phénomènes qui précèdent la mort générale par celle du cerveau, les expériences sur la contractilité présentent toujours à peu près le même résultat, parce que l'enchaînement de ces phénomènes et la cause immédiate qui les produit restent toujours aussi à peu près les mêmes. L'apoplexie, la commotion, l'inflammation, la compression violente du cerveau, la section de la moelle épinière sous l'occipital, la compression par une luxation des vertèbres, etc., sont des causes éloignées très-différentes, mais qui déterminent toutes une cause immédiate constamment uniforme.

Il n'en est pas de même de l'asphyxie par les différens gaz, maladie à la suite de laquelle l'état de la contractilité varie beaucoup, quoique souvent la durée des phénomènes de la mort ait été analogue. Cela tient, comme nous l'avons vu, à la diversité de nature dans les délétères qui sont introduits par les voies aériennes, et portés, par la circulation, sur les divers organes qu'ils frappent d'un affaiblissement plus ou moins direct.

L'état du poumon varie beaucoup dans les cadavres des personnes dont la mort a eu son principe dans le cerveau. Tantôt gorgé, tantôt vide de sang, il indique en général, suivant ces deux états, si la cessation des fonctions a été graduée, si par conséquent le coup n'a pas subitement anéanti l'action cérébrale, ou bien si la mort générale a été soudaine. Dans les cadavres apportés à mon amphithéâtre, avec des plaies de tête, des épanchemens sanguins du cerveau, effet de l'apoplexie, etc., à peine ai-je trouvé sur deux le poumon avec la même disposition. L'état d'engorgement et de lividité des surfaces extérieures, de la peau de la tête, du cou, etc., varie également.

La mort qui succède aux diverses maladies commence beaucoup plus rarement au cerveau qu'au poumon. Cependant, dans certains accès de fièvres aiguës, le sang violemment porté au cerveau, anéantit quelquefois sa vie. Le malade a le transport, comme on le dit vulgairement. Si ce transport est porté au dernier degré, il est mortel, et alors l'enchaînement des phénomènes est le même que celui dont nous venons de parler pour les morts subites.

Il est un grand nombre de cas autres que celui des fièvres aiguës, où le commencement de la mort peut être au cerveau, quoique cet organe ne soit pas celui qui est affecté par la maladie.

C'est dans ces cas, surtout, où l'état de plénitude ou de vacuité du poumon varie beaucoup. En général, cet état ne donne aucune notion sur la maladie dont est mort le sujet; il n'indique que la manière dont les fonctions ont fini dans les derniers instans de l'existence.

FIN.

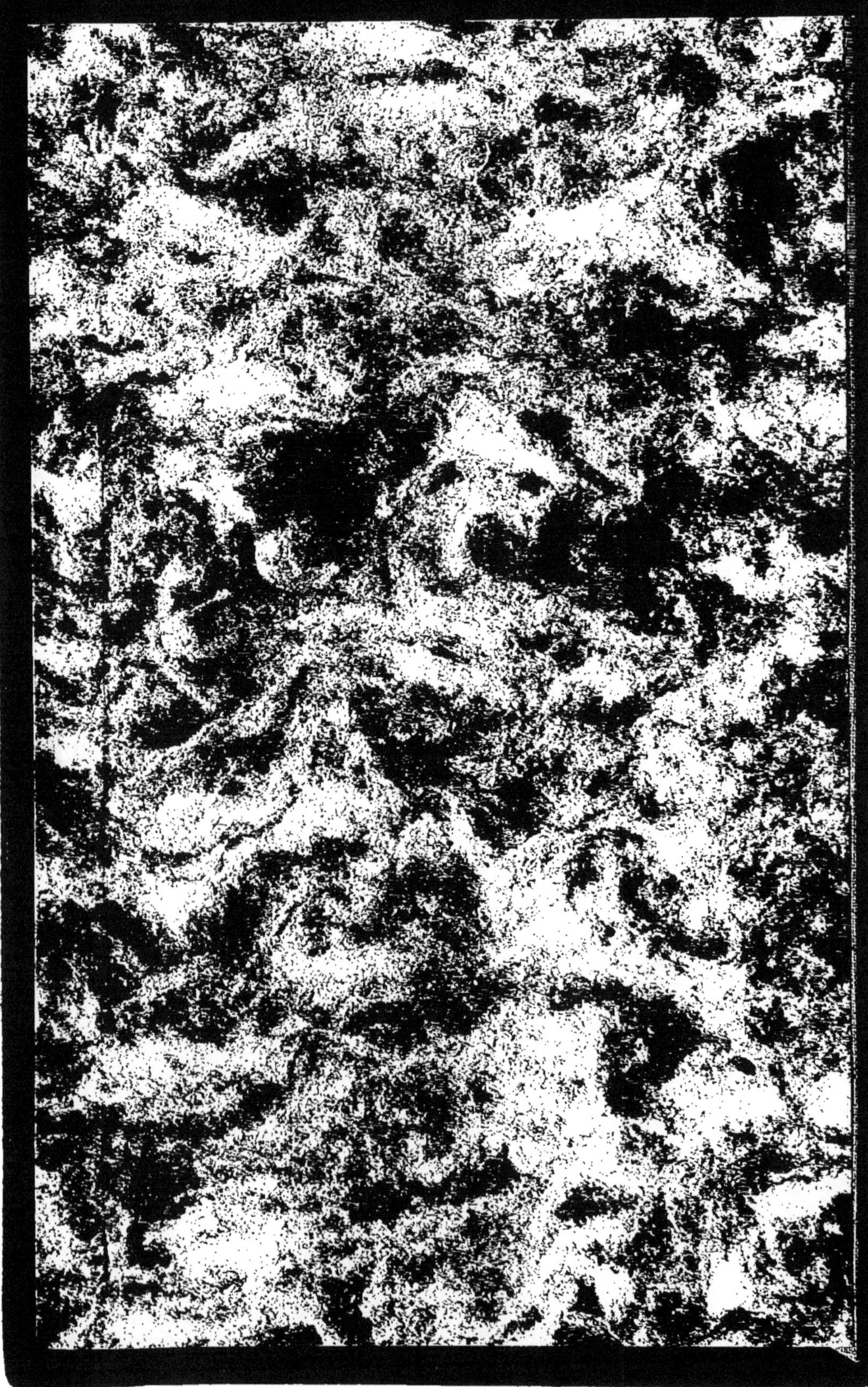

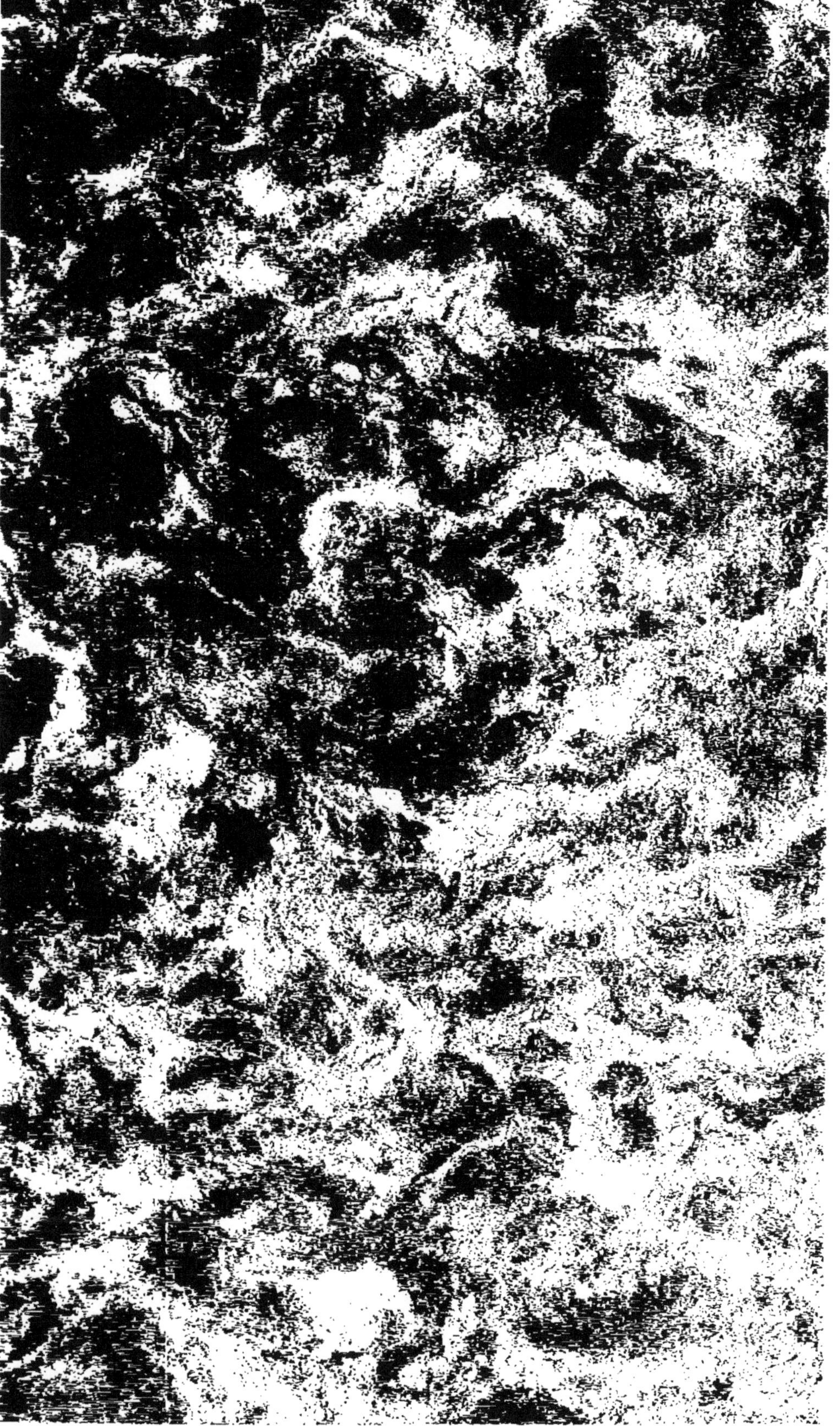